Fritz Kamer | John P. Kummer
Depression! Wie helfen?

Fritz Kamer | John P. Kummer

Depression!
Wie helfen?

Das Buch für Angehörige

Erfahrungsberichte – Praktische Tipps –
Ideen zur Selbstfürsorge

Kösel

»Selbstplagiat«: Im Lichte der jüngsten öffentlichen Diskussionen legen die Autoren Wert auf folgende Feststellung: Verschiedene Passagen dieses Buches stammen aus ihrem Buch: Kummer, John P. / Kamer, Fritz, Depression! Was tun? Zug 2009, ISBN 978-3-033-01935-5. Da sie sämtliche Rechte an Text und Verlag besitzen haben sie, um den Lesefluss nicht zu behindern, auf Zitatvermerke verzichtet.

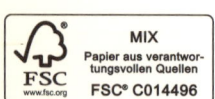
MIX
Papier aus verantwor-
tungsvollen Quellen
FSC® C014496
FSC
www.fsc.org

Verlagsgruppe Random House FSC-DEU-0100
Das für dieses Buch verwendete FSC®-zertifizierte Papier
Classic 95 liefert Stora Enso, Finnland.

Weitere Informationen zu diesem Buch und
unserem gesamten lieferbaren Programm finden Sie unter
www.koesel.de

Inhalt

Geleitwort von Prof. Dr. Ulrich Hegerl

Depression als schwere Erkrankung verursacht nicht nur tiefes Leid bei dem Betroffenen, sondern beeinträchtigt und belastet in vielfältiger Weise die nahen Angehörigen. Ungerechtfertigte Schuldgefühle entstehen, auch Ärger über den erkrankten Angehörigen, dessen unverständliches Verhalten, dessen Rückzug, dessen fehlende Reaktion auf aufmunternden Zuspruch. Bohrende Sorgen und Unsicherheiten über die Zukunft und den Verlauf der Erkrankung, über die Behandelbarkeit sowie die Nebenwirkungen der Medikamente und der Psychotherapie stellen sich ein. Die Depression ist für die Angehörigen belastender als viele andere schwere Erkrankungen. Ein Grund ist, dass Depressionen von vielen Menschen zunächst oft nicht als Erkrankung wie andere Erkrankungen auch, sondern als nachvollziehbare Reaktion auf schwierige Lebensumstände oder gar Folge persönlichen Versagens eingeordnet werden. Angehörige brauchen hier vor allem sachliche Informationen. Diese helfen, die Erkrankung und die gesamte Situation richtig einzuordnen, die eigenen Kräfte richtig einzuteilen und den Zeitpunkt zu erkennen, wenn professionelle Hilfe nottut. Vor allem wird der Betroffene sich durch einen informierten Partner besser verstanden und sich damit weniger isoliert fühlen, auch wenn ein »Hineinversetzen« in das Erleben eines schwer depressiv Erkrankten für einen Gesunden schwer möglich ist. Außerdem ist der Zuspruch durch den informierten Angehörigen, die nicht immer rasch wirkende Behandlung mit Geduld und Konsequenz durchzuhalten, nicht selten ein entscheidender Faktor für eine letztendlich erfolgreiche Behandlung.

Geschrieben wurde dieses Buch gemeinsam von John Kummer, einem Betroffenen, sowie Fritz Kamer, einem Angehörigen eines depressionsbetroffenen Familienmitglieds. Bei der Lektüre ist zu spüren, dass beide im Rahmen ihres leidvollen Kontakts mit der Depression mühsame und schmerzliche Lernerfahrungen im Umgang mit der Erkrankung bzw. dem erkrankten Partner machen mussten, die durch frühzeitige Information hätte vermieden werden können. Vor dem Hintergrund dieser persönlichen Erfahrungen soll dieses Buch vor allem für Angehörige depressiv Erkrankter eine Hilfe sein. Dies tut es ohne Zweifel. Es informiert in flüssiger Sprache und leicht verständlicher Weise über das Erleben und Verhalten depressiv Erkrankter, über die Erkrankung Depression selbst mit ihren Krankheitszeichen, Ursachen und Behandlungsmöglichkeiten sowie über die spezielle Situation der Angehörigen. So wird das Verständnis für den Erkrankten gefördert. Die Autoren geben praktische Tipps, abgeleitet aus ihren sehr persönlichen Erfahrungen, und schärfen damit die Achtsamkeit für die eigene Belastbarkeit und die Kenntnis der Grenze, wann professionelle Hilfe nötig ist. Kurz: Das Buch macht Angehörigen Mut und hilft ihnen in vielfältiger Weise, gemeinsam mit ihrem erkrankten Partner in bestmöglicher Weise mit der Erkrankung Depression umzugehen.

Prof. Dr. Ulrich Hegerl
Direktor der Klinik für Psychiatrie
und Psychotherapie Universität Leipzig
Präsident Stiftung Deutsche Depressionshilfe
Präsident Deutsches Bündnis gegen Depression e.V.
Sprecher, Kompetenznetz Depression

Einleitung

Es gibt keine Depression, es gibt nur Menschen,
die unter bestimmten Phänomenen leiden (Manfred Lütz)

Eine Botschaft an die Angehörigen

Dieses Buch richtet sich in erster Linie an die Angehörigen von Depressionskranken. Als betroffener Angehöriger fühle ich, Fritz Kamer, mich mit den Leserinnen und Lesern dieses Buches eng verbunden. Ich habe deshalb für meine Texte das vertrauliche »wir« gewählt.

Wenn wir schon bei Fragen des Schreibstils sind: Um sprachliche Holperigkeiten zu vermeiden, bediene ich mich in der Folge durchwegs der männlichen Form, obwohl die Anzahl weiblicher Depressionsbetroffener eigentlich größer ist als die der männlichen.

Wenn unser Partner, Kind oder Freund zum ersten Mal in eine Depression versinkt, werden wir meist wie aus heiterem Himmel vom Blitz getroffen. Auch wenn wir bereits etwas über Depressionen wissen, haben wir Mühe, aus dem Wesen und Verhalten unseres Mitmenschen klug zu werden. Es ist ein Faktum, dass die Depressionsbetroffenen ihre Krankheit ganz anders erleben als wir »Gesunden«. Wir sehen, wie unglücklich der andere ist und möchten so gerne etwas tun, damit er aus seinem Jammertal wieder herauskommt und zwar bald. Außerdem vergessen wir gerne, dass wir auch für uns Sorge tragen müssen.

Die Kernaussagen dieses Buches lauten:

- Je besser wir die Krankheit Depression kennen, desto besser können wir mit ihr umgehen. Sie verliert einen Teil ihrer Unheimlichkeit und Bedrohlichkeit.
- Je besser wir unseren depressiven Mitmenschen kennen, desto eher können wir ihm mit Wertschätzung und Verständnis begegnen und ihm Wärme geben.
- Je besser wir als Angehörige mit dem Mitmenschen und seiner Krankheit umzugehen wissen, desto leichter wird unser eigenes »Schicksal«.
- Je besser wir als Betreuer auf uns selber achten, desto besser sind wir in der Lage, unsere Aufgabe zu erfüllen.
- Je besser die Allgemeinheit mit der Problematik der Krankheit Depression und dem Schicksal der Betroffenen vertraut ist, desto größer sind die Chancen einer Früherkennung und damit Heilbarkeit der Depression.

Diesen Kernsätzen folgt das *Buch in seinem Aufbau*. Damit wir unseren depressiven Mitmenschen besser kennenlernen, schildert John P. Kummer seinen Lebens- und Leidensweg im Kapitel *»Die Depression von innen gesehen«*. Zur vertieften Kenntnis der Krankheit soll das Kapitel *»Die Depression von außen betrachtet«* dienen. Da nur die Hälfte aller Depressionen überhaupt erkannt wird, gehe ich unter dem Titel *»Was hast Du denn?«* auf die Probleme der Diagnose ein.

Wir Angehörige sind durch die Depression eines Menschen in vieler Hinsicht betroffen. Das Kapitel *»Unser Er-Leben«* schildert, wie wir einen depressiven Freund erleben, wie sich seine Krankheit auf unseren Tagesablauf und unser familiäres und weiteres Beziehungsnetz auswirkt.

Wie wir unserem kranken Mitmenschen entgegentreten sollten und wie wir ihm helfen können, dazu gibt das Kapitel *»Unser Mit-Leben«* wertvolle Hinweise.

Wir Angehörige brauchen für unsere Aufgabe als Partner, Bezugsperson und Betreuer des Erkrankten sehr viel Kraft. Damit wir diese haben, müssen wir auch für uns sorgen. »*Unser Über-Leben*« befasst sich mit diesen Fragen.

Unser Buch will aber die ganze Problematik Patient – Angehöriger nicht nur allgemein-theoretisch abhandeln, sondern auch einige praktische »*Fälle aus dem Leben*« darstellen.

Schließlich möchten wir in einem »*Ausblick auf bessere Zeiten*« den Angehörigen Mut machen, diese auch für sie schwere Zeit durchzustehen, weil ein Ende des Tunnels immer in Sicht ist.

Last but not least ist es von uns Autoren erwünscht, dass Sie schon während der Lektüre des Textes in den Checklisten am Ende des Buches lesen. Sie stellen die einzelnen Sachverhalte zwar ähnlich, aber doch mit leicht veränderten Akzenten dar und können Soforthilfe bieten.

John P. Kummer ist der lebende Beweis, der Betroffenen und Angehörigen Mut machen und Zuversicht verleihen soll: Seine langwierigen wiederholten Depressionen sind weg, seit Jahren lebt er wieder sein normales Leben. Oder doch nicht ganz:

Seit er von seinen Depressionen befreit ist, widmet sich John P. Kummer mit Energie und großem Zeitaufwand europaweit (insbes. in der Schweiz) dem Los der Depressionsbetroffenen. Einmal als Gründer und Promotor von Selbsthilfegruppen, dann aber – und vor allem – der Bekämpfung des Stigmas der Depression in der Öffentlichkeit. Darum wendet er sich in diesem Buch in einem Exkurs an die Regierenden, die Wirtschaftsführer, die psychiatrischen Fachpersonen und an die Öffentlichkeit allgemein.

Fritz Kamer

Ein Aufruf an die Öffentlichkeit

Was für den Kreis der Angehörigen und der engeren Umwelt gilt, gilt auch für die Gesellschaft: Die allgemeine Kenntnis vom Wesen der Depression und ihrer Auswirkung auf die Depressionsbetroffenen muss der Öffentlichkeit durch einfache, klare, überzeugende Information vermittelt werden.

Das Unwissen, das Halbwissen und die Vorurteile, mit denen der Durchschnittsmensch dieser schweren Krankheit gegenübertritt, müssen durch ein allgemein akzeptiertes und weitverbreitetes Grundwissen ersetzt werden. Die Ausgrenzung, die Diskriminierung und das Stigma, mit denen die psychischen Erkrankungen behaftet sind, müssen benannt, erklärt und an den Pranger gestellt werden!

Es ist zum Beispiel gänzlich unangebracht und diskriminierend, jemanden als charakterschwach zu bezeichnen, dem eine seelische Verletzlichkeit angeboren wurde und der durch den Auslöser Stress depressionskrank wurde.

Ebenso töricht ist es, jemanden auszugrenzen, der in seiner Jugend missbraucht wurde, und dessen Erlebnisse und Traumata, weil sie damals nicht angesprochen und therapiert werden konnten, sich jetzt in Depressionen äußern.

Das sind Schicksale, die vom Betroffenen keinesfalls verantwortet werden können oder müssen, und es ist geradezu Pflicht unserer Gesellschaft, diese Menschen besonders gut zu behandeln und ihnen eine Heilung zu ermöglichen.

Leider ist immer noch das Gegenteil der Fall: Die Ausgrenzung findet nach wie vor statt. Man sollte sich regelmäßig die Frage stellen: »Die Gerechtigkeit und die moralischen Werte im Land messen sich daran, wie es dem Schwächsten geht. Wie ist es bei uns?«.

Wir sind überzeugt vom Wert einer Informationskampagne für bessere psychische Gesundheit, wie sie in den angelsächsischen Ländern oder auch in Finnland mit großem Erfolg durchgeführt wird.

Der Normalbürger muss durch gezielte, informative, volksnahe und positive Aufklärung dazu gebracht werden, sich immer mehr für das Thema psychische Krankheit/Gesundheit zu interessieren. Niemand ist vor einem Problem mit seiner Psyche gefeit. Dazu kommt eben die Hilfe, die der informierte Bürger Betroffenen leisten kann.

Parallel zu einer Informationskampagne sind alle einschlägigen Organisationen (wie Selbsthilfegruppen, Psychiatrische Kliniken, Sozialdienste etc.) aufgefordert sich mit Aktionen aller Art langfristig zu beteiligen und das Ziel einer besseren psychischen Gesundheit ins Auge zu fassen.

John P. Kummer

Depression – auf den Punkt gebracht

Privatdozentin Dr. Christine Rummel-Kluge, Ärztin und Geschäftsführerin der Deutschen Stiftung Depressionshilfe in Leipzig hat für dieses Buch ein Essay verfasst, das sich (mit Blickpunkt Deutschland) hervorragend eignet als Zusammenfassung dessen, was die Autoren mit ihrem Buch sagen wollen.

Was ist eine Depression?

In der Regel kann man normale Stimmungsschwankungen, die jeder Mensch kennt, von einer Depression klar abgrenzen. Um von einer Depression zu sprechen, müssen bestimmte Krankheitszeichen, sogenannte Symptome, vorliegen. Laut der internationalen Klassifizierung von Krankheiten der Weltgesundheitsorganisation müssen über einen Zeitraum von mindestens zwei Wochen mindestens zwei der drei Kernsymptome vorliegen: gedrückte Stimmung, Interessen- und Freudlosigkeit und reduzierter Antrieb. Zusätzliche Symptome, die in unterschiedlicher Ausprägung vorhanden sein können, sind Konzentrationsstörungen, vermindertes Selbstwertgefühl und Selbstvertrauen, Schuldgefühle, negative und pessimistische Zukunftsperspektive, Suizidgedanken, Schlafstörungen und verminderter Appetit (Dilling et al. 2010).

Eine Depression kann einen Menschen völlig verändern. So ist es zum Beispiel möglich, dass der früher lebenslustige Vater oder der vorher zufriedene und ausgeglichene Partner auf einmal schwunglos wird, an Schuldgefühlen, innerer Leere und Hoffnungslosigkeit leidet. Verwandte und Freunde sind dann oft in einer schwierigen Situation, denn der Erkrankte reagiert manchmal nicht mehr so, wie es die Umgebung erwartet.

Das kann die Angehörigen irritieren und frustrieren. In ihrer Hilflosigkeit gegenüber der Depression entwickeln Angehörige oft selbst Schuldgefühle oder gar Ärger über die Erkrankten. Hält die depressive Phase länger an, können sich auch bei den Angehörigen Überlastung und Erschöpfung einstellen, auch weil sie dem Patienten dann oft eine Vielzahl alltäglicher Aufgaben abnehmen. Selbsthilfegruppen für Angehörige können für die betroffenen Familienmitglieder eine wichtige Hilfe sein.

Wie ist die Situation in Deutschland?

In Deutschland sind gegenwärtig etwa 4 Millionen Menschen an einer Depression erkrankt. Die Depression kann als Volkskrankheit bezeichnet werden. Ganz wichtig ist dabei zu betonen, dass es sich um eine Krankheit handelt, denn das wissen viele Menschen noch nicht: Depression ist eine schwere Erkrankung, die aber gut behandelbar ist, medikamentös und durch Psychotherapie. Bei leichter Depression reicht in der Regel eine Psychotherapie oder eine medikamentöse Behandlung, bei schwerer Depression sollten die Patienten immer mit beiden Verfahren behandelt werden. Patienten mit schwerer Depression sind zunächst oft nicht in der Lage, an einer Psychotherapie mitzuwirken, zum Beispiel aufgrund von Konzentrationsstörungen oder mangelndem Antrieb. Bei einer Psychotherapie muss man sich einbringen und mitarbeiten. In diesen Fällen wird die medikamentöse Therapie eingesetzt, um das Befinden der Patienten soweit zu verbessern, dass sie von einer Psychotherapie profitieren können.

Allerdings erhalten immer noch nicht alle Betroffenen in Deutschland eine optimale Behandlung. Das hat viele Gründe, die von mangelndem Wissen in der Bevölkerung, Angst und Scham vor Stigmatisierung bei den Betroffenen bis hin zu diagnostischen und therapeutischen Defiziten in der Versorgung reichen: Nur ein Teil der Betroffenen begibt sich überhaupt in ärztliche oder psychologische Behandlung, bei einigen Menschen wird die Depression nicht als solche erkannt. Bei einem anderen Teil wird nicht ausreichend lange bzw. richtig dosiert mit antidepressiv wirksamen Medikamenten behandelt.

Aufklärung über die Erkrankung hilft, gegen die Krankheit vorzugehen: Denn wenn man über die Depression als Erkrankung Bescheid weiß, kann man schnell Hilfe holen – sei es für einen selbst oder für einen Angehörigen oder Freund.

Was können Angehörige tun?

Der Alltag mit einem depressiv Erkrankten lässt sich besser bewältigen, wenn man ein paar allgemeine Hinweise berücksichtigt, die auch von vielen Angehörigen immer wieder an andere Angehörige weitergegeben werden.

Akzeptieren Sie die Depression als Erkrankung!

Ratschläge wie »Reiß dich doch mal zusammen« oder »So schlimm ist das doch gar nicht« helfen dem Betroffenen nicht, sondern belasten ihn zusätzlich. Eine Depression ist eine ernstzunehmende, schwere Erkrankung, für die es aber gute Behandlungsmöglichkeiten gibt: und zwar z.B. eine medikamentöse Behandlung mit antidepressiv wirksamen Medikamenten, den sogenannten Antidepressiva, eine Psychotherapie oder auch eine Kombinationstherapie aus beidem.

Ziehen Sie einen Arzt zu Rate!

Wie bei allen schweren Krankheiten sollten Sie so schnell wie möglich ärztlichen Rat einholen. Ergreifen Sie die Initiative und vereinbaren Sie für den Kranken einen Arzttermin. Da depressive Menschen häufig die Schuld für ihr Befinden bei sich selbst suchen und nicht an eine Erkrankung denken, halten sie einen Arztbesuch oft nicht für nötig. Hoffnungslosigkeit ist fast immer eines der Krankheitszeichen der Depression; viele Depressive glauben deswegen, dass ihnen überhaupt nicht geholfen werden kann. Auch fehlt vielen Depressiven die Kraft, sich zu einem Arztbesuch aufzuraffen. Daher ist die Unterstützung der Angehörigen beim Gang zum Arzt oft sehr wichtig.

Informieren Sie sich!

Für Patienten und Angehörige ist es hilfreich und wichtig, sich frühzeitig und umfassend über die Erkrankung zu informieren, z.B. durch Arztgespräche, Bücher, Filme und Selbsthilfegruppen. Je besser Sie über die Erkrankung Bescheid wissen, umso besser gelingt es, damit umzugehen.

Seien Sie zurückhaltend mit gut gemeinten Ratschlägen!

Es hat keinen Sinn, einem depressiven Menschen zu raten, abzuschalten und für ein paar Tage zu verreisen, denn eine fremde Umgebung verstört den Patienten meist zusätzlich. Urlaub von der Depression kann man nicht machen und der Betroffene entwickelt häufig noch mehr Schuldgefühle, wenn er merkt, dass der Urlaub keine Erholung und Erleichterung bringt. Raten Sie dem Depressiven auch nicht, »sich zusammenzunehmen« – ein depressiver Mensch kann diese Forderung nicht erfüllen. Dieser Ratschlag verstärkt möglicherweise auch seine Schuldgefühle. Dagegen sollten Sie Ihren Angehörigen immer dann unterstützen, wenn er Eigeninitiative zeigt. Auch wenn Ihnen die gezeigte Eigeninitiative als geradezu selbstverständlich erscheinen mag, wird es für den Betroffenen oft ein großer Schritt gewesen sein und das sollten Sie unbedingt würdigen!

Bleiben Sie geduldig!

Viele Depressive klagen ständig, sind verzweifelt und ziehen sich oft auch von ihrer Umwelt zurück. Zeigen Sie Geduld mit dem Patienten; erinnern Sie ihn stets daran, dass die Depression eine Erkrankung ist, die vorübergeht und sich gut behandeln lässt. Versuchen Sie nicht, den Erkrankten von der Grundlosigkeit seiner Schuldgefühle zu überzeugen. Lassen Sie sich nicht auf Streit darüber ein, ob seine negative Sichtweise »objektiv« gerechtfertigt sei oder nicht. Beides wird keinen Erfolg bringen.

Tun Sie die körperlichen Missempfindungen und Krankheitsängste des Depressiven nicht als übertrieben oder »nur psychisch bedingt« ab, denn depressive Menschen dramatisieren ihr Erleben nicht. Es ist die

Depression, die auch leichte Schmerzen oder Missempfindungen ins kaum Erträgliche steigert. So können z.B. Rückenschmerzen, die fast jeder irgendwann einmal hat, im Rahmen der Depression als unerträglich wahrgenommen werden.

Auch wenn Ihnen Ihr erkrankter Angehöriger noch so abweisend erscheint, wenden Sie sich nicht von ihm ab. Es wird auch wieder eine Zeit kommen, in der es dem Betroffenen gut gehen wird und er Ihnen sagen wird, wie wichtig es für ihn war, dass Sie zu ihm gehalten haben!

Treffen Sie keine wichtigen Entscheidungen!

Machen Sie sich immer wieder bewusst, dass Depressive die Realität in vielen Punkten durch eine »depressive Brille«, das heißt verzerrt und sehr düster sehen und deshalb Entscheidungen treffen könnten, die sie nach überstandener Krankheit vielleicht ganz anders bewerten würden. Berücksichtigen Sie dies in allen Angelegenheiten, die die private oder berufliche Zukunft betreffen. Während der Phase der Erkrankung ist es ratsam, keine wichtigen Entscheidungen zu treffen.

Überfordern Sie sich nicht!

Ist ein Patient über Monate hinweg depressiv, belastet die Krankheit sicher auch Sie als Angehörigen. Deshalb ist es wichtig, dass Sie die Grenzen Ihrer Belastbarkeit kennen und Ihre eigenen Interessen nicht aus den Augen verlieren. Tun Sie sich öfter etwas Gutes, pflegen Sie Kontakte im Freundeskreis. Bauen Sie zu Ihrer Unterstützung ein Netzwerk von Freunden und Bekannten auf und organisieren Sie sich Hilfe.

Dr. Christine Rummel-Kluge

Die Depression
von innen gesehen –
Das Erleben des Mitautors

Der erste Hauptteil unseres Buches handelt vom Leben in der Depression. Die Kenntnis möglichst vieler Facetten der Krankheit Depression ist zunächst für den Betroffenen selber von großem Nutzen. Wenn es sein Seelenzustand zulässt, kann er sich und sein Leiden gleichsam von außen betrachten. Er erhält Aufschluss über Zusammenhänge, Ursachen und Wirkungen der Schmerzen, die er tagtäglich erdulden muss.

Im Laufe des Buches, das ja in erster Linie Angehörige ansprechen und ihnen helfen möchte, kommen wir noch ein paar Mal darauf zurück: Für Angehörige, die sich nicht hundertprozentig in die Seele des Kranken hineinversetzen können, ist es ungeheuer wichtig, möglichst viel zu wissen, einerseits über das, was der kranke Freund fühlt und erlebt und anderseits über das, was da in einer der komplexesten Krankheiten überhaupt abläuft bzw. ablaufen kann.

Aus diesem Grund berichtet hier John P. Kummer zuerst über sein eigenes Erleben und Erleiden. Dies ist quasi die Innensicht. Diese ergänzt Fritz Kamer durch einige Aspekte der Außensicht was die Psychiatrie in langjähriger Beschäftigung mit ihren Schutzbefohlenen und deren Krankheit herausgefunden hat. Da uns Autoren viel an der Früherkennung liegt, hat sich Fritz Kamer eingehend mit der Diagnose beschäftigt, die auch Laien stellen können.

Mein Lebensweg – meine Umwelt und ich

Herkommen

Ich, John P. Kummer, wurde 1927 in Bern geboren und war kein auffälliges Kind. Meine Mutter war, wie damals in bürgerlichen Familien üblich, »nur« Hausfrau. Sie war meine Vertraute und kümmerte sich um meine Erziehung. Mein Vater (Postbeamter) war zeitweilig sehr umgänglich und großzügig, kehrte aber oft den autoritären Patriarchen heraus, um seinem einzigen Sohn Gehorsam beizubringen.

Bei mir regte sich auch kaum Widerstand: Vater und Mutter hatten immer recht. Schulzeit und Studium bereiteten mir keine großen Probleme, als guter Schüler langweilte ich mich eher. Betragensnoten wie »unruhig« oder »ziemlich gut« verursachten jedoch beim Vater immer ein beträchtliches Donnerwetter.

Während des Zweiten Weltkrieges und der Bedrohung der kleinen Schweiz durch die Achsenmächte meldete ich mich so bald als möglich zum militärischen Vorunterricht. Die Mitgliedschaft im Schweizerischen Alpenklub weckte meine bis heute andauernde Liebe zu den Bergen. Als Korporal der Schweizer Armee war ich überfordert und erlitt einen Nervenzusammenbruch. Ich konnte aber später meine Dienstpflicht weiter erfüllen.

Mit dem Diplom als Elektrotechniker in der Tasche reiste ich 1951 nach Kanada. Noch vor Weihnachten hatte ich einen Job als Ingenieur. 1960 kehrte ich in die Schweiz zurück.

Berufsleben unter Depressionen

Meine berufliche Karriere ist geprägt von diversen Stellenwechseln. Dies lag einerseits an meinem Bestreben, vorwärts zu kommen und Karriere zu machen. Anderseits kündigte ich dreimal wegen meiner

Depression die Stelle, um die Initiative nicht dem Arbeitgeber überlassen zu müssen. Heute würde man zu meiner Erschöpfungsdepression viel eleganter »Burnout« sagen, denn meine Leistung nahm wegen des immer stärker werdenden Stresses und der sich anbahnenden Krankheit von Tag zu Tag ab.

Einmal ließ ich mich vom Glamour einer Firma so blenden, dass ich den angebotenen Job annahm, obschon die Firma einen Chemiker gebraucht hätte statt eines Elektroingenieurs, wie ich es war. Das Resultat war, dass ich mich zwei Jahre mit Verkaufs- und Anwendungsproblemen abmühen musste und mich in der mir fremden Welt der organischen Chemie nie heimisch fühlte. Eine Depression war die Folge.

Ein andermal – in einer Schlüsselposition beim übernächsten Arbeitgeber – wurde der Druck von überall auf mich hereinstürzenden kritischen Situationen, Notfällen und dringendst zu lösenden Problemen so groß, dass ich es eines Tages nicht mehr schaffte, mich dieser Flut von übermächtigen Schwierigkeiten zu stellen und weiterzukämpfen.

Die Gründung einer eigenen Firma, zusammen mit einem Partner, war eine glückliche Idee. Wir fingen ganz klein an und hatten die üblichen Startprobleme, da wir viel zu finanzschwach waren, um das Bild einer vertrauenerweckenden Unternehmung zu vermitteln. So wuchsen wir langsam aber organisch zu einer ansehnlichen kleinen, europaweit tätigen Gruppe von vier Handelsfirmen heran.

Nach 18 erfolgreichen Jahren holte mich dann die Krankheit doch wieder ein. Wegen politischer Ereignisse bezahlte ein staatlicher Kunde bereits gelieferte Prozess-Systeme nicht. Da die ausstehende Geldsumme sehr hoch war, setzte uns die Lieferfirma unter dermaßen großen Druck, dass ich wieder in eine Depression fiel. Glücklicherweise verkraftete mein damaliger Partner diese Schwierigkeit, führte die Firma während meiner Abwesenheit weiter, und mithilfe unseres Rechtsberaters verzog sich schließlich die schwarze Wolke. Damit verabschiedete sich aber die Depression noch nicht, die Heilung benötigte ihre Zeit.

Schatten über Frau und Töchtern

1955 heiratete ich Antonie Eberli, die ebenfalls aus der Stadt Bern stammt. Wir haben drei Töchter und fünf Enkelkinder. Wir wohnen in Unterägeri (Kanton Zug, Schweiz), reisen viel und halten uns gern in unserer Bleibe in Italien auf. Segeln sowie Musik machen und genießen sind unsere gemeinsamen Hobbys.

Wie haben meine Partnerin und meine Kinder meine Depressionen bewältigt? Tonie schreibt dazu:

»Zu Johns Depressionen und Manien kann ich aus den vielen Notizen, die ich zeitweilig gemacht habe, Folgendes herauskristallieren: Ich war hilflos, mutlos, überfordert als Partnerin, als Johns alleiniges Gegenüber im Alltag. Ich musste immer bereit sein, allen Stimmungen standzuhalten. Ich habe Unterstützung von außen beansprucht, auch meine Tochter Monica und mein Schwiegersohn waren mir eine Hilfe und gaben mir den nötigen Zuspruch. Die Notizen zeigen auch, dass ich oft unsicher war, wie gewöhnliche Eheprobleme abzugrenzen waren von depressiven und manischen Stimmungen.

Die Manien waren sogar schwieriger zu ertragen als die Depressionen: Da kam die Angst dazu, wenn John mit dem Auto unterwegs war und »alle Signale überfuhr«. Ich hatte auch gute Freundinnen, denen ich alles erzählen konnte und die mir einfach zuhörten. Meine Mutter war absolut keine Hilfe – sie ertrug solche Zustände nicht und sagte mir das auch deutlich. Ich wusste genau, dass Depressionen im Suizid enden können, aber ich hatte immer das Gefühl, dass John und ich diese Schwelle nie erreichen würden.

Ich kann mich an einen Abend erinnern, da John sehr unruhig war, wirr redete und nach einem Gewehr verlangte. Wir wohnten damals in einem zweistöckigen Haus, sein Psychiater wohnte gleich nebenan – ich hätte ihn jederzeit rufen können. John war aber so aufgebracht, dass ich mit ihm Arm in Arm auf dem Flur im ersten Stock hin- und herging und versuchte, ihn durch die körperliche Bewegung langsam wieder zu beruhigen. Das gelang mir dann auch. In dieser Phase hätte ich auch nicht zum Telefon gehen können, um Hilfe zu holen. Später habe ich keine solchen Zustände mehr erlebt. Was in seinem Inneren vor sich ging, konnte er kaum ausdrücken.

Ich hatte verschiedene Aktivitäten außer Haus: Mädchen für alles in unserer Firma, Präsidentin einer Stiftung, in der unerfreuliche Zustände herrschten, Behindertentransport-Fahrerin und politische Tätigkeit. Ich musste also immer funktionieren, habe aber offen von Johns Krankheit erzählt. Das war ein wichtiger Schritt gegen die Tabuisierung.«

Die älteste Tochter akzeptierte, was ihre Mutter ihr über die Krankheit und meine Passivität berichtete; ich musste ja in Ruhe gelassen werden. Sie nahm mein Benehmen in der Depression ohne große Rückfragen hin und wegen der Medikamente wusste sie auch, dass es eben eine Krankheit war, an der ihr Vater litt. Weil sie befürchtete, mit meinen Reaktionen nicht umgehen zu können, getraute sie sich auch nicht, spontan zu mir zu kommen. Die Stimmung im Hause war für sie oft sehr bedrückend, die Mutter wirkte angespannt und belastet. Aber ihr Leben außerhalb der Familie, die Beziehung zur Schule wie auch zum Kollegen- und Freundeskreis wurden nicht beeinflusst. Sie war nicht zu sehr belastet, das Leben zu Hause war in Ordnung und trotz der speziellen Situation nicht bedrohlich.

Die Mittlere war bei den früheren Störungen noch ein Kind – etwa zehn oder elf Jahre alt. Für sie war wichtig, dass der Alltag – sprich Kleidung, Essen, Dach über dem Kopf, Betreuung und Förderung – von der Mutter geregelt war. Bestürzt war das Kind, als es fragte, was der Vater eigentlich habe und Mamas Antwort unter Tränen kam: »Depressionen«. Das Kind war in Angst, dass es Mama nicht gut gehe. Es war auch traurig, weil es seiner besten Freundin von Vaters Krankheit erzählte und diese damit natürlich überhaupt nichts anfangen konnte. Depressionen, bei denen der Patient bleich und krank aussieht, waren für das Kind etwas Unbekanntes und Beängstigendes. Später, als meine Tochter schon verheiratet war und ein Kind erwartete, wusste sie bei einer meiner Depressionen noch nicht, dass sie nichts Wesentliches tun konnte, um mir zu helfen. Sie hatte sehr wenig Informationen über die Krankheit. Dies wurde erst anders, als ich mich selbst mit der Depression zu beschäftigen begann und an die Öffentlichkeit trat. Sie hat sich auch nie darüber Gedanken gemacht, dass die Krankheit vererbt werden könnte.

Die Jüngste war zu jung, um die frühen Störungen mitzubekommen, und später war sie entweder in Übersee oder nur auf Besuch bei uns. Als sie von der Krankheit erfuhr, wollte sie nach Hause kommen, aber meine Frau hielt dies nicht für notwendig, was auch richtig war. Als wir später einmal bei einer Familienfeier zusammenkamen und ich in der Depression steckte, wirkte meine kranke Erscheinung für sie sehr befremdend, denn »Vater war nicht Vater«, wie sie meinte, da er doch sonst immer Vollgas gab. Sie konnte das aber wegstecken und wusste, dass es wieder gut würde.

Adieu, Schwarze Dame!

Nach einer mündlichen Überlieferung (zitiert von Daniel Hell und anderen) sprach der bekannte Schweizer Psychiater Carl Gustav Jung von der Depression als einer Dame in Schwarz, die man nicht verscheuchen, sondern an den Tisch bitten und anhören solle, was sie zu sagen habe. Trotzdem ist es befreiend, wenn man am Ende die Dame höflich aber bestimmt vor die Tür setzen und ihr raten kann, sich nicht wieder blicken zu lassen. Ich glaube fest, dies ist mir gelungen.

Es ist ein großes Geschenk, älter zu werden und dabei gesund zu bleiben. Das Leben wird kostbarer, und man lebt jeden Tag intensiver als in jungen Jahren. Es ist für mich heute kaum vorstellbar, dass es tief in der Krankheit eine Zeit gab, wo ich am liebsten tot gewesen wäre. Das ist für mich mit ein Grund, auch heute so viel Freude am Leben zu haben – und trotz meines Alters manch Nützliches zu leisten.

1993 begann ich, mich mit der Krankheit Depression zu befassen. Nachdem ich in den Jahren 1960 bis 1972 viermal und dann, nach 18 Jahren Pause, 1992 und 1993 jeweils mehrere Monate in Depressionen verbracht hatte, war es Zeit, präventiv etwas zu unternehmen und möglichst keinen Rückfall mehr zuzulassen. Das hieß, die Krankheit umfassend zu studieren, die Zusammenhänge bei der Auslösung der Krankheit zu erforschen, der Diagnose und den Therapien nachzugehen, mich über die Gründe und das Ausmaß der Ausgrenzung der Depression und der Stigmatisierung der psychischen Krankheiten ins Bild zu setzen.

Im selben Jahr stieß ich auf ein Zeitungsinserat der Amerikanerin Marylou Selo. Sie suchte Depressionsbetroffene zwecks Gründung einer Selbsthilfegruppe in Zug. Ich setzte mich sofort mit ihr in Verbindung. Bei der ersten Zusammenkunft waren wir zu viert und beschlossen, sofort eine Selbsthilfegruppe ins Leben zu rufen. Auch Marylou Selo war fast ihr Leben lang Depressionen und Manien unterworfen.

Dank meiner ungefährlichen, aber unglaublich viel Energie spendenden hypomanischen Phase (ein Zustand knapp »unterhalb« der Manie), die nach der letzten Depression gut sechs Jahre dauerte, war es mir möglich, an der Organisation von Selbsthilfegruppen mitzuwirken und die gesamtschweizerische Dachorganisation, den Verein EQUILIBRIUM, als erster Präsident zu leiten. Die Selbsthilfegruppen sind zu einem nicht mehr wegzudenkenden Glied in der Kette der Therapiemöglichkeiten geworden.

So sind die Depressionskrankheiten zu einem wichtigen Teil meines Lebens geworden – und sie werden es wohl bleiben, so lange es mir meine Kräfte erlauben. Die Tatsache, dass ich mich so intensiv mit dem Thema Depression befasste, hat ganz bestimmt »die Schwarze Dame« an weiteren Besuchen in meinem Leben gehindert.

Mein Leidensweg – Leben in der Depression

Abtauchen

Im Wellental: Die unipolare Störung
Wie findet man überhaupt heraus, ob jemand unter einer Depression und nicht einfach nur unter einer normalen Stimmungsschwankung leidet? Eine Depression liegt vor, wenn mindestens drei der folgenden Symptome länger als zwei Wochen andauern:

Der Betroffene
- ist freudlos, bedrückt und grübelt andauern,
- hat kein Interesse irgendwelcher Art mehr,
- kann sich nicht mehr auf sein Gedächtnis verlassen,
- kann sich auf nichts mehr konzentrieren,
- kann keine Entscheidungen mehr fällen,
- ist immer müde und energielos,
- hat keine sexuellen Gedanken oder Interessen mehr,
- hat Appetit- und/oder Schlafstörungen.

Bei mir waren einige Male praktisch alle diese Symptome festzustellen. Die Umwelt wurde mit der Zeit auch darauf aufmerksam, aber es war meine Frau, die die entscheidenden Fragen stellte, welche dann bei mir die richtige Reaktion auslösten:

»In dieser Situation kann ich nicht mehr länger leben – ich muss etwas unternehmen. Das ist mit großer Wahrscheinlichkeit eine Depression, und ich werde den Arzt oder den Psychiater aufsuchen.«

Auch wenn man noch nie depressionskrank war, so kann man selbst, die Familie, die nächste Umgebung, die Freundin oder der Freund anhand der obigen Symptome erkennen, dass mit dem Betroffenen psychisch etwas nicht mehr in Ordnung ist. Der Arzt wird dann nach seinen Untersuchungen in den überwiegenden Fällen eine Depression (oder ein Burnout) diagnostizieren.

So sehr die Diagnose »Depression« auch schmerzen mag, so ist die Gewissheit besser als eine lange Unsicherheit oder Heilungsversuche mit allerlei Mittelchen. Denn dadurch geht Zeit verloren, was meistens die Krankheit nur noch schlimmer macht.

Wenn die Depression eine schwerere Form angenommen hat, empfiehlt sich als Therapie in erster Linie die Einnahme eines geeigneten Medikaments und – sobald der Patient dazu fähig ist – eine kognitive Psychotherapie. Bei leichten Depressionen können die Medikamente wegfallen und der Patient psychotherapeutisch behandelt werden.

Die Depression ist eine Krankheit, die heute sehr gut kuriert werden kann und die – wenn man sie so früh wie nur irgendwie möglich angeht und effizient behandelt – keine Spuren hinterlassen muss, vorausgesetzt, man zieht daraus die richtigen Schlussfolgerungen. Das heißt vor allem: Forschen nach den Ursachen der Krankheit: Was kommt als Auslöser in Frage? Dies kann z.B. mit dem Therapeuten oder mit jemandem, der den Erkrankten sehr gut kennt, geschehen – und es kann die Augen öffnen. Diese Abklärung sollte den Patienten dazu bringen, seine Stressempfindlichkeit zu akzeptieren und in seinem Lebensstil Änderungen vorzunehmen, die die Stressfaktoren reduzieren und ihn vor einem neuerlichen »Absturz« bewahren können.

In den folgenden Kapiteln kommen persönliche Erlebnisse und Erkenntnisse wie auch solche anderer Betroffener zur Sprache, die viele Fragen im Zusammenhang mit der Depression beantworten sollen.

Achterbahn: Die bipolare Störung

In diesem Kapitel wollen wir das Phänomen betrachten, das früher als manisch-depressive Störung bezeichnet wurde. Trotz eines enormen Forschungsvolumens zur Diagnostik bipolarer Erkrankungen wird noch immer bei weniger als 50 Prozent der Betroffenen die richtige Diagnose gestellt. »Zehn Jahre vom Auftreten erster ernster Symptome bis zur korrekten Diagnose und Therapie sind viel zu lang!« (Prof. Dr. med. Peter Bräunig, Humboldt-Klinikum, Berlin in *In Balance*, März 2007). Wohlgemerkt, das Zitat verweist auf die bipolare Störung und nicht auf die einfacher zu diagnostizierende unipolare Depression.

Ich habe nie eine hochgradige Manie durchgemacht. Von Betroffenen weiß ich, dass es erst mal ein tolles Glücksgefühl ist, in eine Manie hineinzugeraten. Man sieht keine Hemmnisse mehr, die unheimlich vielen Aufgaben gleichzeitig erledigen zu können. Weit und breit sind keine Sorgen auszumachen, im Gegenteil, man ist in einem unerhörten Glücksrausch; das Leben ist total unwirklich, wie ein Traum, paradiesisch ... Bis man dann von dem vielen Getue erschöpft zusammenbricht und die Stille nach dem Sturm einsetzt. Und das Gegenteil der Manie, eine erneute Depression, ist meistens die Folge.

Die Symptome einer Manie sind folgende:

- Hyperaktivität im Beruf, sozial, schulisch oder auch sexuell
- Gesteigertes Selbstwertgefühl bis zum Größenwahn
- Ideen kommen und gehen zuhauf, Rededrang
- Ablenkbarkeit, unlogische Gedankenfolgen
- Risikofreudigkeit in Geldausgaben, Investitionen, sexuellem Verhalten

Ich habe diese Symptome zum Teil auch erlebt, aber nie in einem besonders krankhaften Ausmaß. Es gibt ein Stadium zwischen Depression und Manie, die *Hypomanie*. Sie entsprach meinem Zustand. Das griechische Wort »hypo« bedeutet »unter, unterhalb«, also bewegte ich mich in einer Hypomanie unterhalb der eigentlichen Manie.

Meine früheren Depressionen waren immer scheinbar unipolar, obschon ich natürlich auch immer überglücklich war, wenn die Depression vorbei war. Hypomanien wurden erst in späteren Jahren diagnostiziert.

Ich glaube aber, dass dieser Gemütszustand schon vorher häufig auftrat. Denn nach einer ausgestandenen Depression fühlt man sich befreit, die dunkle Wolke über dem Kopf ist weg, der Himmel ist blau, die Welt total in Ordnung. Das ist das Gefühl, wenn man von der Depression wieder in die Normalität aufsteigt. Ich war unheimlich froh, dass das Elend vorbei und plötzlich alles wunderbar war. Aber die Veränderung war dann auch etwas unwirklich: Ich verkannte die Realität, es konnte ja nicht plötzlich alles makellos sein.

In der Hypomanie hat man allerdings dieses Gefühl. Ich verspürte kaum Widerstände gegen meine Pläne und Aktivitäten. Vielmehr fühlte ich eine große Kraft in mir, Energie war fast im Überfluss vorhanden. Sie erlaubte mir zu arbeiten, viele Projekte gleichzeitig in Angriff zu nehmen und erfolgreich zu Ende zu führen. Abgespanntheit und Müdigkeit waren Fremdwörter. Ich brauchte vielleicht vier Stunden Schlaf, legte mich nach dem Mittagessen hin, schlief zehn Minuten und war wieder bereit für einen Nachmittag voller Arbeit. So war es mir möglich, wieder meine Aufgaben in der Firma zu erfüllen, allerdings mit einigen Veränderungen in meinem Pflichtenheft der Verantwortlichkeiten.

Auch konnte ich mich zusätzlich dem erwähnten Aufbau von Selbsthilfegruppen widmen. Ich war sozusagen die Speerspitze, trug die Idee voran, bereitete den Boden vor. Freilich wäre der Erfolg ohne die Mitarbeit einiger Idealisten und hart Arbeitender in unserem Verein ausgeblieben. So sah ich auch stets die Realität, obschon ich immer etwas vom Boden abgehoben in der Hypomanie verweilte.

Manisch depressiv sein ist sehr problematisch und kann für den Betroffenen oder für sein Umfeld gefährlich werden, denn der Patient sieht kaum noch Grenzen für sein Handeln. Für ihn ist plötzlich alles möglich. Er ist entweder dauerhaft in Euphorie oder er ist gereizt, weil das Umfeld nicht positiv auf ihn reagieren will oder kann. Viele bipolare Störungen dauern zwischen vier und zwölf Monate, wenn sie nicht behandelt werden. Eine schnellstmögliche Behandlung ist wichtig, um diese Krankheitszeit abzukürzen. Fast die Hälfte der bipolar kranken Patienten begeht mindestens einmal im Leben einen Suizidversuch. Die Suizidrate dieser Patienten ist 12- bis 15-mal höher als die der Normalbevölkerung.

Ich muss eine sehr spezielle hypomanische Phase durchlebt haben, denn für mich war es eine herrliche Zeit! Etwa sieben Jahre, von 1993 bis 2000, verfügte ich über ein unerhörtes Energiepotenzial. Woher kam das? War es die lang aufgestaute Blockade, durch einige Frühjahrsdepressionen verursacht, oder war es die zündende Idee der Selbsthilfe, das Bewusstwerden, dass die Betroffenen selbst aktiv werden müssen, wenn sich etwas in ihrem Leben verändern soll? Vielleicht war es beides, ich weiß es nicht.

Später ging meine Hypomanie doch langsam aber stetig wieder in die Normalität über und hoffentlich auch in eine Abgeklärtheit, die mich die Dinge heute klarer sehen lässt als früher. Das ist wahrscheinlich auch der Lohn für all das mühsame, spannende, aber anstrengende Auf und Ab der Psyche in meinem bisherigen Leben.

Da ich eindeutig hypomanisch war – und dies sieben Jahre lang –, lautete meine Diagnose »Bipolar II«. Depression und Manie, die eigentliche manisch-depressive Krankheit, wird mit »Bipolar I« bezeichnet.

Ich kenne einige Bipolar-I-Betroffene und musste feststellen: Die Selbstständigen haben es etwas leichter als die Angestellten. Zwar ist die Krankheit für beide fast unerträglich, aber besonders die Letzteren haben es oft sehr schwer, sich wieder ins Berufsleben zu integrieren. Der Absturz in die Bipolarität kann für die Karriere des Betroffenen verheerende Folgen haben. Als Selbstständiger kann man in vielen Fällen die Krankheit selbst, aber auch ihre Folgen besser »abfedern«. Doch auch da ist es oft schwierig genug, den Anschluss wieder zu finden.

Je eher, desto besser: Früherkennung

Irgendwann habe ich bemerkt, dass etwas in meinem Geistes- und Gefühlsleben nicht mehr stimmte. Es dauerte allerdings lange, bis mir wegen meines Zustandes angst und bange wurde und ich mich jemandem anvertraute.

Das Szenario meines ersten »Absturzes« war so: Ich wollte nicht wahrhaben, dass es mir nicht gelang, aus der Abwärtsspirale herauszufinden, die – im Nachhinein weiß ich es – durch Stress verursacht wurde, der im Körper eine Eigendynamik entwickelte. Von einem gewissen Stadium an ist ihr mit Loslassen, Entspannung, Willens- oder Kraftanstrengung nicht mehr beizukommen.

Die ideale Lösung des Problems liegt im frühzeitigen Erkennen – innerhalb höchstens zwei Wochen – einer krankhaften Entwicklung und in der Einsicht, dass ein Arzt jetzt helfen könnte! Ich habe diesen Weg nur einmal einschlagen können, meistens verging zu viel Zeit, bis ich den Arzt aufsuchte. So wurde ich dann jeweils mit einer »ausgewachsenen« Depressionskrankheit bestraft, die Monate andauerte.

Als wir vor Jahren eine EQUILIBRIUM-Tagung vorbereiteten, stellte ich etwa zwei Wochen vor der Veranstaltung fest, dass der Präsident des Organisationskomitees seine Aufgaben und Verpflichtungen (noch) nicht wahrgenommen hatte. Ich geriet in Panik, und langsam meldeten sich die Anzeichen einer Depression. Ich vertraute mich unserem Sekretär an, der mich anwies, die ganze Sache 24 Stunden ruhen zu lassen. Das gelang mir, und anschließend erledigten wir die Vorarbeiten gemeinsam. Die Tagung wurde zu einem vollen Erfolg. Das geht aber sicher nur bei einer Störung ganz im Anfangsstadium. Dem Sekretär sei Dank!

Ich bin mir bewusst, dass beim erstmaligen deutlichen Auftreten einiger der im Kapitel »Im Wellental: Die unipolare Störung« aufgeführten Symptome über den Zeitraum von 14 Tagen die Wahrscheinlichkeit klein ist, dass der Betroffene eine provisorische Diagnose »Depression« stellen kann und Hilfe sucht. Auch wenn dem Betroffenen die Symptome auffallen, so dauert es leider meist zu lange, bis er zum Arzt geht. Bis die Ermahnungen des Umfeldes etwas fruchten, kann viel kostbare Zeit verstreichen!

Vielleicht ist der Betroffene auch noch nach einem Monat oder mehr mühseligen Leidens der Ansicht, dass diese Symptome schon noch verschwinden werden. Die Familie kann oft gar nichts tun, und die Gefahr besteht, dass der Betroffene auf eine falsche »Therapie« wie Alkohol oder Drogen ausweicht. Es kann dann aber sein, dass die Mühe, die beruflichen Aufgaben zu erfüllen und Leistung zu zeigen, einen Besuch beim Arzt erzwingt, um das Fernbleiben vom Arbeitsplatz begründen zu können.

Jetzt kommt es auf den Arzt an, ob eine baldige positive Diagnose gestellt wird. Möglicherweise gibt der Patient somatische Beschwerden an wie Kopf- oder Bauchschmerzen, drückendes Gefühl auf der Brust oder anderes. Der Arzt beginnt eine manchmal länger dauernde Untersuchung des Patienten, erkennt aber die Ursache der Störungen oft nicht.

Wenn dann schließlich eine depressive Störung diagnostiziert wird, muss sofort eine sachgemäße Therapie eingeleitet werden. Eventuell sagt der Arzt dem Patienten, dass er als Hausarzt psychische Krankheiten nicht behandelt und ihn deshalb an einen Spezialarzt für Psychiatrie verweisen möchte.

Der Patient kann aus Angst vor einer möglichen Stigmatisierung darauf bestehen, vom Hausarzt behandelt zu werden. Dieser kann die Therapie beginnen oder den Patienten an einen anderen Allgemeinarzt verweisen, der Erfahrung mit psychischen Krankheiten hat. Das kann gelingen oder auch nicht. Die Arztwahl kann darüber entscheiden, ob ein Patient ohne Verzug und kompetent behandelt wird oder ob Zeit verloren geht. Letzteres ist leider oft der Fall, wie wir immer wieder feststellen müssen.

Persönlich habe ich beim Auftreten einer Depression – allerdings fast immer etwas zu spät – den Psychiater aufgesucht und das war sicher eine gute Lösung. Es hängt allerdings viel davon ab, ob eine gut funktionierende therapeutische Beziehung Arzt – Patient aufgebaut werden kann.

Moderne Märtyrer: Modekrankheit Burnout

Der Begriff »Burnout« wurde 1974 von einem Psychotherapeuten in den USA geprägt. Er bezeichnet sehr anschaulich einen körperlich-geistigen (und wohl auch seelischen) Zustand der Erschöpfung, der nach strenger, langanhaltender, ruhepausenarmer geistiger Arbeit eintreten kann. In den letzten 20 Jahren ist der Stress in der Arbeitswelt kontinuierlich gestiegen, was sehr oft zu Erschöpfungsdepressionen führt, besonders in den Führungsetagen von Firmen und Organisationen jeglicher Art.

Nun ist meine Depression keine Krankheit, mit der man bei einem Cocktailempfang auf Bewunderung stößt. Das Opfer einer Herzattacke ist da besser dran, denn es hat sich für die Firma aufgeopfert und ist herzkrank geworden. Es verdient den Dank und sogar die Bewunderung der Firma und der Kollegen.

Wenn jemand, der hart arbeitet, eine Depression erleidet, spricht man oft von mangelndem Willen und Einsatz, oder sogar von Charakterproblemen. Dagegen passt die Bezeichnung »Burnout« vorzüglich zum vorliegenden Zustand der Erschöpfung, Kraftlosigkeit und der Unfähigkeit, am Ball zu bleiben. Im Frühstadium eines Erschöpfungszustandes ist die Symptomatik des Burnouts gleich derjenigen einer leichten Erschöpfungsdepression. Ich bin überzeugt, dass sich ein Burnout in diesem Stadium durch eine Auszeit von etwa einem Monat heilen lässt.

Wenn das Zustandsbild nach dieser Zeit immer noch dasselbe oder sogar schlechter geworden ist, muss jedoch von einer schweren Depressionskrankheit gesprochen werden. Also können die Kollegen annehmen, dass jemand, der erst nach vier Monaten an seinen Arbeitsplatz zurückkommt, an einer Depression erkrankt war.

Was ist denn nun der Unterschied zwischen Burnout und Depression? Das kommt sehr auf die Betrachtungsweise an. Ein Burnout kann die Reaktion auf eine Arbeitsüberlastung sein. Sobald dieser Auslöser wegfällt, wird der darunter Leidende nach einer Erholungspause wieder funktionsfähig. Falls jemand aufgrund des biopsychosozialen Modells[1] zu Depressionen neigt, wird sich das Burnout mit einiger Wahrscheinlichkeit zu einer Depressionskrankheit entwickeln, die dann unter Umständen Monate dauert.

Ich bin der Meinung, dass das Ersetzen des Begriffs »Depression« durch den schönfärberischen Begriff des »Burnout« dem Kampf gegen die Stigmatisierung der psychischen Krankheiten einen Bärendienst erweist. »Burnout« klingt modern. Man ist Opfer und nicht »verrückt«. Aber auch diese Bezeichnung leidet bereits unter dem Stigma, da sie als Zustandsbild einer psychischen Störung bezeichnet wird.

Die Klassifikationssysteme DSM-IV (Diagnostic and Statistic Manual of Mental Disorders der American Psychiatric Association) und ICD-10 (International Classification of Diseases, WHO, 1978), die auch von der Psychiatrie international für die Bezeichnung psychischer Erkrankungen angewendet werden, führen Burnout (noch) nicht als Krankheit auf.

---

1 Das »Biopsychosoziale Krankheitsmodell« umfasst drei Faktorengruppen: biologisch: Erbfaktoren, Hormonstörungen (Schilddrüsenüberfunktion); psychologisch: traumatische Erfahrungen: Missbrauch, Gewalt, emotionale Vernachlässigung, Verluste; sozial: Stress, Trennungen, Trauer, Verlust sozialer Kontakte, Mobbing

Gewichte an den Füßen: Gewissensbisse

Auch wenn es mir gut geht, habe ich im täglichen Leben mit Selbst-vorwürfen zu kämpfen – wie (fast) jedermann. Man muss und kann mit ihnen umgehen, indem man sie auf der Soll-Seite seines persönlichen Kontos verbucht. Zum Glück gibt es auch die Haben-Seite, auf der vermerkt ist, dass gute Verhältnisse zu anderen Menschen bestehen, dass Gefühle im Gleichgewicht sind, dass man mit sich und der Welt im Einklang leben kann. Vielleicht hat man da und dort sogar Gutschriften, aber da sollte man vorsichtig sein und sich nicht allzu sehr darauf verlassen. Geben und Nehmen spielen auch bei Gefühlen eine wichtige Rolle und tragen zum inneren Frieden bei.

Ganz anders ist es beim Burnout oder in der Depression. Da brechen Gewissensqualen, Selbstvorwürfe, Schamgefühle wie eine Lawine über einen herein. Zuerst kommen die Ängste, dass man die Berge von Problemen einfach nicht mehr schaffen wird. Anfangs waren das ja keine Berge, sondern einige Arbeiten, die man zu erledigen hatte, sei es im Beruf oder auch im Privatleben, wo sich die Krankheit ebenfalls einnisten kann. Diese Ängste lösen Stress aus.

Die Arbeiten oder Aufgaben übersteigen die Grenze meiner Belastbarkeit – quantitativ oder qualitativ oder beides zusammen. Ich versuche wohl, voranzukommen, schaffe es jedoch nicht, eine dieser Arbeiten fertigzustellen. Warum? Ich werde vielleicht gequält von der Erkenntnis, dass die anderen Aufgaben, die anstehen, ebenso wichtig sind wie diejenigen, die ich gerade bearbeite. Das heißt wiederum, dass ich keine Dringlichkeitsliste gemacht habe, nach der sich einigermaßen in Ruhe arbeiten lässt. Oder ich bin unsicher, ob ich bestimmte Arbeiten genügend gut erledigt habe – wobei hier auch mein Hang zum Perfektionismus zum Tragen kommt. Diese Eigenschaft allein ist für viele seelische Probleme verantwortlich.

Diese Unsicherheit, die sich zur wahren Qual entwickeln kann, erkenne ich als den Beginn der Krankheit. Denn die Angst, nicht zu genügen, schwingt mit und erzeugt zusätzlichen Stress. Es ist klar, dass dabei Selbstvorwürfe entstehen, die bis zum Abflauen der Krankheit andauern können. Das Schamgefühl – real oder imaginär – wird durch Grübeln am Leben erhalten.

Diese fürchterlich auf die Stimmung drückenden Gefühle verschwinden aber nicht, wenn der Arbeitstag vorbei ist. Die Gewissensqualen schwappen ins Privatleben über. Dort, wo es möglich sein sollte, sich zu entspannen, sich mitzuteilen und seinen Gefühlen – auch den negativen – Ausdruck zu geben, gelingt dies ebenso wenig, denn ich bin krank, stehe im Mittelpunkt und habe auch hier nur Schuldgefühle. Jedoch: Indem ich gedanklich Schuld auf mich lade und diese analysiere, katalogisiere und bei mir »ablege«, kommt mit der Zeit eine gewisse Zufriedenheit in mir auf, dass es mir gelingt, das Schlechte in meinem Umfeld – beruflich und privat – in mir zu konzentrieren.

Psychotisches, krankhaftes Geschehen ist jetzt nicht mehr weit entfernt. Ich bin doch so universell schuld und schlecht, dass ich verfolgt und eingefangen werden muss, damit meine Schuld gesühnt werden kann.

Nach dem Hoch das Tief: Ängste

Bald zwanzig Jahre habe ich nun ohne Depression gelebt, und das Rückfallrisiko ist, so hoffe und glaube ich, minimal geworden.

Wenn man die Depression einmal hinter sich hat, ist alles wunderbar und man muss aufpassen, dass das Gefühlsleben nicht ins Gegenteil, in die Manie umschlägt. Meist sind die Freude und das Glücksgefühl, die Krankheit überstanden zu haben, so groß, dass man wirklich nur die positiven Seiten seines Lebens erlebt und lebt. Die langweiligen, mühsamen, schweren Seiten seiner Existenzen will man gar nicht wahrhaben. So steckt man bereits in einer milden Manie, einer Hypomanie, wo man sich fast nichts mehr sagen lässt, fast nichts hören will, was irgendwie den so wunderbaren eigenen Schwung bremsen könnte. Man hat aber doch noch – im Gegensatz zu einer ausgewachsenen Manie – ein Ohr für den Partner oder den Arzt und lebt nicht allzu gefährlich. Die Hypomanie klingt dann aber ab. Die Depression ist vorbei, und man will gar nichts mehr wissen von ihr, man klammert sie aus, verniedlicht sie und mit der Zeit verblasst sie mehr und mehr. Es war ein Gespenst, und man will es nicht mehr sehen, nichts zu tun haben mit ihm, ihm aus dem Weg gehen, vor ihm davonlaufen …

Lange Zeit geht das gut. Stressige Zeiten gibt es aber immer wieder, Stressoren kommen und gehen. Bauen sie sich etwa auf? Geht es mir noch gut? Schlafe ich gut? Grüble ich? Bewältige ich meine Arbeitsliste noch oder komme ich schon wieder in Verzug? Man erinnert sich, die Angst vor der Krankheit kann wieder aufkommen. Ja, die Angst ist nie ganz gebannt: Es könnte mich wieder packen. Und wenn sie dann wieder da ist, die Depression, dann ist die Angst die ständige Begleiterin. Sie macht blind, blockiert, man verliert an Denkvermögen, vielleicht gar den Verstand.

Ein Tag folgt auf den anderen. Die Zeit läuft, wenn man sie nur mal anhalten könnte, damit Ruhe einkehren würde. Das sagte ich dem jungen Pfarrer Jürg, der mich während einer Depression fast jeden Tag besuchen kam und mit dem ich schweigend Tee trank. Er schwieg nicht, redete von seinem Leben und seiner Arbeit, aber ich sagte nichts. Trotzdem kam er immer wieder. Nein, es sei nicht nötig, er müsse nicht kommen. Das war meine regelmäßige Antwort auf die telefonische Ankündigung, er schaue kurz vorbei. Nein, nein, es helfe ja eh nichts, es sei nur Zeitvergeudung. Dabei wollte ich die Zeit anhalten. Ich wollte wohl, dass alles viel schneller vorbeiginge und dass ich dann im Nichts landen würde, wo es keine Angst gibt, und vor allem auch keinen Schmerz.

Die Zeit anhalten, warum? Ganz einfach, damit mein Wachtraum, mein Unbeteiligtsein endlos weitergeht. Aber daraus wird nichts. Brutal kommt der neue Tag, an dem ich wieder gegen viele Ängste kämpfen muss. Zum (schützenden) Haus hinausgehen in die Natur, wandern, Sauerstoff tanken, das Leben zur Kenntnis nehmen. Nein, das geht doch nicht. Ich bin doch krank, was denken die Leute? Hin- und hergerissen bin ich, weil meiner Frau eine Erholung von mir gut täte. Aber die Scham und der Drang nach Geborgenheit siegen, und nach einigen Minuten bin ich wieder im Haus.

Einmal gelang es meiner Frau jedoch, mich in die Natur hinauszubugsieren. Es war ein strahlender Januarnachmittag. Kein Wölkchen am

Himmel, solange man auch suchte. Nur meine Angst war da, dass wir Bekannten begegnen würden und ich nicht wüsste, wie ich reagieren sollte. Ich sträubte mich gegen diese Übung und tat sie als nutzlos ab.

Wir wanderten durch die herrliche Gegend, und bald wollte ich wieder umkehren. Meine Frau blieb aber fest. Es musste weitergehen. Mehr als eine Stunde liefen wir und endlich kehrten wir um. Es war bereits Abend und es wurde sehr kalt. Alle paar Minuten forderte mich meine Partnerin auf, in den Wald hinauszurufen: »Es wird alles wieder gut!!!« Immer und immer wieder. Es hat niemand zugehört. Oder doch? Am Abend musste ich freilich zugeben, dass es gut getan hatte. Da gab es wieder einen unscheinbaren Haken an der Schachtwand des imaginären Lochs, an dem ich mich wieder ein kleines Stück hochziehen konnte!

Die hohen Klinikmauern: Schwellenangst

Die Angst vor einem Klinikeintritt ist verantwortlich für viele schwere Depressionen. Sie trat meistens auf, wenn ich einen Grundsatzentscheid zu treffen hatte, vor dem ich mich fürchtete. Wenn ich eine beginnende Depression verspürte, sagte ich mir vielleicht: »Nein, ein Arztbesuch ist nicht nötig, das schlechte Gefühl wird vorbeigehen.« Am Anfang eines Burnouts beschummelte ich mich vielleicht: »Ich muss jetzt diese paar Arbeiten noch beenden, das sollte doch noch möglich sein. Anschließend werde ich Zeit haben, mich auszuruhen und ich werde mich bald besser fühlen.« Diese Sichtweise stimmt nicht ganz, denn kaum habe ich begonnen weiterzuarbeiten, stellten sich neue Aufgaben ein usw. Hier sind keine Ausflüchte gestattet! So schnell es geht, muss Hilfe geholt werden.

Ich habe es selbst erlebt: Als es zu Hause einfach nicht mehr ging, die Belastung für mich und vor allem auch für meine Frau zu groß wurde, haben wir die Entscheidung getroffen, mich stationär behandeln zu lassen. Das heißt, eigentlich hat meine Frau entschieden, denn meine Schwellenangst ließ mich erstarren angesichts der Aussicht, den Rest meines Lebens in einer Psychiatrieklinik eingesperrt zu verbringen.

Wir fuhren also los Richtung Klinik. Unterwegs wuchs meine Angst immer mehr, bis ich sagte: »Du, das mit der Klinik ist ein Fehler, wir fahren zurück.« Im Nachhinein bewundere ich meine Frau in der damaligen Lage. Sie hatte das Steuer fest in der Hand, Entschlossenheit im Gesicht, Augen geradeaus und sagte nur das eine Wort aus zusammengepressten Lippen: »Mitnichten.«

Das war dann auch das Ende meiner Schwellenangst und ich ließ den Rest des Tages willenlos an mir vorbeiziehen. So schlimm war es dann auch wieder nicht. Allerdings war es auch wieder meine Frau, die mir nach vier Wochen telefonisch riet: »Du, sag dem Arzt, dass du nach Hause willst, denn was die dort mit dir machen, das können wir beide zu Hause auch.« Das geschah dann auch so.

Schwellenängste entstehen vor allem, wenn Entscheidungen anstehen, deren Wirkung man nicht absehen kann. Es ist die Angst, gleichsam als Außenseiter an der Tür eines Saales voller sich glänzend unterhaltender Menschen zu stehen: »Was wird passieren, wenn ich drinnen bin? Werde ich mich blamieren? Einen schlechten Eindruck machen? Werde ich blockiert sein und keine Silbe rausbringen? Was, wenn ich sogar vor der ganzen Gesellschaft plötzlich etwas sagen soll?«

In der Manie oder Hypomanie dagegen, die vielfach auf eine schwere Depression folgt, ist von Angst keine Rede mehr. Da muss man sich zurückhalten, damit man nicht unangenehm auffällt oder sich eine Blöße gibt.

Psychotische Störungen: Wahnvorstellungen

Eine besonders eindrückliche psychotische Störung habe ich während meiner schweren Depression 1990/91 erlebt. Sie dauerte etwa drei Wochen, und es war eine unwirkliche Zeit. Ich fühlte mich normal, aber die Umgebung hatte sich verändert. Mich verfolgten Wahnvorstellungen. Vor allem bei Nachrichtensendungen war ich dauernd der Überzeugung, dass über mich geredet wurde. Ich bat darum, den Fernseher oder das Radio abzustellen – und stieß damit auf großes Befremden.

Wenn ich im Auto fuhr, verfolgten mich andere Wagen. Die Agenten, die mich beobachten, wechselten sich ab, sodass ich nie jemanden festnageln konnte. Beim Vorbeigehen an einer offenen Autotür war ich sicher, eine Maschinenpistole gesehen zu haben …

Mein Umfeld fand mein Verhalten sonderbar. Dabei dachte ich, die anderen würden sich eigenartig benehmen. Ich war oft stark erregt, wusste weder aus noch ein, gab aber meiner Verzweiflung erst in der Abgeschiedenheit meines Zimmers Ausdruck.

Halluzinationen habe ich kaum erlebt. Ich erinnere mich nur noch ganz schwach daran und kann sie nicht wiedergeben. Meine Stimmung war meistens schlecht. Nur einmal, bei Freunden, taute ich nach dem Essen mit gutem Rotwein ganz unerwartet und plötzlich auf. Ich verkündete, dass es mir ganz gut gehe, dass ich wiederhergestellt sei und am folgenden Tag wieder bei der Arbeit in der Firma anzutreffen sei. Unnötig zu sagen, dass die alte Depression beim Erwachen frühmorgens wieder auf mir lag …

Verarmungswahn als Zeichen psychotischen Erlebens war bei mir prominent vorhanden. Ich brachte meine Ängste und Überzeugungen auch zum Ausdruck, sie fielen jedoch nicht auf fruchtbaren Boden. Die Reaktionen meiner Umgebung auf meine Äußerungen waren meistens nur ein knappes, ungerührtes »So?!«.

Wie angedeutet war die psychotische Störung in die Depressionskrankheit eingebettet und wurde mit Sicherheit mit einem Neuroleptikum und einem Stimmungsstabilisator behandelt. Ich interessierte mich aber während der Krankheit nie für die Medikamente, abgesehen davon, dass ich planmäßig schluckte, was der Arzt verschrieb.

Höllenqualen: Der psychische Schmerz

Jeder, der selbst unter einer Depression leidet, kennt auch den psychischen Schmerz. Er ist anders als der körperliche Schmerz, dem man meist durch Medikation beikommen kann. Beim psychischen Schmerz handelt es sich um eine Dimension des Leidens, die für einen Außenstehenden kaum begreifbar ist. Einerseits kann man ihn teils als Trauer über Verluste mannigfacher Art betrachten. Zum Beispiel sagte ich mir: »Ich habe mich immer an der Gemeinschaft mit anderen Menschen gefreut und bei (fast) allem mitgemacht. Nun ist das für immer vorbei, denn es wird nie mehr gut mit mir und das, was mir so viel bedeutet hat, ist nun für mich ein riesiger Verlust.« Es kann aber noch schlimmer kommen: Es kann sein, dass der Betroffene vor einer großen Leere steht, in der nichts mehr da ist. Ein Nichts, das aber der einzige Ausweg zu sein scheint und wohin er sich im Suizid begeben kann: In den Tod!

Ich glaube, dass sich dieser Schmerz proportional zum Grad der Krankheit verhält. Es gibt ja unzählige Arten von Depressionen, und die Intensität variiert von der einfachen Verstimmung über die verschiedenen Schweregrade der Depression bis zur schweren Depression (Major Depression) und zum depressiven Stupor. In der Tiefe dieser völligen körperlichen und geistigen Erstarrung ist der Schmerz dann nicht mehr so intensiv wie bei der schweren Depression, weil Geist und Seele sozusagen durch einen Puffer sich selbst schützen können.

Eine schwere Depression greift dermaßen in die Psyche ein, dass es praktisch unmöglich ist, sich durch Ablenkung Luft zu verschaffen und sich der eiskalten Umklammerung dieses Ungetüms zu erwehren. Kapitulation ist die Folge, und man ergibt sich gleichsam der Krankheit, nicht wissend, wo der Weg hinführt, aber ahnend, dass es höllisch werden wird. Dort wird es keine Kommunikation mehr mit dem Leben geben, es droht eine Versteinerung oder besser eine Verglasung der Seele. Eine kleine Hoffnung bleibt, dass es eines fernen Tages doch ein Entrinnen aus dieser Welt geben könnte. Ich ziehe mich in ein punktförmiges »Ich« zurück, in der Hoffnung, dass ich so weiterexistieren kann oder vielleicht sogar in eine andere Welt eintauchen werde.

Immer aber wird diese meine Welt durch die Realität der anderen, äußeren Welt gestört, aufgebrochen. Ich muss mich ihr stellen, denn ich gehöre noch zu ihr … Und ich weiß, dass meine kranke Welt, in der ich mich noch wohlfühlen kann, nicht meine Welt sein darf, denn aus ihr ist ein Entrinnen sehr schwer; nur das kleine Fünkchen Hoffnung kann noch helfen. So ist dieses Gefangensein mein unheimlicher Schmerz …
Der Schmerz, aus der Gemeinschaft ausgeschlossen zu sein, die Gewissheit, nirgends mehr dazuzugehören, nicht einmal mehr die einfachsten Freuden des Lebens genießen zu können: Das Ich ist daran,

zerstört zu werden. Zerstört es sich selbst? Ich weiß es nicht, kann es nicht wissen, denn ich bin gefangen, verurteilt, und ich kann nicht denken und nichts tun. Der Kampf gegen die depressive Erstarrung ist aussichtslos: Je mehr man kämpft, umso mehr leidet man.

Trotz dieser fürchterlichen Periode in der Krankheit ist die Verglasung, die depressive Erstarrung im Kopf, schließlich zerbrochen, und die Welt hat sich neu aufgetan in einem unermesslich großen und lang anhaltenden Glücksgefühl.

Ein depressionsbetroffener Arzt hat sich gegenüber Daniel Hell wie folgt über diesen Schmerz geäußert: »Ich kann mir nichts Schlimmeres vorstellen, als nochmals durch diese Hölle der Depression zu gehen.« Ich kann dies sehr gut nachempfinden, ich kann es aber für mich heute (noch) nicht so sagen. Ich weiß nicht, was die Zukunft noch alles für mich bereithält.

Bei Hell heißt es auch: »*Wir* adeln den psychischen Schmerz – nicht *er* adelt uns.« Und: »Psychischen Schmerz muss man im Zusammenhang mit dem Lebensganzen sehen. Lerne mit dem Schmerz zu denken, zu leben, auch in der Blockade. Vielleicht kommt dir aus der unsäglichen Schwere ein Gesicht entgegen, C.G. Jungs Dame in Schwarz.«

Der amerikanische Suizidologe Edwin S. Shneidman hat dafür den Begriff *Psychache* (wie headache, Kopfweh) geschaffen. Psychache sei auch die Ursache für den Suizid. Shneidman las den Bericht eines Depressionsbetroffenen, in dem ihn der Schlüsselsatz sehr bewegte: »All I do is suffer each and every day.« (»Alles, was ich noch tue, ist, jeden Tag zu leiden.«) Von da an studierte er alle Berichte von Betroffenen und Suizidopfern, derer er habhaft werden konnte, und formulierte die im nächsten Kapitel erwähnten Gemeinsamkeiten.

Sehnsucht nach Ruhe: Suizidgedanken

Fast alle Menschen möchten irgendwann mal am liebsten nicht mehr weiterleben. Diese Gedanken sind meist flüchtig und ohne Konsequenzen. Die Ursachen dafür sind mannigfaltig: unglückliche Liebe, Trennungen, Versagen, Scham, jähe Einbußen jeglicher Art usw. In der

Depression plagt sich fast jeder mit dem Gedanken, sich das Leben zu nehmen. »Plagen« ist vielleicht der falsche Ausdruck, eher denkt man, dass es ja einen letzten Ausweg gibt, dass der ungeheure seelische Schmerz mit dem Tod zu Ende wäre.

Ich darf aber diesen Gedanken – wenn er sich verstärkt und fast obsessiv wird – nicht isoliert mit mir herumtragen. Ich sollte darüber sprechen können, wenn nicht mit meinen Nächsten, dann aber mit dem Arzt. Wenn ich es nicht tue, dann sollte meine Familie, mein Freund mit mir reden und mich fragen: Kannst du deinen seelischen Zustand aushalten? Wie ist es mit deinem Schmerz? Der Arzt *muss* dich befragen, sonst genügt er den Regeln der ärztlichen Kunst nicht. Darüber hinaus besteht natürlich das Gebot nachbarschaftlicher Sorge und Hilfe. Man sollte miteinander reden, wenn man schon nebeneinander wohnt. Da braucht nicht mal von Suizid die Rede zu sein, es kann auch ein ganz anderes Thema sein.

In meinem tiefsten psychischen Schmerz habe ich auch einmal eine Suizidvorbereitung getroffen. Ich musste etwas tun; ich konnte nicht mehr einfach dasitzen oder daliegen, es musste etwas geschehen. Ich habe den Plan dann lange ruhen lassen, aber es war ein erster Schritt zum letzten Ausweg, und der Schmerz hat dann sogar etwas nachgelassen. Im tiefsten Inneren wollte ich nicht Hand an mich legen, aber ich nährte die naive Hoffnung, den nächsten Morgen vielleicht nicht mehr zu erleben; ich war ja schwer krank.

In diesem Stadium, wenn man so stark erregt ist, unentwegt im Haus herumläuft, vor Schmerz fast den Verstand verliert und nicht mehr ein noch aus weiß, ist es schon besser, man lässt auf sich aufpassen anstatt zu versuchen, sich selber zu überwachen. Die Familie kann da oft auch nicht mehr helfen, das Problem wird für sie zu groß. Da bringt der Entschluss des Patienten, in die Klinik zu gehen, eine große Entlastung für alle.

Männer sind erfolgreicher in der Vollendung ihres Suizids. Sie wählen meistens auch drastischere Methoden, um sich umzubringen. Frauen bringen sich auch um. Aber oft wollen sie durch einen Suizidversuch einen Hilferuf aussenden (Handgelenke aufschneiden, eine Überdosis

Medikamente einnehmen usw.). Durch dieses drastische Vorgehen machen sie ihre Umgebung auf ihr Leiden aufmerksam; sie soll sich bitte um sie kümmern und ihnen beistehen.

Dass dieses Geschehen überhaupt stattfindet, führe ich *nur* auf den Schmerz zurück, zumindest im Falle von Depressionen. Allerdings kann es geschehen, dass sich ein Mensch spontan, ohne Planung, das Leben nimmt, etwa in der Folge von Verbrechen oder einem jäh auftretenden »katastrophalen« Ereignis.

Der Suizidologe Shneidman hat Gemeinsamkeiten ermittelt, die sich bei den Suizidenten finden lassen: Der gemeinsame *Grund* des Suizids ist der Wunsch, eine Lösung zu finden. Das gemeinsame *Ziel* ist das Ende des Bewusstseins. Der gemeinsame *Stimulus* ist der unerträgliche und nicht tolerierbare psychische Schmerz. Das gemeinsame *Gefühl* ist die Hoffnungs- und Hilflosigkeit. Die gemeinsame *Aktion* ist die Gewalt gegen sich. Die gemeinsame *interpersonelle Aktion* ist das Reden über das Vorhaben. Wenn es die letztere Gemeinsamkeit gibt, so frage ich mich, warum man so oft (in der Schweiz 1 300 Mal pro Jahr) zu spät kommt, um einen Tod zu verhüten. Dabei gibt es viele Anlaufstellen bei psychischen Notfällen, oder wie der schweizerische Suizidexperte Konrad Michel sagt: »Bei einem Wespenstich rennen wir zum Arzt, bei schweren psychischen Krisen nehmen wir keine Hilfe an oder wissen nicht, wie wir einem Leidenden beistehen, geschweige denn mit ihm vernünftig reden können.«

Warum ist das so? Ich meine, dass die kranke Psyche auch heute noch ein Tabu darstellt, man redet halt einfach am liebsten gar nicht darüber, weil es unbegreiflich, mühsam, unpopulär, negativ, unsexy, unschicklich, unmännlich und weiß der Himmel was noch alles ist. Es scheint, dass man lieber Milliardenbeiträge pro Jahr an Schäden infolge der Depressionskrankheiten in Kauf nimmt, anstatt mit einem Promille dieser Kosten die Bevölkerung mit der Krankheit und ihren Auswirkungen vertraut zu machen. Ich zitiere nochmals Shneidman, der sagte: »Niemand muss sterben, niemand, es wird für dich getan.« Das heißt: Es muss sich niemand umbringen, der Tod wird ganz von alleine kommen …

Auftauchen

Meistens war es ganz einfach: Hatte ich es einmal bis zum Arzt geschafft, wurde dieser für mich bald zum Maß aller Dinge, denn ich war sehr krank und ich ließ mich leiten, ich war gänzlich fremdbestimmt. Es galt, seinen Rat bezüglich der Medikamente zu befolgen, die Krankheit zu akzeptieren, aber in dieser Krise die Hoffnung nicht zu verlieren. Die Therapien zu befolgen war schwierig, denn Zweifel, Ängste und Mutlosigkeit waren nie weit weg. Diese negativen Kräfte hielten meinen Geist besetzt, so dass etwa auftretende positive Gedanken ihre Wirkung kaum entfalten konnten.

Man muss Medikamente ja nicht nehmen, wenn man nicht will. Vielleicht setzt man sie ab, ohne den Arzt darüber zu unterrichten, weil die Nebenwirkungen allzu stark sind. Andererseits ist es sinnlos, einen Arzt aufzusuchen und dann seine Therapieanordnungen nicht zu befolgen. Also war ich in diesem Sinne ein guter Patient, denn: Wenn ich herzkrank wäre, würde ich doch die ärztlichen Vorschriften genauestens beachten, um nicht plötzlich zu sterben. Bei meiner Depression musste ich genau gleich vorgehen, denn ich wusste in meinem Innersten, dass auch diese Krankheit tödlich sein konnte.

Es war aber nicht einfach, und ich konnte mich nicht zurücklehnen und zufrieden in meiner Krankheit ausharren, in der Hoffnung, dass es besser würde. Trotz Medikamenten trat vorerst keine Besserung ein. Im Gegenteil, die Unruhe im Kopf wuchs, denn ich betrachtete meine Existenz in dieser verrückten Krankheit als ein durch und durch irreguläres, unstatthaftes, ja verbotenes Dasein, das auf jeden normal denkenden Menschen überaus abstoßend wirken und deshalb in jeder Beziehung stigmabehaftet erscheinen musste. Da wurde dann aus der Unruhe Verzweiflung und diese führte zur Selbsteinweisung in die Klinik.

Mein Klinikaufenthalt zeigte trotz anderer Medikamente und etwas anderer Beschäftigung kaum Wirkung, abgesehen davon, dass ich ein bisschen zur Ruhe kam. Die elende Zeit für mich und meine Lieben ging nach Verlassen der Klinik zu Hause weiter, und zwar monatelang. Bis mein Psychiater meinte, eine Rückkehr in die Klinik für die Zufuhr der Medikamente per Infusion in die Blutbahn müsste helfen. Gegen einen neuerlichen Aufenthalt in einer psychiatrischen Anstalt wehrte ich mich, und so fand meine Frau eine »normale« Klinik, die mich für die Zeit der Infusionen beherbergen würde. Der Aufenthalt dauerte etwa vier Wochen.

Inmitten von herz- und kreislaufgeschädigten Patienten fühlte ich mich einsam, stigmatisiert, »anders«. Ich konnte kaum Kontakt mit meiner Umgebung herstellen. Eine mir wohlgesinnte Ärztin verhalf mir zu einem einigermaßen angenehmen Aufenthalt in der wunderschön an einem Seeufer gelegenen Klinik.

Als ich wieder nach Hause kam, war man der einhelligen Ansicht, dass es mir etwas besser ginge. Das konnte ich als Minderheit nicht wirkungsvoll in Abrede stellen, aber für mich persönlich ging das depressive Er-Leben weiter, und zwar noch ungefähr zwei Wochen.

Plötzlich, eines Morgens, beim Erwachen, war alles ein bisschen anders. Ich hatte gut geschlafen, und es war Stunden nach meiner gewohnten Aufwachzeit während der Krankheit. Ich erblickte das aus dem schrägen Dachfenster kommende Licht. »Der Himmel ist blau«, sagte ich zu mir ganz zufrieden. »Wer weiß, vielleicht wird dies ein schöner Tag!« Während der Depression war der Himmel oft auch strahlend blau gewesen, aber es hatte bedrohlich auf mich gewirkt, dass ein neuer Tag begann.

Ich stand auf, wackelig zwar, aber mit etwas mehr Spannkraft als sonst. Unten war der Frühstückstisch noch für mich gedeckt, meine Frau war jedoch bereits weg. Vorher war ich kaum je allein, denn ich brauchte ständig menschliche Nähe, obschon mir jedes Gespräch, das unvermeidbar war, sehr schwer fiel. Einfach jemanden, der da wäre, für den Fall ... An diesem Tag aber hatte ich plötzlich kein Problem mehr mit dem Alleinsein. Ja, da lag noch ein Zettel mit der beruhigenden Nachricht für alle Fälle, wo meine Frau erreichbar wäre.

Das Leben und vor allem das Erleben veränderten sich fast stündlich und ich entdeckte eine um die andere meiner alten Fähigkeiten wieder. Und die Außenwelt veränderte sich ebenfalls, sie bekam Farbe und wurde freundlich, spannend, ereignisreich, teils altgewohnt und doch auf eine Art brandneu und höchst attraktiv. Ich war wieder da, im Leben!

Die Depression von außen betrachtet –

Einige allgemeine Aspekte der Depression

Unwissenheit und Schuldgefühle

Das Phänomen Depression hat für die Gesunden etwas Mystisches an sich: Viele wissen wenig, viele vermuten viel, behaupten zu wissen, fürchten sich aber vor einer näheren Beschäftigung mit der Krankheit. Daran sind nicht zuletzt die Betroffenen selber schuld. Zu oft hüllen sie sich schamhaft in Schweigen – oder sie referieren gebetsmühlenhaft über ihre Befindlichkeit.

Zur Mystik: Es sind eine ganze Reihe von »Erklärungen« zur Depression im Umlauf. Die unheilvollsten haben mit »Schuld« zu tun: Gott schlägt die Schuldigen mit Irresein – also ist eine Depression eine Strafe Gottes!

Wenn schon diese »Erklärung« auf dem Rückzug ist, so wird sie doch von manchem Depressionsbetroffenen selber weiter gepflegt: »Ich bin selber schuld!« Er schämt sich seines Zustandes und will ihn unbedingt verändern. Dass ihm dies meist nicht sofort gelingt, erfüllt ihn mit Selbstvorwürfen.

Andere, grundsätzlich irrationale Schuldgefühle wie »Ich bin schuld am Zerwürfnis meiner Eltern«, ja sogar »am Tod meiner Schwester« führen oft geradewegs in die Depressivität.

Weiter in den Teufelskreis der Minderwertigkeitsgefühle gerät der Depressionskranke durch das Unwissen seiner Gesprächspartner. Sie versuchen, ihm zuzusprechen: »Du schaffst das schon, wenn du dir nur ein bisschen Mühe gibst«. Dabei will er, er kann nur einfach nicht. Und er weiß, dass der andere das nicht versteht und dann oft ungeduldig wird. Und der Ungeduldige schämt sich seinerseits wegen seiner Ungeduld. Äußerst schädlich ist der »gute Rat« von wohlmeinenden Freunden, sich doch nicht mit Medikamenten vollstopfen und ruhigstellen zu lassen.

Auch wir Angehörige werden oft von der Frage geplagt: Tue ich genug für meinen Patienten? Auf dieses schwerwiegende Problem komme ich im Laufe dieses Buches immer wieder zurück. Auch bei entfernteren Freunden und Bekannten entstehen Schuldgefühle: Dass man sich zu wenig um den Betroffenen kümmert, dass man sein Schicksal zu wenig zum eigenen macht, dass man ihn nach einem Kontakt gerne wieder seinen engsten Angehörigen zurückgibt.

Um ihre Kräfte nicht zu verzetteln, müssen sich Kranke und Angehörige im Zusammenhang mit der Depression immer wieder einprägen: »Schuld« ist keine und keiner!

Ursachen und Auslöser der Depression

Gliederung nach Perspektiven

Wir stellen immer wieder fest: Seelische Krankheiten sind sehr viel schwerer zu erfassen als körperliche Leiden. Eine Vielzahl von Ursachen und Auslösern kann einer Erkrankung zugrunde liegen.

Alle psychischen Vorgänge spielen sich im Gehirn ab, wo bestimmte biologische Vorgänge ablaufen, die wir hier nicht erörtern wollen. Nach Manfred Lütz (2011, S. 43-55) kann man »jede psychologische Störung, aber auch jede gesunde psychische Reaktion unter biologischer

Perspektive sehen«. Die Auslöser, dass diese Vorgänge auffällig werden, können ganz verschiedener Art sein. Diese sind entweder für den Außenstehenden sichtbar oder müssen in Therapien mehr oder weniger mühsam herausgeschält werden.

Meist ist nicht nur ein Auslöser wirksam, sondern es spielen mehrere zusammen. Einer hat einen größeren Einfluss, ein anderer wirkt nur am Rande. Alle zu ermitteln ist die Aufgabe des Psychiaters. Er kann nur bei umfassender Kenntnis der Ausgangslage wirksam helfen. Um die Auslöser übersichtlich zu schildern, kann man sie gruppieren.

Dazu hat Lütz einen interessanten Ansatz gewählt, der auch für nicht psychologisch geschulte Angehörige verständlich ist und bei einer laienhaften Diagnose nützen kann. Lütz sieht die Krankheit Depression unter verschiedenen Perspektiven.

Die biologische Perspektive

Jeder Gemütslage liegen bestimmte Vorgänge im Gehirn zugrunde. Eine Prädisposition, sei sie vererbt oder sonst mit der Persönlichkeit verbunden, kann zu einer Depression führen. Besonders wenn keine äußeren Faktoren festgemacht werden können, bietet sich dieser Ansatz zur Therapie an. Neben dieser »Veranlagung« gibt es aber auch leichter eruierbare Ursachen: Einerseits Kopfverletzungen und Schleudertraumata, anderseits biologische Veränderungen wie Älterwerden, Pubertät oder Menopause.

Die seelisch-charakterliche (psychoanalytische) Perspektive

Kein Mensch ist wie der andere. Der eine ist robuster, der andere sensibler. Der Sensible ist verletzlicher gegenüber familiären und gesellschaftlichen Einflüssen. Aber auch innerlich macht er sich selber mehr Probleme als »normal«: Selbstzweifel, Minderwertigkeitsgefühle, Hang zur Melancholie, mangelnder Impetus, die Probleme in Leben oder Beruf anzugehen, können sich bis zum Wahn steigern, dem man mit rationalen Argumenten nicht mehr beikommt.

Die lebensgeschichtlich-soziologische Perspektive

Die Auslöser können auch im familiären Umfeld liegen: frühkindliche Fehlentwicklung wegen Wegfall der Mutterliebe, familiäre Anomalitäten in der Kindheit (siehe Kapitel »Überforderung als Grundmuster«, S. 58), Partnerschaftsprobleme, Flüggewerden der Kinder oder Verlust des Partners. In das betriebliche und gesellschaftliche Umfeld gehören Auslöser, die eigene Namen haben: Stress, Mobbing, aber auch nachbarschaftliche Streitigkeiten, der Verlust eines Freundes, der Stelle, des Vermögens, der Heimat.

Es ist richtig, dass nach Ursache und Wirkung, nach dem Kausalzusammenhang, geforscht wird, um zu einer hilfreichen Therapie zu gelangen. Aber die Betrachtung ist mechanistisch, sie wird dem Menschen nicht gerecht. Manfred Lütz (2011, S. 48) macht darauf aufmerksam, dass bei Analysen eines gerne übersehen wird: nämlich der freie Wille des Menschen.

Wir sind alle in unserem Leben von Mustern und Automatismen beherrscht, was uns voraussagbar macht. Aber wir können diese auch verlassen und »unlogisch« agieren. Sehr wichtig: Wenn der Mensch keinen eigenen Willen hätte, nämlich den Willen »da herauszukommen«, wäre die Heilung einer Sucht oder Depression äußerst schwer. Man kann mit Medikamenten nachhelfen bzw. eine gute Ausgangslage schaffen, aber am Schluss entscheidet der Mensch – idealerweise mit der Hilfe eines erfahrenen Fachmannes. Die Gefahr, dass die »Schuld« durch die Hintertür wieder in Erscheinung tritt, ist freilich groß und muss beachtet werden. Damit sind wir bei der religiösen Perspektive.

Die religiöse Perspektive

Sieht man die Krankheit Depression unter dem religiösen Blickwinkel, dann kann in dessen Licht eine Geisteskrankheit eine gerechte Strafe sein (Schuld). Es kann jedoch auch sein, dass eine gute Verankerung im Glauben eine Heilung vereinfacht (Gnade). Wenn auch der »Schuld-Wahn« (eine spezifische Perspektive eines Patienten) aus psychiatrischer Sicht nicht zu widerlegen ist, sollte er, wie jeder andere Wahn (Minderwertigkeit oder Ängste zum Beispiel) therapiert werden, um dem »armen Sünder« die psychiatrische Absolution zu erteilen und sein Leben zu erleichtern.

Phänomen »Burnout«

Ein Exkurs ins Wirtschaftsleben ist hier aus zwei Gründen sinnvoll. Erstens kommt gegenwärtig keine Abhandlung auf dem Gebiet der psychischen Störungen darum herum, sich mit dem Phänomen Burnout zu befassen. Zweitens haben doch viele Depressionen ihren Ursprung im Berufsleben des Betroffenen.

»Die Zeit« (2011/49, S. 39-41) widmet dem Thema eine Artikelserie unter der schönen Titelschlagzeile »Noch jemand ohne Burnout?«. Basierend auf Aussagen des Leipziger Psychiaters Ulrich Hegerl (siehe Geleitwort) und des Münsteraner Psychoanalytikers Markus Pawelzik stellt sie lapidar fest: »Viel zu rasch wird sie gestellt, die Modediagnose Burnout. Oft soll sie nur den Raubbau an den eigenen Kräften entschuldigen. Die Unschärfe des Begriffs macht es Betroffenen schwer, die richtige Hilfe zu finden.« Und »Die Vokabel steht mittlerweile für fast alle Arten psychischer Beschwerden, die in Verbindung mit hoher Arbeitsbelastung auftreten.«

Der Begriff Burnout ist vergleichsweise jung. Er wurde wie erwähnt 1974 von einem Psychoanalytiker in den USA erfunden. Er ist wissenschaftlich nicht definiert, jedoch bezeichnet er in der Regel eine Erschöpfungsdepression. Ein Burnout verschwindet nach einer »Auszeit« des Betroffenen von etwa einem Monat ohne therapeutische oder pharmakologische Nachhilfe – dank der Selbstheilungskräfte des Körpers. Bei einer Depression hingegen ist nach Ulrich Hegerl ein (einsamer) Urlaub mit seinen »Grübel-Möglichkeiten« kontraproduktiv. Im Gegensatz zu einem Burnout muss eine Depression, sei sie nun leicht oder schwer, mit allen zur Verfügung stehenden und angebrachten therapeutischen Mitteln behandelt werden – und ein Ende ist, zumindest anfangs, nicht absehbar.

John P. Kummer hat sich in seinem Tatsachenbericht ausführlich mit dem Phänomen Burnout beschäftigt. Wie er dort ausführt, ist es von der eigentlichen Depression nicht immer leicht abzugrenzen.

Laut Untersuchungen sind vom Burnout vor allem Menschen (etwa gleich viel Männer wie Frauen) mit sozialen Berufen betroffen: Pflegepersonal, Ärzte und Lehrer. Bekannter werden uns Fälle aus dem Wirtschaftsleben sein – auf die sich auch die »Zeit«-Artikel beschränken. In der Schweiz wurde der Begriff in den neunziger Jahren durch das »Outing« eines Parlamentariers und Parteipräsidenten einem weiteren Publikum geläufig. Man war landesweit erstaunt, dass ein erfolgreicher und weiterhin beliebter Anwalt und Politiker ganz einfach und plötzlich in den Ausstand gehen musste und von der Bildfläche verschwand. Nach einigen Monaten tauchte er wieder geheilt auf.

Nach Ulrich Hegerl (a.a.O.) besteht nur in 20 bis 30 Prozent der Fälle ein Zusammenhang zwischen harten Arbeitsbedingungen und einer Depression. Die Ursachen und Auslöser sind also im weiteren, nichtbetrieblichen Umfeld zu suchen. Sie können weitgehend unter dem Begriff »Stress« zusammengefasst werden, also einer Diskrepanz zwischen Ansprüchen (von außen oder eigene) und Wirklichkeit. Neben der düsteren Weltlage ist die Sicherheit des Arbeitsplatzes in entsprechenden Umfragen das Sorgenthema Nummer 1. In Unternehmen zwingen ständige Umstrukturierungen die Mitarbeiter dazu, immer wieder umzudenken. Unabhängig von ihrem Beruf stellen sich diese oft die Frage nach dem Sinn ihres Handelns, die manchmal schwer zu beantworten ist. Häufig liegt der Grund für eine Depression auch in zwischenmenschlichen Differenzen (im Betrieb, aber auch in der Partnerschaft oder der Familie). Wenn jemand seiner Aufgabe körperlich, geistig oder seelisch nicht gewachsen ist, entsteht ebenfalls Stress aufgrund von Überforderung.

Stress entsteht auch dadurch, dass man sich nicht mehr erholen kann, weil man meint, man müsste immer und überall angerufen und gefragt werden können. Laut dem Magazin »Der Spiegel«, (30/2011, S. 60) sind 88 Prozent der Berufstätigen zu Hause und am Wochenende erreichbar. Auch die Reizüberflutung durch die Medien und die überladene Freizeitgestaltung (auch schon der Kinder!) ist nicht nur ein Partythema, sondern ein ernstes Problem, das wir nicht aus den Augen verlieren dürfen.

In den Jahrtausenden der Menschheitsgeschichte bis zur Industrialisierung gab es keine örtliche Trennung zwischen Leben und Arbeit. Die Gänsemagd wohnte auf dem Hof, der Schneidergeselle im Haus seines Meisters; die Arbeitszeit war durch die Dauer des Tageslichts geregelt. Die industrielle Revolution entfernte die Tätigkeit von zu Hause und verlegte sie in Manufaktur und Fabrik, die Freizeit wurde durch Gas und elektrisches Licht eingeschränkt – die »gute alte Zeit« war in dieser Hinsicht nicht so gut. Die zwischenmenschliche Kommunikation in den Betrieben beschränkte sich auf Befehle. Heute sind hingegen die Strukturen so komplex, dass jeder mit jedem vernetzt und 24 Stunden erreichbar sein muss, besonders in großen Firmen mit Niederlassungen von Tokio bis Los Angeles. Freizeit ohne Handy ist undenkbar geworden. Unser Leben ist in stetem Wandel begriffen: ein Gemeinplatz.

Nur eine Tätigkeit ist über die Jahrtausende einigermaßen gleich geblieben: die der Mutter und Hausfrau. Auch hier gibt es Burnout und Depression, vor allem durch die Doppelbelastung berufstätiger Mütter. Allerdings liegt die Schmerzgrenze im Allgemeinen höher als im eher unpersönlichen Berufsleben. Für beide Geschlechter ist eine gesunde »Work-Life-Balance« ein unverzichtbarer Schutz gegen Burnout und Depression.

Nebenbei bemerkt: Die unscharfen Grenzen zwischen den beiden Begriffen Burnout und Depression führen zu einer Verharmlosung der Depression. Burnout wird vielfach mit »Heroismus« in Verbindung gebracht. »In der Berichterstattung stünden die Burnout-Patienten oft als die Starken und die Depressiven als die Schwachen da«, so der Freiburger Psychiater Nico Niedermeier (a.a.O.) Dazu wäre anzufügen, dass Burnout meist eher mit einem Mangel an Selbsterkenntnis als mit Heroismus zu tun hat. Und Hegerl bemerkt ferner, dass der Begriff Burnout völlig unterschiedslos sowohl für lebensbedrohende Depressionen als auch für einfache Erschöpfungszustände verwendet werde. Darum sei »der beste Weg zu einem optimalen Umgang mit der Erkrankung Depression (…), eine Depression auch Depression zu nennen« (a.a.O.).

Für die Frage, warum Burnout ein vergleichsweise neues und stark wachsendes Phänomen ist, hat Pawelzik (a.a.O.) folgende Erklärung: »Da wir im Vergleich zu früheren Generationen viel anspruchsvoller sind, höher hinauswollen und unsere Ziele selbstbezogener verfolgen, nimmt es nicht wunder, dass wir heute nicht nur Burnout-gefährdeter, sondern auch Burnout-begeisterter sind. … Unter den Bedingungen unseres … Sozialstaates fühlen wir uns mehrheitlich derart sicher, dass wir nicht mehr zu wissen brauchen, dass das Wohlergehen immer schon einer Vielzahl glücklicher – und das heißt instabiler – Umstände geschuldet war.« Er weist auch auf die »fortschreitende Verschiebung der Grenze zwischen Gesundheit und Krankheit« hin. »Was früher einmal als unausweichliches oder altersbedingtes Leiden galt, ist heute eine Krankheit, die unabhängig vom Alter oder der Prognose behandelt werden muss.«

Depressivität und latente Depression

Die Psychiatrie unterscheidet zwischen leichter, mittlerer und schwerer Depression. Dabei handelt es sich um manifeste, mittels Diagnose identifizierte Krankheiten, bei denen stabilisierende und heilende Maßnahmen zu treffen sind. Unser Buch beschäftigt sich in erster Linie mit diesen Krankheiten.

Wir wollen aber einen Blick über diesen diagnostischen Zaun werfen. Einerseits geht der akuten bzw. chronischen Phase eine latente voraus, in der der übersensible Mensch nahe am Abgrund zur manifesten Depression entlanggeht. Andererseits leben viele Menschen ihr Leben lang in einem Schattenreich, in dem ihnen jedes Glas halb leer vorkommt, in dem sie alles schwarzsehen und damit sich und ihrer Umgebung das Leben erschweren. Da weder ein Burnout noch sonst eine akute Krise zu Maßnahmen zwingt, leben die betroffenen Menschen oft jahrzehntelang mit ihrer seelischen Behinderung – als solche möchte ich (Fritz Kamer) die Depressivität bezeichnen.

Depressivität

In dieser Charakterlage meint man, kein Anrecht auf Glück und Zerstreuung zu haben. Man hat Angst vor dem eigenen Ungenügen irgendwelchen Aufgaben gegenüber, man sieht sich als armen Sünder, der büßen muss. Dass hier der Einfluss von Kultur und Erziehung eine große Rolle spielt, liegt auf der Hand.

Betroffenen Menschen liegt der Gang zum Psychiater so fern wie eine Reise zum Mond. Sie erkennen den Krankheitscharakter ihres Zustandes nicht. Sie meinen, dieser sei eine Sache ihres Charakters, besonders wenn »schon Mutter oder Vater ...«. Sie wursteln sich durch, solange sie können, und sehen ihre Lage als gottgegeben an. Sie sind misstrauisch gegen Therapien und Medikamente (»Das sind Drogen!«) und meinen (und werden in ihrer Ansicht oft von außen bestärkt), »mit etwas gutem Willen« ließe sich alles zum Besten wenden. Wenn dies nicht gelingt, so suhlen sie sich in ihrer Misere und sehen sich oft gar als Märtyrer, die »hart im Nehmen« sind. Außerdem können sie ihren Zustand als Druckmittel einsetzen, um zu mehr Beachtung, Verständnis, Besuchen zu kommen (siehe auch Lelord/André (2005, S. 200 f.).

Der Umgang mit solchen Leuten ist für uns »gesunde« Angehörige, Partner, Freunde usw. nicht einfach. Viele Probleme im Umgang mit eigentlichen Depressionsbetroffenen, die ich in der Folge aufzeige, bestehen auch hier, wenngleich in abgeschwächter Form. Ich greife vor: Auch hier sind Geduld, Respekt und Einfühlungsvermögen ebenso gefragt wie Diplomatie. Dies beginnt mit dem Vorschlag, sich einmal zu einem Spezialisten, zumindest zum Hausarzt zu begeben. Angehörige können zumindest eine laienhafte Diagnose stellen (siehe S. 73 ff.) und das Gespräch mit ihm suchen.

Die Grenze zur eigentlichen Depression mit ihren schweren Konsequenzen bis hin zum Suizid ist fließend, die Maßnahmen, die in diesem Buch besprochen werden, sind also auch hier angebracht. Schließlich können auch in »undramatischen« Fällen die Heilmittel Psychotherapie und Psychopharmaka eine unerwartete Verbesserung der Lebensqualität bringen. Lelord und André (2005, S. 203 ff.) zitieren eine Frau, die fast zufällig mit Psychopharmaka in Kontakt kam und eine nie gekannte Freude am Leben kennenlernte, nach vielen Jahren des »Wanderns im Schatten«, wie es in einem Spiritual heißt.

Latente Depression

Der Luzerner Psychotherapeut Josef Giger-Bütler (2003, S. 169 ff.) schildert die Erscheinungsform der latenten Depression sehr klar vom Phänomen der Überforderung her.

Die Betroffenen erleben sich selbst als nicht depressiv, ihre Umgebung schon gar nicht. Sie zeigen sich als tüchtig, sensibel und hilfsbereit. »Nichts ist ihnen zuviel« (S. 171). Das innere Erleben aber ist ein ganz anderes: Sie sind von Selbstzweifeln geprägt, sie »leiden an der … Spannung, wie sie sich sehen und wie sie von anderen gesehen werden. … Sie leiden an ihrem … Gefühl des Unvermögens trotz der Bestätigungen und Zuwendungen, die sie erhalten« (S. 172).

Dieser Zwiespalt erzeugt einen großen Energieverschleiß. Unerklärliche Stimmungstiefs und Ängste generieren sich aus der Überforderung, dem Grundmuster der depressiv veranlagten Menschen. Und wenn der Aufwand zu groß wird, schlägt der Zustand um in eine manifeste Depression. Es kann sein, dass diese durch Selbstheilungskräfte, Medikamente oder Therapien wieder abklingt. Das heißt, der Betroffene wechselt wieder in den Zustand der latenten Depression mit der Möglichkeit eines erneuten Umschlagens – *solange* das Grundmuster der Überforderung nicht erkannt und das Verhalten nicht geändert wird.

Überforderung als Grundmuster

Auf das Phänomen der Überforderung baut Josef Giger-Bütler (2003) sein ganzes Gedankengebäude zur Entstehung, zur Dynamik, aber auch zur Therapie der Depression auf.

Er nennt die Überforderung das »Grundmuster depressiven Erlebens« (S. 31). Überforderung ist nicht nur die Ursache einer Depression, sondern der Erkrankte überfordert sich aufgrund einer »bestimmten Dynamik des Depressivseins« laufend in dem Bestreben, aus seiner Lage herauszukommen. Das gelingt ihm nicht, und dafür schämt er sich, er kann nicht aufgeben, »so etwas macht man nicht, eher würde man sterben« (S. 202). Statt dass er sich nach einem Misserfolg fragt, was schiefgelaufen ist, was man anders angehen müsste usw., ergeht er sich in Selbstvorwürfen des Versagens.

Giger-Bütler sieht den Grund für diese depressive Veranlagung in der Kindheit und in der Familie. Die Verhältnisse müssen nicht zerrüttet sein, es kann sich um ganz unauffällige Familien handeln, vielleicht mit einem dominanten Vater oder einer allzu fürsorglichen Mutter, in denen zu viel von den Kindern erwartet wird. Genügen die Eltern ihrer Aufgabe als – salopp ausgedrückt – »Wärmespender« nicht, sind sie selber mit dieser vornehmsten und wichtigsten elterlichen Obliegenheit überfordert, übernehmen oft die Kinder die Aufgabe, »den Karren zu schleppen« – eine Riesenaufgabe, der sie nur genügen können, wenn sie ihr Kindsein hintanstellen und sich ständig selber überfordern. Das Erfüllen von Erwartungen wird zum Lebensprinzip, die Überforderung wird zu einem Lebensmuster.

Und dieses wird mit der Zeit, bis ins Erwachsensein hinein, so rigide, dass der freie Wille ganz unterdrückt wird: Es gibt nur noch ein Reagieren, kein Agieren mehr, oder, mit den Worten Giger-Bütlers (S. 94), kein Wollen mehr, nur noch ein Müssen. Sie fragen nicht mehr »Was möchte ich?«, sondern nur noch: »Was sollte ich?«. Die (oft eingebildeten) Erwartungen anderer bestimmen ihr Handeln und ihr Leben. Sie sind auch als Erwachsene pflegeleicht, hilfsbereit, lassen sich ausnützen, wollen nicht auffallen. Sie verlernen es, eigene Wünsche zu haben, was sich später bei der Berufswahl auswirken kann und der Grund für die Entscheidungsschwäche in der Depression ist.

Sie sind es von Kind auf gewohnt, auf sich allein gestellt zu sein, niemand hat ihnen geholfen. Das hindert sie damals und heute daran, Hilfe anzunehmen. Dies kann Partner und andere Angehörige ganz schön irritieren und schmerzen.

Nicht alle so geforderten Kinder werden depressiv. Es kommt eine – oft erblich bedingte – Komponente hinzu: Ein Kind ist robuster, ein anderes sensibler; das erste kann aufwachsen, ohne großen Schaden zu nehmen, das zweite wird sein Leben lang eine erhöhte depressive Prädisposition, eine latente Depression mit sich herumtragen, die sich oft und manchmal immer wieder in eine manifeste verwandelt. Das robuste Kind wird vom Außenstehenden als störrisch und egoistisch beurteilt, das sensible, sich überfordernde erscheint angepasst, pflegeleicht, man nimmt es kaum wahr.

Weil diese Angepasstheit sich auch im Erwachsenenalter fortsetzt, bemerkt man latente Depressionen oft nicht.

Die Sehnsucht nach Anerkennung und Liebe ist aber auch bei diesen Kindern vorhanden und bleibt ein Leben lang erhalten. Sie sind ständig auf der Suche und werden getrieben. Dabei können sie auch als Erwachsene Nähe und Geliebtwerden nicht annehmen.

Oft führt ein trauriges Ereignis, das ein Verlust-Erlebnis erzeugt (Weggang des Partners, Prüfungs-Flop usw.), in eine Depression, siehe auch »Fälle aus dem Leben«, S. 171 ff. Während der gesunde Mensch früher oder später darüber hinwegkommt, ist das für den Depressivitätsbetroffenen viel schwieriger, denn »nicht das Ereignis überfordert ihn, sondern er sich selbst.« Er nimmt das Ereignis zum Anlass, über seine Unfähigkeit zu jammern.

Diese »Erfahrung der Ohnmacht, des Versagens, des Ausgeliefertseins« (S. 36) führt oft dazu, dass der Betroffene seine Depression verheimlicht, um sich keine Blößen zu geben.

Giger-Bütler meint ferner: Menschen in der Depression »verstehen (häufig) eigentlich gar nicht, warum es ihnen so schlecht geht« (S. 36). Diese Beobachtung wird vom Autor nicht weiter erläutert. Die Beschäftigung mit ihr kann aber zu unserem Verständnis des depressiven Mitmenschen beitragen.

Auch der Körper wird laufend überfordert. Wenn ein gesunder Mensch müde ist, ruht er sich aus, gönnt er sich eine Pause. Der depressive Mensch kennt dieses Mittel nicht, er muss beständig auf Draht sein, er verfolgt sein Ziel immer mit dem gleichen Einsatz, obwohl er eigentlich müde ist – und scheitert.

Wenn der Depressionsbetroffene sein Leben nicht radikal und grundlegend ändert, sind Rückfälle von der latenten in die akute Depression vorprogrammiert. Und dann versucht er wieder verzweifelt, aus diesem Zustand herauszukommen. Aber jeder neue Anlauf (!) der den Einsatz des Körpers verlangt, wird mühsamer. Geistig-seelische Initiativen zu Veränderungen des Zustandes fallen dem Depressiven schwerer, wenn der Körper durch stetige geistige Überforderung müde geworden ist. Auch wir Gesunden verlieren an geistiger Unternehmungslust, wenn wir körperlich müde sind.

Dass der Körper des Depressionskranken müde wird, hat nach Giger-Bütler (S. 202 ff.) damit zu tun, dass für diesen der Körper nie ein Thema war. Der Körper hat zu parieren und mitzumachen. Seine Warnzeichen werden ignoriert. Davon, dass eine Depression eine Notbremsreaktion des überforderten Geistes und Körpers ist, wird nicht Kenntnis genommen. Auf die Idee, dass eine Aufgabe, in langsamerem Tempo oder in Etappen aufgeteilt, vielleicht lösbar wäre, kommt man nicht. Gibt man einmal nach, ist man im Teufelskreis des Immer-wieder-Nachgebens. Der Erfolgszwang sagt: »Ich muss unbedingt …!«. Darin kommt die eigentliche Lieblosigkeit zu sich selbst zum Ausdruck.

Nach Giger-Bütler (S. 205 ff.) entsteht die Ermüdung dadurch, dass jemand all die kleinen und großen Verletzungen und Verleugnungen im Lauf seines Lebens nicht wahrhaben und anschauen will. Dadurch haben Seele und Körper nie das bekommen, »was sie brauchte: Erholung, Pflege, Rücksichtnahme und Fürsorge«. Je geschundener Seele und Körper sind, desto verletzlicher sind sie, desto mehr Verleugnungsaufwand muss zu ihrem Schutz getrieben werden.

Traurig stimmt auch die folgende Feststellung Giger-Bütlers (S. 207): »Ein Großteil der Gefühle, der Wünsche, Hoffnungen, Erwartungen darf nicht angeschaut werden, hat keinen Platz im Leben der depressiven Menschen.« Auch die in jedem Fall auftauchende Angst, an einer (großen oder kleinen) Aufgabe zu scheitern, darf nicht angeschaut werden und nimmt deshalb nie ab, sondern zu.

Der Kranke steckt wie ein Hamster in einem Laufrad. Da er mit jeder Niederlage immer tiefer in der Depression versinkt, findet er nicht mehr heraus, sogar wenn die Selbstheilungskräfte eine Depression abklingen lassen – beim nächsten Abtauchen dreht sich das Karussell erneut.

Das muss aber nicht sein. Ein erneutes Abtauchen kann vermieden werden, wie der Lebenslauf von John P. Kummer zeigt. Er kam aus dem Teufelskreis heraus, indem er sich intensiv mit dem Phänomen Depression beschäftigte. In anderen Fällen kann der Depressionsbetroffene (so auch einer meiner Freunde), wenn er den kommenden »Tauchgang« spürt, mit Medikamenten, eventuell mit einer Erhöhung der bestehenden Medikation den Teufel verscheuchen. In vielen Fällen sind »Abstürze« von der latenten in die manifeste Depression auch durch ständige Einnahme von Medikamenten vermeidbar, welche, nota bene, auch die latenten Phasen erträglicher machen.

Depressionen in jeder Lebensphase

Eine weitere Hilfe zum (Früh-)Erkennen und Verstehen einer Depression ist die Beschäftigung mit ihren verschiedenen Erscheinungsformen, die im Laufe eines Menschenlebens auftreten können. Angesichts der Menge vertiefender Literatur für den Einzelfall begnüge ich mich mit einem Überblick. Wie immer hilft eine Klassifizierung bei der Darstellung, und wie immer entzieht sich die Natur einer Klassifizierung, es gilt auch hier: Wie viele Depressionskranke so viele verschiedene Depressionen. Immerhin erleichtert die Klassifizierung das Finden von Heilungsmaßnahmen, da in ähnlichen Fällen ähnliche Therapien ausprobiert werden können.

Depressionen können in allen Phasen eines Menschenlebens auftreten. In keiner dürfen sie vernachlässigt werden. Zwar können die Auslöser je nach Alter und Geschlecht andere sein, die Symptome ähneln sich aber, wenngleich sie leichter oder schwerer erkennbar sind. Die Verhaltensweisen der »gesunden« Umgebung müssen dem Einzelfall angepasst sein, wenn sie nützen und nicht schaden sollen.

Bei all diesen Erscheinungsformen ist die Aufmerksamkeit der Angehörigen von immenser Bedeutung: Ein Kleinkind kann sich nicht ausdrücken, ein Greis spielt seine Melancholie herunter, alle Altersklassen und beide Geschlechter »schämen sich«. Dies alles zeigen die folgenden Ausführungen.

Kinderparadies

Warum fallen Kinder in Depressionen? Der Auslöser »Verlust« ist wohl der wichtigste: Trennung, Scheidung, Tod der Eltern, aber auch Verpflanzung durch Ortswechsel und – sehr häufig – sexueller Missbrauch (Verlust der körperlich-seelischen Integrität). Eheschwierigkeiten oder gar Depressionserkrankungen der Eltern, Probleme mit anderen Erziehern oder (dominanten) Gleichaltrigen, Schwellensituationen wie Prüfungen oder Lehrstellenantritt: Alle diese Lebensumstände können großen Stress auslösen. Dieser kann zu einer Überforderung führen, die den ganzen Lebensweg des Kindes bis ins Erwachsenenalter beeinträchtigen kann (siehe Kapitel S. 58 ff.).

Kleine Kinder können ihren Gefühlen schwer oder überhaupt nicht Ausdruck verleihen. Dabei treten Depressionen bereits bei Säuglingen auf, wenn auch nur in wenigen Einzelfällen. Wenn die Mutter oder auch nur die Mutterliebe fehlt, ist die Gefahr depressiver Störungen groß. Entwickelt sich das Kind langsamer als »normal«, kann eine Depression aus Mangel an Geborgenheit ebenso der Grund sein wie körperliche Ursachen. Man nennt dies eine »psychosoziale Gedeihstörung«.

Antidepressive Maßnahmen sind nicht nur wegen der Entwicklungsverzögerungen (alle seelische Kraft fließt in die Bekämpfung der Depression) zwingend, sondern auch weil das Kind leidet. Albträume und andere Ängste können schon in den ersten Lebensjahren auftreten. Die Angst, die Bezugspersonen zu verlieren, hindert das Kind am Schritt in die altersgemäße Selbstständigkeit. Durch auffälliges Verhalten, z.B. Daumenlutschen oder Bettnässen, sondert es sich von seinen Altersgenossen ab. Es kann aber bereits »echt« depressive Wahnideen entwickeln: »Niemand liebt mich, niemand will mit mir spielen«, auch wenn das objektiv gesehen nicht so ist.

Mit den Jahren werden die psychischen Symptome einer Depression immer leichter erkennbar. Das heranwachsende Kind kann seinen Gefühlen besser Ausdruck verleihen, und bald wird es auch Schuldgefühle oder eine grundlose starke Selbstanklage entwickeln. Die Grenze zur Depressivität ist schwer zu ziehen, besonders in der Pubertät. Und zwar nicht nur durch die Jugendlichen selbst, sondern auch durch Eltern und Erzieher, die sich oft fragen, ob der Jugendliche niedergeschlagen oder faul ist – letzteres eventuell auch aufgrund der körperlichen Entwicklung.

Depressionsbedingte Konzentrationsschwächen und Desinteresse beeinträchtigen die Leistungen in der Schule, dabei ist die Angst vor Strafen groß. Absonderung von den Mitschülern kann ebenso ein Symptom sein wie besonders aggressives Verhalten Gleichaltrigen oder Höhergestellten gegenüber. Essstörungen, Bauch- und besonders Kopfschmerzen sind weitere Signale.

Stecken Jugendliche in der Pubertät, liegt es naturgemäß nahe, das Phänomen des »Himmelhoch jauchzend, zu Tode betrübt« den Ausschlägen in der körperlich-seelischen Entwicklung zuzuschreiben, in der Erwartung, »es gebe sich dann schon wieder«. Dazu kommt, dass Jugendliche sich zwar artikulieren können, sich aber oft schämen oder ein alterstypisches Misstrauen allen »Autoritäten« gegenüber an den Tag legen. Drogen und Alkohol oder auch Gewaltexzesse sind dann oft »selbst entdeckte« Heilmittel – unter anderem auch gegen ersten Liebeskummer.

Dieser stellt eine typische depressionsauslösende Verlustsituation dar. Das Schlimmste wäre da Auslachen. Ganz besonders, weil in diesem Alter das Suizidrisiko stark ansteigt – auch wenn die Phantasie, aus allen Zwängen auszusteigen, glücklicherweise oft nur Spannungen löst. Hier erweist sich die Diagnose von Depression und eine psychologische Begleitung als besonders wichtig. Tote können nicht mehr geheilt werden, und nur zu oft fallen Eltern »aus allen Wolken« – und laufen dann Gefahr, selbst in Depressionen zu verfallen.

Selbsttötung ist die dramatischste Folge von Depressionen im Entwicklungsalter. Sie zählt zu den häufigsten Todesursachen bei Jugendlichen. Aber auch viele andere Auswirkungen können – unbehandelt – das Menschenleben über seine ganze Dauer beeinflussen. Entwicklungshemmungen können nicht mehr aufgeholt, Fehlentwicklungen nicht korrigiert werden, und der überwiegende Teil der depressionsbetroffenen Kinder ist auch im späteren Leben gefährdet.

Ein Weg zur Identifizierung der Depression bei Kindern – offenbar wird er nicht häufig eingeschlagen – ist die Befragung depressiver Eltern. Laut einer neuen Studie im Raum Winterthur (Schweiz) »hätten sich die Fachleute nur in 43 Prozent der Fälle erkundigt, ob die Kinder der Patienten Anzeichen von Krankheit zeigten«, dabei entwickelten 30 Prozent der Kinder selber dauerhafte Verhaltensstörungen (NZZ vom 18.4.2007).

Unser Umgang mit depressionsbetroffenen Kindern und Jugendlichen unterscheidet sich nicht wesentlich von jenem mit Erwachsenen – aber er ist natürlich der geistigen Entwicklungsstufe anzupassen. Eltern kennen ihr Kind am besten, Eltern zögern aber auch oft, den Tatsachen ins Auge zu sehen. Eltern machen sich schwere Vorwürfe, als Erzieher versagt zu haben.

Frauenschicksal

Frauen haben es mit ihrem Gemüt schwerer als Männer; sie werden statistisch etwa doppelt so häufig depressiv. Immer wieder gibt es Anlass dazu: Pubertät, Menstruation, Schwangerschaft, Mutterschaft und Menopause stellen hohe Anforderungen an die Physis. Dazu kommen wahrscheinlich eine genetisch bedingte, erhöhte seelische Verletzlichkeit und das komplexere Hormonsystem, ferner anerzogene Minderwertigkeitsgefühle und eine stärkere Abhängigkeit von positiven sozialen Rückmeldungen. Frauen stellen oft höhere Anforderungen an sich selbst als Männer. Leider sind in vielen Fällen sexueller Missbrauch in der Kindheit oder auch negative Gewalterlebnisse im späteren Leben Grund einer seelischen Erkrankung.

Auf der sozialen Ebene gibt es eine Vielzahl von Auslösern: Armut, Probleme mit dem Partner, berufliche Schwierigkeiten wie (drohende) Arbeitslosigkeit, Diskriminierung, Mobbing, unbefriedigende Tätigkeiten, aber auch die Doppelbelastung durch Beruf und Familie oder der Verzicht auf Selbstverwirklichung im Beruf zugunsten der Familie bzw. umgekehrt. Das Verhalten des Partners oder die Kindererziehung führen oft zu einer Überforderung der für alles verantwortlichen Ehefrau und Mutter. Bedenkenswert ist, dass Depressionen bei berufstätigen Frauen weniger oft auftreten als bei Hausfrauen (Bischkopf 2010, S. 20).

Wegen der besonderen Nähe der Mutter zu ihren Kindern ist die Lage in einer Familie mit einer depressiven Mutter besonders schwierig und gefährlich. Rasche professionelle Abhilfe tut not!

»Das Selbstwertgefühl stärken«, so heißt die Weisung an die Betroffenen und an ihre Umwelt! Fachleute führen die größere Häufigkeit depressiver Störungen beim weiblichen Geschlecht auf dessen schwächer ausgebildetes Selbstwertgefühl zurück. Frau sollte deshalb alles tun, um ihre Selbstsicherheit zu trainieren. Dies wird ihr Leben in allen Bereichen erleichtern. Eine gefestigte Persönlichkeit hat es leichter im Umgang mit dem Partner und den Mitmenschen, sie wird weniger durch Minderwertigkeitsgefühle oder Eifersucht usw. in ihrer Entfaltung behindert.

Auch die Umwelt sollte Mädchen und Frauen in ihrem Selbstwertgefühl stärken: Erzieher müssen hysterisch quiekende Backfische in ihrer Selbstfindung unterstützen, Machos sollen einsehen, dass eigenständige Partnerinnen eine reichere und entspanntere Zweisamkeit ermöglichen als devote, eingeschüchterte, dafür aber oft eifersüchtige Mäuschen. Gattenliebe und Fürsorge, Verständnis und Geduld gegenüber Menstruierenden, Schwangeren, Wöchnerinnen und Partnerinnen in den Wechseljahren ersparen manchen Gang zum Psychiater und machen eine echte Zweierbeziehung aus. Das heißt nicht, dass alle seelischen Störungen auf diese Weise geheilt werden können. In vielen Fällen können Außenstehende besser helfen.

Es ist wichtig, dass Frauen Niedergeschlagenheit, Lustlosigkeit usw. »während der Tage« nicht als gegeben annehmen, besonders wenn die Symptome länger andauern und die Erfüllung der beruflichen und familiären Pflichten behindern oder auch nur die Lebensqualität (die eigene und die der Umwelt!) negativ beeinflussen. Hilfe zu beanspruchen ist ein Menschenrecht. So weist eine Gemütsschwankung, die im Monatszyklus nicht wieder verschwindet, auf eine tiefergehende Störung hin, die behandelt werden muss.

Noch einige Hinweise zu den seelischen Vorgängen nach einer Geburt: Im Wochenbett ist ein »Babyblues« nichts Außergewöhnliches. Zu groß waren die Anstrengungen. Die Symptome verschwinden nach ein paar Tagen. Wenn sie andauern und die Mutter sich Vorwürfe macht, weil sie sich nun doch freuen sollte an ihrem Kind und trotzdem niedergeschlagen ist, kann eine postnatale Depression (PND) vorliegen, die unbedingt zu behandeln ist. Dies schon deshalb, weil die Mutter eventuell nicht in der Lage ist, ihrem Kind die nötige Liebe und Aufmerksamkeit zu schenken, und weil dies, wie wir gesehen haben, schwere Störungen beim Säugling zur Folge haben kann. Auf keinen Fall aber ist eine PND ein Symptom dafür, dass ein Kind nicht erwünscht war. Und: Entsprechende Bemerkungen »wohlmeinender« Verwandter und Bekannter sind absolut tabu!

Die Lage des Vaters darf nicht vergessen werden. Einerseits braucht die Mutter jetzt vermehrt Zuneigung und Rücksicht, anderseits kommt beim frischgebackenen Vater auch schon mal Eifersucht auf das Kind auf, das die Partnerin komplett für sich beansprucht. Für den Mann, der das Vaterwerden nicht so direkt erlebt hat, ist die Umstellung des Lebens besonders beim ersten Kind oft beträchtlich. Fachpersonen haben auch schon Fälle von »PND« beim Mann festgestellt.

Und, last but not least: Viele Eltern wollen ihren Kindern ein wohlgeordnetes Nest in Form eines neuen Eigenheims bieten. Dabei ist einerseits an den Bau- und Umzugsstress zu denken, anderseits an den Umstand, dass am alten Ort (hoffentlich) ein Beziehungs- und Hilfsnetzwerk mit Nachbarn und Bekannten bestand, das in der neuen Umgebung erst wieder aufgebaut werden muss. Und nachbarschaftliche Hilfe oder Unterstützung und Entlastung durch den Freundinnenkreis kann bei einer PND sehr wichtig und heilsam sein. Es braucht nicht betont zu werden: Auch Großeltern, andere Verwandte und Geschwister sind gefragt und können eine große Hilfe sein.

Hat die Frau in den folgenden Jahren die Schwierigkeiten der Kindererziehung, der Partnerschaft oder im Beruf gemeistert, ohne das seelische Gleichgewicht zu verlieren, so wird sie später mit der Menopause konfrontiert. Hier gibt es neben den mehr oder weniger schmerzhaften körperlichen Veränderungen der Wechseljahre mehrere seelische Klippen: Das Älterwerden, der Verlust der Fruchtbarkeit, das Leerwerden des familiären Nests. Auch hier sind die Frau, ihre Familie und die Umwelt wieder gefordert. Hilfreich ist es für die Betroffene, wenn sie diese Lebensphase nicht als Ende, sondern als Neuanfang auffassen kann. Die Hilfe einer Fachkraft kann hier unschätzbar sein. Und die Enkel sorgen für neues Erleben – bei Familienmüttern. »Singles« sind hier schwereren Herausforderungen ausgesetzt. Aber auch hier hilft der Blick nach vorn.

Männerheldentum

Wenn auch Depressionen bei Männern weniger häufig auftreten als bei Frauen, so können Veranlagung, berufliche oder gesellschaftliche Misserfolge, Schwierigkeiten in der Partnerschaft usw. auch beim vermeintlich starken Geschlecht aufs Gemüt schlagen bzw. zu seelischen Erkrankungen führen. Während der Weg in die Depression bei Frauen meist ein direkter ist, scheinen bei Männern oft zuerst körperliche Symptome wie Bluthochdruck oder Herz-Kreislauf-Störungen aufzutreten.

Können sich kleine Kinder schlecht über ihre Gemütslage äußern, so gilt dies auch für »große« Männer. Sie zeigen meist schlechte Laune und Aggressivität. Männer meinen oft, seelische Verletzlichkeit nicht zugeben zu dürfen. Sie seien doch Manns genug, vorübergehende Stimmungstiefs zu meistern. »Ich zum Psychiater?« Partnerinnen und Freunde, die solche Ratschläge geben, müssen sich mit viel Geduld wappnen. Für Kinder ist es schwer, einen depressiven Vater zu haben und für diesen womöglich noch schwerer, seine väterliche Glorie, Autorität, Erziehungskunst und Fürsorge (vorübergehend) einer Depression zu opfern. Aber gerade weil die familiäre Situation so schwierig ist, hat der Familienvater die Pflicht, möglichst rasch Hilfe zu suchen, um aus seinem Tief herauszukommen und seine Aufgaben wieder wahrzunehmen. Solche überwundenen Krisen stärken meist den partnerschaftlichen und familiären Zusammenhalt.

Etwas leichter fällt es der »Dornenkrone der Schöpfung« (Stanisław Jerzy Lec), ein »Burnout« zuzugeben. Auf alle Fälle ist es als mögliche Depression ernstzunehmen. Da Körper und Seele meist nicht erkrankt, sondern nur überbeansprucht sind und die Notbremse gezogen haben, ist eine vergleichsweise rasche Heilung garantiert. *Vorausgesetzt,* die auslösenden Stressfaktoren werden eliminiert, und der alte Trott wird nicht sofort wieder aufgenommen.

Ich muss noch auf zwei verhängnisvolle Wechselwirkungen aufmerksam machen: Eine beginnende Depression wird oft in »Selbstmedikation« mit Alkohol oder anderen Drogen bekämpft, und das am Anfang nicht selten mit Erfolg. Entsteht daraus aber eine Abhängigkeit, so führt das schlechte Gewissen seinerseits in die Depression. Dann das sexuelle Wollen und Können: Zwar kennt der Mann keine eigentliche Menopause, aber die Produktion seiner Geschlechtshormone geht etwa ab der Lebensmitte zurück und damit auch seine Manneskraft und -lust. Dies empfinden viele Männer als den Anfang vom Ende, und die seelische Störung ist nicht weit. Meistens geht auch bei Männern mit normalem Hormonspiegel in der Depression die Libido zurück, oft noch verstärkt durch die Wirkung von Antidepressiva.

Der Duft der Gruft

Von älteren Menschen wird erwartet, dass sie weise, abgeklärt und gefasst sind. So will es die Konvention. Dabei schwankt ihre Psyche stärker als in der Lebensblüte. Vielleicht weist die Kurve mehr Täler als Höhen auf. Das ist normal. Nicht normal ist, wenn gelegentliche Trübsal zum ständigen Lebensekel wird. Dagegen muss etwas getan werden. Vielleicht sagen sich die älteren Leute: »Nur Geduld, bald werde ich sowieso erlöst sein.« Das ist eine falsche Einstellung! Je kürzer die noch zu erwartende Lebensspanne ist, desto wertvoller ist jeder Tag, den wir gut verbringen. »Gut« kann heißen frohgemut, zufrieden, mit einer angenehmen Tätigkeit. Falls sich ältere Menschen hier stur zeigen, müssen die Angehörigen tätig werden. Übrigens sind Besuche bei fröhlichen älteren Menschen angenehmer als Pflichtübungen bei Trübsalblasern – und damit häufiger …

Faktum ist: Die Auslöser für eine Depression häufen sich im Alter: Ausscheiden aus dem Berufsleben (man kann nicht mehr befehlen), Partnerverlust (man kann nicht mehr streiten), Vereinsamung (man wird nicht mehr gebraucht), Abnahme der Körperkräfte, Wegfall der sexuellen (Anziehungs-)Kraft, die Aussicht, dass es nur noch abwärts geht, Schmerzen und Krankheiten in zunehmender Vielfalt, das Nahen des Todes, Verbitterung, Resignation, Verlust der Hoffnung, des Lebenswillens, des Lebenssinns.

All das muss nicht sein!!! Das Alter(n) ist nicht von vornherein deprimierend! (Siehe dazu auch Simmen, Maria, »Ich bin ganz gerne alt«, 2004.) Es gibt glückliche Patriarchen, nützliche Großmütter, aktive Senioren. Die Altersdepression ist kein hinzunehmendes Schicksal, man darf sich nicht dem Irrtum hingeben, Melancholie und Perspektivlosigkeit seien unvermeidlich. Die wenigen Jahre, die noch bleiben, dürfen doch nicht in Depressionen vertrödelt werden. Beratungen und Medikamente sind nicht den Jungen vorbehalten. Entscheidend ist auch, dass der Arzt, der einen älteren Menschen wegen irgendeines körperlichen Leidens behandelt, nach möglichen seelischen Ursachen forscht.

Freilich ist es schwierig, ältere Menschen darauf aufmerksam zu machen, dass sie eventuell unter einer seelischen Krankheit leiden (die oft von einem körperlichen Leiden ausgelöst wurde) und dass es sich lohnt, diese zu bekämpfen. Die Diagnose ist oft schwierig: Die ältere Generation ist es nicht gewohnt, sich über Befindlichkeiten zu äußern, schon gar nicht Jüngeren gegenüber. Falsch verstandenes Heldentum oder Scham (die Angst, verrückt zu werden) sind sehr verbreitet. Auch die Nebenwirkungen von Medikamenten können aufs Gemüt schlagen. Viele Depressionssymptome unterscheiden sich leider kaum von »gewöhnlichen« somatischen Altersbeschwerden.

Depressionssymptome wie Gedächtnisschwäche, Konzentrationsschwierigkeiten usw. werden durch den Betroffenen und seine Angehörigen dem allgemeinen geistigen Abbau oder gar einer beginnenden Demenz zugeschrieben. So einen Prozess als gottgegeben hinzunehmen heißt, vor seiner vermeintlichen Irreversibilität zu kapitulieren und das Leben abzuschreiben.

Das darf nicht sein! Auch Senioren müssen veranlasst werden, sich einer Diagnose durch eine Fachkraft zu unterziehen. Die Aufhellung der »alten Tage« ist ein Rechtsanspruch der älteren Generation. Auch der ältere Mensch ist ein Mensch, nicht irgendein noch für kurze Zeit dahinvegetierendes Wesen. Für den Diagnostiker ist es unerlässlich, messerscharf zwischen (heilbarer) Depression und beginnender Demenz zu unterscheiden! Ein Hinweis: Solange der Betroffene sich über seinen Zustand wachen Geistes beklagt, ist von einer Depression auszugehen.

Durch eine Depression im Alter wird die Eltern-»Kinder«-Beziehung oft aufs Schwerste belastet. Die Großeltern wollen ihre Kinder und Enkel nicht mit ihren Problemen behelligen (oder werden umgekehrt zu Hypochondern). Die (oft eingebildete) elterliche Autorität verschwindet oder verkehrt sich ins Gegenteil. Viele Töchter und Söhne wollen ihren Eltern nicht dreinreden oder fühlen sich gar für deren Stimmungslage (mit-)verantwortlich. Sie kommen sich illoyal vor, wenn sie bei ihren Eltern eine psychische Erkrankung feststellen und deren Leugnung oder Beschönigung nicht mitmachen wollen. In vielen Fällen ist es aber lebenswichtig, dass die jüngere Generation die Initiative ergreift und die nötigen Maßnahmen trifft, z.B. die Anmeldung bei einem Arzt oder Psychologen.

Bei viel Einsicht auf der einen und Geduld und Initiative auf der anderen Seite können die verbleibenden Lebensjahre für alle Beteiligten beglückend und bereichernd sein.

Was hast Du denn? –
Hinweise für die Diagnose

Die häufigste Krankheit ist die Diagnose (Karl Kraus)

Wir fühlen oder sehen es: Irgendetwas stimmt nicht mit unserem Freund oder Partner. Im günstigen Falle wird er uns ins Vertrauen ziehen, dass er – seiner Meinung nach unbegründet – niedergeschlagen ist oder Schmerzen hat, deren Ursache er sich nicht erklären kann.

Dies gilt natürlich nur für den Fall, dass es sich um eine erstmalige Erkrankung handelt. Ein »erfahrener« Depressionsbetroffener hat Übung im Erkennen der Zeichen, dass wieder etwas im Anzug ist, und kann sich oft selber helfen, von der Wiederaufnahme der Medikation oder Erhöhung der Dosis bis zum Wiedereintritt in (s)eine Klinik. Mehrere meiner Freunde haben diese Methoden im Griff und können mit »ihrer« Depression mehr oder weniger gut leben.

Treten aber die Symptome zum ersten Mal auf und übersteigen das übliche Maß an Stimmungsschwankungen, an das das Individuum gewöhnt ist, sucht man oft zuerst nach Erklärungen, die die Möglichkeit einer Depression nicht in Betracht ziehen. Stresssituationen in Beruf und/oder Familie werden als vorübergehend bzw. lösbar gesehen und deshalb toleriert, ausweglose Situationen wie z.B. Langzeitarbeitslosigkeit werden als nicht veränderbar eingestuft – man gewöhnt sich an alles. Zweifel am Sinn von Leben und Beruf können ebenso als

Grund ausgemacht werden – aber vor Änderungen schreckt man zurück.

Jeanette Bischkopf (2010, S. 14) hat u.a. die Erfahrung gemacht, dass Gereiztheit und Aggression selten mit Depression assoziiert werden. Wer in seinem bisherigen Leben noch nicht mit dem Phänomen »Depression« in Kontakt gekommen ist, übersieht sowohl als Betroffener als auch als Angehöriger, dass hinter Unlust und Schmerzen sehr wohl eine Erkrankung stecken kann, die behandelt werden kann und muss.

Früherkennung – wichtig für Betroffene und Angehörige

Wie wir gesehen haben, hat die Depression viele Ursachen, Auslöser und Erscheinungsformen. John P. Kummer hat bereits in seinem Bericht die Wichtigkeit der Früherkennung aus eigenem Erleben betont. Dieser Abschnitt enthält weitere praktische Tipps, die uns Angehörigen (und natürlich auch den Betroffenen) helfen, eine Depression frühzeitig zu erkennen.

Die frühe Identifikation einer Depression ist für den Erkrankten von ebenso großem Nutzen wie für uns betreuende Angehörige. Einmal verbessert sie beim Erkrankten die Heilungschancen ganz beträchtlich und verkürzt die Krankheitsperiode. Zweitens ist jeder in der Depression verbrachte Tag ein verlorener Tag. Auch für uns Angehörige ist eine kurze Pflegeperiode von großer Bedeutung. Die Leidenszeit des lieben Mitmenschen soll möglichst kurz sein, und auch unsere Beanspruchung als Pfleger sollte nicht länger dauern als unbedingt nötig. Jeder hat ein Recht auf ein Eigenleben.

Vor allem aber erlöst die Diagnose uns Angehörige (und auch den Betroffenen) von der unheimlichen Ungewissheit, was eigentlich vor sich geht. Wirkt der Betroffene einsilbig, uninteressiert, launisch, abwesend, klagt er über irgendwelche unerklärbaren Schmerzen, so fragen wir uns: Was stimmt da nicht? Was fehlt ihm (in doppeltem Wortsinn)? Wir Angehörige, Ehepartner, Kinder und Freunde sind durcheinander, wissen nicht, wie wir uns verhalten sollen und haben Angst. In schlimmen Fällen dauert der Zustand schon etliche Jahre und hat sich unmerklich verschlimmert. Vielleicht erkennt der Betroffene seinen Zustand selbst gar nicht.

Da ist dann die Diagnose »Depression« zwar schlimm, aber sie erleichtert auch: Aha, jetzt wissen wir wenigstens, was los ist. Die nächsten Schritte folgen: sich über die Krankheit informieren, mit dem Patienten reden, sich überlegen, was zu tun ist.

Im Rückblick wirkt das Erfahren der Wahrheit wie eine Erlösung: Wenn wir, Kranke und Angehörige schon früher gewusst hätten, dass es sich um eine Depression handelt, wäre uns manche Fehlleistung, viel Leid, Zank und Zweifel erspart geblieben. Je früher die Stunde der Wahrheit schlägt, desto besser für alle Beteiligten!

Was können wir konkret tun, um eine Depression frühzeitig zu erkennen? Vielleicht haben wir aufgrund der Beschäftigung mit der Krankheit, durch Lektüre oder im Gespräch mit Bekannten einen Verdacht. Lassen wir uns nicht aus Angst vor der Wahrheit oder durch falsche Rücksichtnahme daran hindern, mit dem Betroffenen zu sprechen – natürlich so feinfühlig wie möglich – und ihn veranlassen, zum Arzt, wenn nicht direkt zum Psychiater zu gehen, um die Ursachen seiner Leiden abzuklären. Falls er dazu (noch) nicht bereit ist, können wir als Laien eine Diagnose versuchen. In jedem Fall ist eine Beschäftigung mit der Checkliste *Innere Symptome der Depression* im Anhang wegleitend und nützlich.

Übrigens: Wenn der Erkrankte bereit ist, aufgrund »unerklärlicher Schmerzen« einen Arzt aufzusuchen, muss dieser unbedingt auf die Möglichkeit einer Depression aufmerksam gemacht werden. Leider erkennen Hausärzte in der Hälfte aller Konsultationen das Vorhandensein einer Depression nicht und verschreiben irgendwelche allgemeinen Maßnahmen und Medikamente zur Schmerzbehebung oder gar (süchtig machende!) Schlafmittel. Weist der Betroffene vor dem Arztbesuch die Möglichkeit einer Depression von sich, dürfen wir tätig werden und den Arzt von unserem Verdacht in Kenntnis setzen. Dieser kann dann damit machen, was er will. Mir scheint, wir sind zu diesem Eingriff legitimiert, da, wie gesagt, die Früherkennung enorm wichtig und zum Wohle des Patienten ist.

Vor allem für uns nahestehende Angehörige ist es oftmals schwer zu akzeptieren, dass Vater, Mutter, ein Kind oder gar der Partner depressiv sein könnten. »In unserer Familie gibt es doch keine Verrückten!« Wieder einmal zeigt sich die Wichtigkeit der allumfassenden Aufklärung, der Entstigmatisierung der psychischen Krankheiten.

Behutsame Laiendiagnose

Eine Klarstellung: Wenn wir uns in der Folge mit den Problemen der Diagnose beschäftigen, geschieht das nicht in Konkurrenz mit den Fachleuten – Psychiatern, Hausärzten, Psychotherapeuten –, sondern in Assistenz. In vielen Fällen ist die Krankheit Depression in der Familie des Betroffenen bisher nicht aufgetreten und daher kein Thema. Oder es bestehen sogar Vorurteile.

Selbstverständlich müssen wir die definitive Diagnose der Kompetenz der Fachleute überlassen. Auch bei der Wahl der Maßnahmen zur Heilung können wir aufgrund unserer Intimkenntnisse höchstens mitwirken. *Aber:* Die Statistiken sagen uns, dass die Hälfte aller an einer Depression Erkrankten gar nicht zum Arzt geht und deshalb nicht behandelt werden kann. Und das gibt uns das Recht, als Laien eine Diagnose zu versuchen.

Der Anteil Nicht- und Falschbehandelter an der Gesamtbevölkerung muss unbedingt verkleinert werden. Dies ist das Ziel von Entstigmatisierungskampagnen. Aber auch wir Angehörige können unseren Teil dazu beitragen, indem wir dem Betroffenen aufgrund einer Eigendiagnose behutsam zu verstehen geben, dass er sich zur Abklärung und in Behandlung begeben muss, ihm und anderen zuliebe.

Um keinen groben Irrtümern oder Fehlern zum Opfer zu fallen, sollten wir uns in der Literatur oder in Gesprächen mit Fachleuten oder Angehörigen mit Erfahrung kundig machen. Die wichtigsten Fallstricke und Behelfsmöglichkeiten aber will ich hier aufführen, damit wir die Checklisten zur Diagnose (siehe Anhang) dem Betroffenen schmackhaft machen oder aufgrund eigener Beobachtungen verwenden können.

Es versteht sich von selbst, dass wir für unser Gespräch mit dem Erkrankten einen guten Moment abwarten sollten. Ein Gespräch in entspannter Umgebung, etwa am Kaminfeuer oder in der Gartenlaube, wäre ideal.

Doch erwarten wir nicht, dass wir offene Türen einrennen! In vielen Fällen wird unser Gesprächspartner uns anschwindeln: Er wird seine Empfindungen verheimlichen, verharmlosen oder ins Gegenteil verkehren. Entweder leidet er ohnehin an Minderwertigkeitskomplexen, oder sein Selbstwertgefühl ist durch die Depression bereits beeinträchtigt. Kurz, er will seine Erkrankung nicht wahrhaben, er schämt sich. Möglicherweise reagiert er schroff und abweisend – eine erste Gelegenheit für uns, Geduld zu üben.

Schließlich müssen wir mit der Tatsache fertigwerden, dass eine Depression schleichend, über lange Zeit, entstehen kann und dann oft schwer erkennbar ist. Ferner erlebt sie der Betroffene anders als wir Angehörige.

Was uns sein Verhalten sagt

Je näher uns der Betroffene steht, umso einfacher ist es für uns, aus Veränderungen seines Verhaltens auf eine veränderte Gemütslage zu schließen und umso schwieriger ist es für ihn, sich vor uns zu verstecken. Ist er (noch) nicht bereit, anzuerkennen, dass seine Lage ernst, (aber nicht hoffnungslos) ist, können wir aus seinem Verhalten unsere eigenen Schlüsse ziehen.

John P. Kummer erwähnt die Symptome einer Depression auf S. 28. Die Checkliste *Innere Symptome der Depression* im Anhang richtet sich in erster Linie an den Patienten zur Selbstdiagnose, sie kann aber auch uns Angehörigen zu einem besseren Verständnis des Verhaltens des Erkrankten verhelfen.

Ich möchte die Symptome hier nochmals kurz aufzählen: Auf der psychischen Seite Niedergeschlagenheit, Interesselosigkeit (auch auf sexuellem Gebiet), Antriebslosigkeit, Entscheidungsschwäche, Konzentrationsprobleme, Selbstanklagen, Minderwertigkeitsgefühle, Beschäftigung mit dem Tod (theoretisch oder gar praktisch), auf physischem Gebiet Schmerzen, besonders in Kopf und Bauch, deren Herkunft und Grund nicht auszumachen ist.

Josef Giger-Bütler (2003, S. 141 ff.) geht, wie gesehen, bei seiner Schilderung des Verhaltens von Depressionsbetroffenen von der von ihm als Grundmuster bezeichneten Überforderung aus (siehe S. 58 ff.). Dieses Muster sei kaum veränderbar, von der Überforderung gebe es kein Ausruhen. Depressionskranke können ihre Gefühle nicht annehmen. Sie können ihre eigenen Bedürfnisse weder wahrnehmen noch »managen«, sie sind unflexibel, rechthaberisch, können nicht auf andere Menschen eingehen, sind aber gleichzeitig darauf versessen, es allen recht zu machen. Sie wollen hilfsbereit sein, können aber ihrerseits keine fremde Hilfe annehmen. Sie sind ständig beschäftigt und können das Leben nicht genießen. Sie stellen zu hohe Ansprüche an sich selbst und sind gleichzeitig misstrauisch gegenüber anderen. Dies sind nur die m. E. wichtigsten Merkmale dieser sich ständig überfordernden und damit depressionsgefährdeten Menschen. Wichtig noch: Sie geben nicht Acht auf die Signale ihres Körpers und Geistes, sie versuchen sie zu unterdrücken, all die Symptome, die auf eine Depression hinweisen.

Zusammenfassend können wir uns fragen: Wie geht der Betroffene mit sich selber um? Mit seinen Angehörigen? Mit uns? Schätzt er sich – und uns?

Äußere Hinweise auf mögliche Ursachen und Auslöser

Bevor wir uns im Zwiegespräch von Angesicht zu Angesicht treffen – bitte keine mehrköpfigen Tribunale! – können wir nach möglichen Ursachen und Auslösern fahnden, wie sie in den vorigen Kapiteln beschrieben und in der Checkliste *Mögliche Ursachen und Auslöser von Depressionen* zusammengefasst sind. Im Idealfall hilft uns der Betroffene bei unseren Recherchen.

Liegt eine erbliche Prädisposition vor? Gibt es in seiner Verwandtschaft, unter seinen Vorfahren Vorfälle, die irgendwie mit Depression zu tun haben könnten? Solche »Geschichten« werden zwar meistens unter den Teppich gekehrt, eventuelle Suizide, wenn überhaupt genannt, mit anderen Ursachen begründet. Wir können aber gewisse Anzeichen deuten – aufgrund unseres Scharfsinns, unserer heutigen Aufgeklärtheit über die Krankheit oder unseres Literatur- bzw. Internetstudiums.

Hat der Betroffene irgendwelche Unfälle erlebt, die sich auf sein Gehirn ausgewirkt haben könnten? Solche Unfälle können auch weit zurückliegen: Ein Verkehrsunfall kann ein (eventuell unbehandeltes) Schleudertrauma verursacht haben, ein Steinschlag auf einer Bergtour eine Kopfverletzung oder ein Sturz von einer Leiter auch »nur« eine Gehirnerschütterung.

Überlegen wir: Wo steht der Betroffene im Leben? Hat er Schwierigkeiten mit dem Älterwerden? Fällt es einer Mutter schwer, den Auszug ihrer Kinder zu verkraften? Hat der Erkrankte Mühe, das Leben eines Pensionierten anzunehmen? Kann es sich um eine Altersdepression handeln?

Wie ist das bisherige Leben des Patienten verlaufen? Hatte er eine unglückliche Kindheit, musste er schon früh familiäre Aufgaben übernehmen, die ihn, vielleicht unbewusst, überforderten? Wie war das Verhältnis zu Mutter und Vater? Hat er geliebte Menschen verloren oder nicht gewinnen können? Hat er von Schwierigkeiten im Berufsleben erzählt, von Geschäftsentscheidungen, die sich als falsch herausstellten, von Mobbing, Betrugsfällen, finanziellen Verlusten? Leidet er also unter Stress? Hat er Mühe mit seinem Platz im gesellschaftlichen Leben? Fühlt er sich ausgegrenzt, zu wenig geschätzt?

Wie gut kennen wir den Charakter des Betroffenen? Ist er eher melancholisch veranlagt, sieht er wenig Sinn im Leben, ist er negativ bestimmt? Meckert er über alles? Oder ist er im Gegenteil sehr witzig, geistreich und unterhaltsam? Ich kenne Fälle von solchen allseits beliebten, immer gut gelaunten und brillanten, erfolgreichen Mitmenschen, die allein im stillen Kämmerlein mit schwersten Depressionen zu kämpfen hatten. Ein Beispiel ist der französische, meist humoristische Schriftsteller Pierre Daninos (siehe Kapitel »Leid lindern durch Sachkenntnis«, S. 142 ff.). Hat er Schwierigkeiten, mit seinen Nächsten, z.B. seiner Partnerin, zurande zu kommen? Versteckt er Süchte (Spiel, Drogen, Alkohol, Tabletten) vor uns? Ist seine Gereiztheit »normal« oder Symptom?

Das Gespräch am Kaminfeuer

Leider ist in unseren Breitengraden das offene Feuer mit seinem heimeligen Knistern selten geworden, aber wir haben alle eine Vorstellung davon, wie ein Gespräch vonstatten gehen sollte in gegenseitiger Achtung, ohne Hast, sine ira et studio. Voller Verständnis und Feinfühligkeit, aber auch nicht um den Brei herumkurvend.

Wie sollen wir nun das Gespräch beginnen? Wenn wir es nicht schon getan haben, um den Betroffenen zu diesem Gespräch zu veranlassen, werden wir ihm erstmal klar machen, dass es sich weder um eine Talkshow noch um ein Tribunal handelt, sondern dass das Gespräch entlang den gerade genannten Linien verlaufen soll.

Hans-Peter Unger, Chefarzt der Abteilung Psychiatrie und Psychotherapie der Asklepios-Klinik in Hamburg gibt uns in seinem gemeinsam mit der Autorin Carola Kleinschmidt verfassten Ratgeber »Bevor der Job krank macht« einen guten Einstieg für das Gespräch vor. Demnach lasse sich die Frage nach dem individuellen Wohlbefinden an nur drei Fragen festmachen (zitiert nach »Der Spiegel« 30/2011, S. 66):

- Achte ich gerade genug auf mich selbst, meine Rhythmen, Bedürfnisse, Körpersignale?
- Handle ich im Moment verantwortlich und wertschätzend mir selbst und mir wichtigen anderen Menschen gegenüber?
- Entspricht meine Arbeit meinen persönlichen Wertvorstellungen und Lebenszielen?

Zwar sind diese Fragen bzw. ihre Beantwortung als Prophylaxe gegen ein mögliches Burnout gedacht, aber es ist nie zu spät, sie zu stellen.

Wenn unser Gesprächspartner zu keiner Antwort bereit ist, dann geben wir ihm diese Fragen auf einem Blatt mit. Er kann sich dann in Ruhe Gedanken machen. Stattdessen stellen wir ihm Einzelfragen, wie wir sie uns bezüglich seiner Vergangenheit – und Gegenwart – bereits gestellt haben.

Diagnose bei Kindern, Jugendlichen und älteren Leuten

Depressionen können in allen Lebensaltern auftreten. Meine bisherigen Bemerkungen zum Thema »Laiendiagnose« orientierten sich am Fall des Erwachsenen. Sie gelten natürlich mutatis mutandis auch für Kinder, Jugendliche und ältere Erwachsene.

Früherkennung ist bei Kindern wegen ihrer raschen Entwicklung und wegen der durch Depressionen entstehenden Entwicklungshemmungen fast noch wichtiger; die Analyse äußerer Ursachen und Auslöser kann uns auch hier auf die Spur führen, während das direkte Gespräch infolge der größeren Verletzlichkeit der kindlichen Seele noch mehr Subtilität und Einfühlung verlangt. Insbesondere sollten wir unsere größere Lebenserfahrung nicht ausspielen. Selbstverständlich sind unsere Gespräche dem jeweiligen intellektuellen Entwicklungsstand anzupassen.

Auf die Schwierigkeit, bei älteren Leuten, besonders wenn es sich um die eigenen Eltern handelt, eine Depression festzustellen, habe ich im Abschnitt »Der Duft der Gruft« bereits hingewiesen. Nur kurz pro memoria: Somatische und psychische Leiden erzeugen sich gegenseitig und sind schwer auseinanderzuhalten. Die Angst und Scham, »verrückt« zu sein oder zu werden, sitzt tief, der (oft eingebildete) Autoritätsverlust drückt und die Resignation wächst.

In diesem ganzen Problemkreis können uns die Checklisten *Depressionssymptome bei Kindern* und *Depression bei Jugendlichen* weiterhelfen, bzw. die Checkliste *Depression bei älteren Leuten*.

Wie geht es weiter?

Wie geht es weiter? Diese Frage steht am Ende jeder Problemanalyse, nicht nur in der Psychiatrie. Ihre Beantwortung ist wichtig – genauso wichtig wie die spätere Ausführung der gefassten Entschlüsse.

Unser Gespräch hat stattgefunden. Was nun? Unser Gegenüber ist – hoffentlich – bereit, die Möglichkeit, dass ihn eine Depression getroffen hat, in Betracht zu ziehen und sich zur definitiven Diagnose und zur Festlegung der nötigen Maßnahmen zu einer Fachkraft zu begeben – lieber heute als morgen. Erstens gilt es das Eisen zu schmieden, solange es heiß ist. Und zweitens ist, ich wiederhole mich, jeder Tag, den der andere in der Depression verbringt, verlorenes Leben. Sollte sich unsere »Vor-Diagnose« als falsch, unsere Befürchtung als unbegründet erweisen, umso besser! Um dem Betroffenen den Gang zum Arzt zu erleichtern – vielleicht begleiten wir ihn –, habe ich die Checklisten *Gesprächs-Vorbereitung* und *Gesprächsauswertung* zusammengestellt.

Blick in den Spiegel

Auch wir Betreuer und Angehörige müssen uns die Frage stellen, ob wir eventuell zu Depressivität neigen. Wenn ja, dann wird unsere Aufgabe doppelt schwer, denn die Angehörigen sollen ja stark sein. Ich kann jedem Betreuer nur wünschen, dass er alle Fragen in der Checkliste *Neige ich zur Depressivität?* (nach Lelord/André 2005) mit Nein beantworten kann. Wenn nicht, sollte er eine Fachkraft aufsuchen.

Später, im Laufe unserer Betreuungsaufgabe müssen wir uns immer wieder die Frage stellen, ob wir ihr mental noch gewachsen sind. Angesichts all der Fragen rund um eine mögliche Depression unseres Nächsten dürfen wir uns selber nicht vergessen. Wenn uns unsere Aufgabe über Gebühr belastet, müssen wir uns ehrlich fragen, ob sich nicht auch bei uns Zeichen einer Depression zeigen, die wir vielleicht zunächst als Frustration deuten. Denn: Eine Depressionskrankheit kann ansteckend sein!

Um dem vorzubeugen, können wir die Fragen in der Checkliste *Depressionssymptome bei Betreuern* beantworten. Fällt unsere Antwort wiederholt positiv aus, sollten wir unsererseits Hilfe suchen. Übrigens: Selber depressiv oder nicht: Ein Supervisor, wie er bei Psychologen und Psychiatern üblich ist, kann auch uns als Anlaufstelle, Gegensprecher, Vertrauensperson und sicherer Hafen sehr nützlich sein.

Leben neben der Depression –

Unser Leben als Angehörige

Zur Einstimmung ein persönliches Wort

Im ersten Kapitel hat John P. Kummer das Leben als Depressionsbetroffener aus seiner individuellen Sicht geschildert, also von innen heraus. Jetzt betrachte ich, Fritz Kamer, mit Ihnen das Geschehen aus unserer Sicht als Angehörige, gleichsam von außen – obwohl wir ja mitten drin stecken.

Meine Schilderungen des Verhaltens der Erkrankten, der Zustände und unseres Erlebens als Angehörige werden teils recht drastische Formen annehmen. Ich mache das, damit Sie sehen, dass Sie nicht allein mit Ihren Sorgen sind. Wenn Sie sich sagen können: »Bei uns ist es doch nicht so schlimm«, dann umso besser. Dass viele Fälle »nicht so schlimm« sind, liegt bei den unendlich vielen Erscheinungsformen der Depression auf der Hand und ist tröstlich. Der Bericht von John P. Kummer über sein Erleben sowie die Interviews mit Angehörigen (siehe S. 171 ff.) zeigen dies. Auch ich habe in meinen Begegnungen mit Depressionsbetroffenen keine ganz schweren »Fälle« erlebt. Einzelne Aspekte der Krankheit bzw. des Verhaltens der Patienten lassen sich aber leichter erkennen und verstehen, wenn man sich drastische Situationen vor Augen hält.

Wenn wir schon »Übung haben« im Zusammenleben mit Depressionsbetroffenen und auf entsprechende Erinnerungen und Checklisten zurückgreifen können, ist der Schock weniger groß. Meine Zeilen richten sich aber vor allem an Angehörige, die zum ersten Mal mit der Situation konfrontiert sind.

Bricht eine Depressionserkrankung in eine Paarbeziehung oder Familie ein, sind alle Metaphern aus dem Gebiet der Naturkatastrophen anwendbar, ob Tsunami, Wirbelsturm, Erdbeben oder Lawinenniedergang. Bewährte Abläufe müssen geändert werden. Zuständigkeiten gelten nicht mehr. Der geliebte Mensch ist plötzlich nicht mehr »lieb«. Gemeinsames Erleben wird zur Utopie. Vor allem wissen wir nicht, wie lange dieser Zustand andauern wird.

Und unsere eigene Psyche gerät mit in das Sturmtief. Wir werden organisatorisch gefordert, vor allem aber auch seelisch. Und wir müssen schauen, dass wir selbst überleben. Das ist nicht nur unser Recht, sondern auch unsere Pflicht.

Vom Wetterleuchten zum Blitzschlag

Wenn wir die Depression mit einem Gewitter vergleichen, dann wird deutlich, dass das Donnergrollen stärker wird, je näher wir dem Zentrum des Sturms kommen.

Wie die Öffentlichkeit mit dem Thema »Depression« umgeht, können Sie im Kapitel »Ein Aufruf: Weg mit dem Stigma!« lesen. Um im Bild zu bleiben: Das Volk weiß, dass Gewitter auftreten können, aber so lange diese keine größeren Schäden anrichten, beschäftigt es sich kaum damit. Man hat ja Blitzableiter installiert und eine Feuerwehr aufgestellt.

Hören wir von einem Fall im weiteren Bekanntenkreis, dann nehmen wir dies als fernes Wetterleuchten wahr. Unsere Gedanken sind bald wieder woanders, bei Problemen, die uns näher liegen. Die Depression bleibt Gegenstand von Partygesprächen.

Wird das Donnergrollen lauter, sind nahe Bekannte oder Freunde »abgetaucht«, nehmen wir die Botschaft mit Bestürzung zur Kenntnis.

Wir fragen uns, wie das geschehen konnte. Wir fragen uns außerdem, wie wir uns verhalten sollen, auch den mitbetroffenen Angehörigen gegenüber. Berufliche Vorgesetzte müssen sich mit dem Schicksal ihrer Mitarbeiter auseinandersetzen, betriebliche Maßnahmen sind zu treffen. In dieser Phase können auch die meisten Vor- und Fehlurteile entstehen.

Hat der Blitz in unsere Familie eingeschlagen, so ändert sich unser eigenes Leben grundlegend. Wir werden uns in den nächsten Kapiteln vor allem mit diesem Fall beschäftigen: Was fühlt und denkt der erkrankte Partner, Vater, Sohn, die erkrankte Partnerin, Mutter, Tochter? Dann: Wie gehen wir gesunden Angehörigen damit um? Was geschieht mit uns selber?

Der familiäre Super-GAU

Die Diagnose ist da! Die traurige Tatsache hat die Ungewissheit abgelöst. Sind wir erleichtert? Vielleicht. Jetzt wissen wir zumindest, was los ist. Wissen wir es wirklich?

Ist unser Partner zum ersten Mal von einer Depression getroffen, ist der Schock riesengroß. Wir fühlen uns hilflos, machtlos, einer großen Unbekannten gegenüber. Vielleicht haben wir uns vor der Diagnose nicht mit der Möglichkeit einer psychischen Erkrankung befasst. »Geisteskrankheit, Klinik, Psychiatrie« sind Begriffe, die uns, weil stigmatisiert, eher fernliegen. Fälle im Bekannten- oder Verwandtenkreis werden, wenn überhaupt, so diskret und vage wie möglich hinter vorgehaltener Hand kommuniziert. Psychische Erkrankungen eignen sich nun mal nicht für den Small Talk auf Partys. Es kann auch sein, dass wir den Verdacht einer psychischen Störung als ungehörig ansahen und verdrängten. Vor allem, wenn uns der Betroffene besonders nahesteht.

Wenn wir schon vorher eine Depression in Betracht gezogen haben, kreisten unsere Gedanken wohl vor allem um den Erkrankten. Bange Fragen marterten uns: »Was kann ich tun, was muss ich tun? Wie lange wird der Zustand dauern? Wann wird der Kranke wieder gesund? Wird er überhaupt wieder wie früher?« – Dass wir, als Lebenspartner, Mutter,

Sohn, Freundin – generell als nahestehende Person ebenfalls betroffen sind, ist uns vielleicht nur vage bewusst.

Aber die Depression nimmt auch von uns Besitz. Sie wird Teil unseres Lebens. Sie verändert unseren Alltag in mehr oder weniger dramatischer Weise. Weitere Familienmitglieder, insbesondere Kinder, werden in das Geschehen mit hineingezogen.

Und natürlich wird auch unsere Psyche getroffen. Mit Urgewalt. Wir leiden mit. Das kann so weit gehen, dass wir aufpassen müssen, nicht selbst von einer Depression erfasst zu werden.

Dabei sollten wir Angehörigen gerade jetzt einen kühlen Kopf bewahren. Wir müssen da sein, trösten, organisieren, den Kranken von Aufgaben entlasten und und und. Gleichzeitig treibt uns die Frage um: Wieso, warum gerade wir? Was ist da passiert?

Jenseits der eigenen Ängste beschäftigt uns in erster Linie das Leiden unseres Angehörigen. Wir wünschen, hoffen, beten zu Gott, dass es unserem Liebsten bald wieder wohler werde, dass er bald aus seiner Apathie erwache und seine gewohnte Lebensfreude wiedergewinne. Zwar will meist auch er aus seiner Situation herauskommen, aber er kann es nicht, wird apathisch oder verstrickt sich in Schuldgefühle und Selbstvorwürfe. Und seine Stimmung greift auch auf uns über.

In Einzelfällen freilich hat sich der Kranke in seiner Höhle wohnlich eingerichtet und sagt sich etwa Folgendes: »Solange ich in der Depression bin, muss ich mich um nichts kümmern. In meinem gegenwärtigen Zustand kann ich mein Leben nicht wieder in die Hand nehmen. Ich muss warten, bis es mir besser geht, bis die Medikamente wirken, bis es Frühling wird, bis sich meine Probleme von selbst lösen«.

Da sind unsere Tatkraft und unsere Organisationsgabe als Gesunde gefragt: Was können, sollen, müssen wir veranlassen? Welche Therapie ist die beste für ihn? Wie weit können wir die Mitarbeit des Kranken gewinnen? Auf welche Weise?

Das Problemewälzen des Kranken während langer Tage und Nächte führt zu keinen verwirklichbaren Entschlüssen, das liegt in der Natur der Krankheit. Er braucht unsere Hilfe – und ist oft nicht in der Lage, diese anzunehmen. Er sucht unsere Unterstützung und Nähe und weist sie gleichzeitig zurück, weil er sie nicht erträgt. Er fühlt sich minderwertig, nicht nur uns, sondern der ganzen Menschheit gegenüber.

Und wir teilen die schlaflosen Nächte und die Sorgen unseres Liebsten, zermartern unseren eigenen Kopf darüber, wie wir sein Los erleichtern, was wir tun könnten, um den Heilungsprozess zu beschleunigen, den wir für ihn und für uns herbeisehnen. Dabei werden wir müde. Und verlieren unsere Tatkraft. Wir müssen, wie gesagt, aufpassen, dass wir nicht angesteckt werden. Wir müssen unsere Belastbarkeit sorgfältig und ehrlich prüfen und überwachen; sie hat Grenzen, die wir kennen sollten.

Es hilft uns in jedem Fall, wenn wir die Tatsache annehmen können, dass eine Depression keine Grippe ist, die in einer Woche über die Bühne geht, sondern eine Krankheit, die mit vielen Tiefs und einigen Hochs »normalerweise« mehrere Monate dauert. Medikamente lassen sich Zeit mit ihrer Wirkung, Verbesserungen des Seelenzustands sind erst nach Wochen erkennbar. Diese Zeit müssen wir dem Kranken geben. Wenn wir sie uns ebenfalls geben können, dann sind wir besser gewappnet – mit Kräften und Waffen versehen. Ruhig schlafen zu können bringt uns die Energie, die wir so dringend brauchen.

Unser Er-Leben –
Wie nehmen wir die Depression wahr?

Im Folgenden befassen wir uns genauer mit den großen Umwälzungen, die sich einstellen, wenn ein Familienmitglied in der Depression versinkt. Der Kranke selbst macht eine bedeutsame Persönlichkeitsveränderung durch. Das Familienleben gerät organisatorisch aus den Fugen und muss neu geplant werden.

Der Kranke: Ein anderer Mensch

Holger Reiners (2007, S. 32) selbst ein (geheilter) Depressionsbetroffener, schildert die Lage sehr drastisch: »Der Kranke ist hilflos, aber nicht so hilflos, dass er uns nicht das Fürchten lehren könnte. Es ist keine Bedrohung durch rohe Gewalt, es ist vielmehr die subtile Kraft des Unbewussten, der uns der Kranke aussetzt. Wer an einer schweren Depression leidet, will nicht bewusst manipulieren, er kann es gar nicht, weil ihm die Kraft in der Außenwirkung fehlt.« Es scheine »die einzig verbliebene Kommunikation ... ein beredtes Schweigen« zu sein: »Helft mir doch endlich, und wenn ihr es nicht könnt, dann erlöst mich wenigstens durch den geschenkten Tod«. Zwei Forderungen, denen der

Gesunde nicht nachkommen kann, die ihm aber auch die eigene Hilflosigkeit zeigen.

Ich erinnere an meine Warnung: Die nachfolgenden Schilderungen, wie wir Angehörige unseren lieben Depressionsbetroffenen erleben, mag zuweilen übertrieben wirken. Zum Glück kommt es nicht immer so schlimm. Sie können uns aber zeigen, dass viele andere im gleichen Boot sitzen. Wir sind nicht allein mit unseren Sorgen und Zweifeln. Was wir da erleben, ist ein häufig vorkommender Krankheitsablauf. Leider ist er nicht so einfach strukturiert wie ein Beinbruch oder eine Grippe. Wir stellen immer wieder fest: Keine Depression gleicht exakt der anderen. Der erkrankte Körperteil ist das Hirn des Patienten. Das ist es, was unsere Situation so schwer macht.

Ein Depressionsbetroffener, der dieses Kapitel zu lesen in der Lage ist, kann sich ein Bild davon machen, wie er auf seine Umwelt wirkt. Dabei sollte er sich bei diesem Blick in den Spiegel nicht in Selbstvorwürfe verlieren. Es handelt sich um die Schilderung eines Zustandes, nicht um Vorwürfe! Und zahlreiche Fälle verlaufen nicht so schlimm. Viele Depressionskranke sind rücksichtsvoll und im Rahmen ihrer Möglichkeiten zur Mitarbeit bereit. Andere stecken einfach zu tief im Sumpf, wir dürfen ihnen dazu keine Vorwürfe machen. Die machen sie sich schon selber.

Ein Zerrbild seiner selbst

Wie hat die Depression den anderen verwandelt? Die Veränderung seiner Persönlichkeit kann viele Formen annehmen.

Das Aprilwetter

Der schwerste Prüfstein in unserem Umgang mit dem Patienten ist wohl sein häufiger Stimmungswandel. Wir meinen, hoffnungsvolle Anzeichen zu entdecken, wir beginnen für das Nachher zu planen und am nächsten Tag ist wieder alles grau. Die Tatenlust, die den Kranken und uns erfreut hat, ist weg und einer Untätigkeit gewichen, die zu akzeptieren uns nach dem Lichtblick umso schwerer fällt. Seine Stimmungen und sein Verhalten vorauszusagen ist ein Ding der Unmöglichkeit.

Die Sphinx

In vielen Fällen wissen wir nicht, was hinter der umwölkten Stirn vor sich geht. Wir verstehen das Verhalten des anderen nicht. Er hat sich in einen Fremden verwandelt, und das macht uns Angst. Wenn er so teilnahmslos dasitzt, die Augen am Boden, uns signalisierend, dass er nur (noch) halb in dieser Welt lebt und halb schon »drüben, wo alles Leid ein Ende hat«? Was tun? Uns zu ihm setzen, ihn zu trösten versuchen, ihm zeigen, dass wir für ihn da sind?

Der Schwarzseher

Ist unser Freund gesprächig, ist die Lage ebenso unerfreulich. Entweder ermüdet er uns mit seinen Monologen über die Aussichtslosigkeit seines Lebens oder er möchte mit uns über seine Ängste reden, ist aber nicht in der Lage, unsere Beiträge zur Kenntnis zu nehmen, geschweige denn, danach zu handeln. Für den Depressionskranken bedeutet jeder neue Tag eine neue Herausforderung, eine Wand, die unüberwindlich scheint. Darum verlässt er auch das schützende Bett ziemlich spät, er vermag nicht aktiv zu werden, kaum, sich zu waschen. Gegen Abend geht es ihm dann oft besser, eine weitere Nacht ohne Verpflichtungen rückt näher. Wir können aufatmen, aber tags darauf: dasselbe Lied bzw. Leid.

Der aggressive Zyniker

Die Trauer kann auch in Ärger und Wut umschlagen, die Schwarzseherei in Zynismus. Er kann aggressiv werden. Je zynischer, je aggressiver er sich verhält, desto tiefer steckt er im Unglück. Seien wir uns bewusst: Sein Zynismus richtet sich nicht gegen uns als Person. Ihn zu beschwichtigen dürfte nicht viel bringen außer Eskalationen. Schweigen und Geduld sind angesagt.

Die Grüblernatur

Alle Gedanken des Patienten kreisen um seine Krankheit, stets und ständig grübelt er über das Warum und Weshalb seines – bei der Ersterkrankung durchaus ungewohnten – Seelenzustandes. Weder Kindererziehung noch die Weltgeschichte können ihn interessieren – oder zumindest ablenken. Sitzt er vor dem Fernseher, sieht er oft nicht, was er anschaut.

Müssen wir an seinen Meditationen teilnehmen? Ihn unseres Mitfühlens und Mitdenkens versichern? Wann dürfen wir widersprechen, wann müssen wir ihn mit seinen Gedanken allein lassen? Dazu gibt es keine Gebrauchsanweisungen.

Der Anspruchsvolle

In seinem Schmerz kann uns der Kranke mit seinen Forderungen ganz schön auf Trab halten. Zwar ist seine Wahrnehmung der Umwelt getrübt, er braucht aber in seiner Unsicherheit mehr als sonst deren Bestätigung für seine Sicht der Lage. Er will, dass wir mit ihm fühlen und leiden, denn seine Einsamkeit ist groß. Gleichzeitig zweifelt er an unserem guten Willen. Oft möchte (oder fordert!) der Kranke, dass wir nur für ihn und jederzeit da sind. Er möchte ständig umsorgt oder auch nur wahrgenommen werden.

Der Rücksichtsvolle

In der Nähe der Sphinx wohnt der Rücksichtsvolle. Er versucht höflich zu sein, liebevoll, niemandem zur Last zu fallen. Er will uns mit seinen schwarz-traurigen Gedanken nicht behelligen, er will uns möglichst wenig im Wege sein. Er ist bestimmt der angenehmere Zeitgenosse als der Hypochonder. Umso schwerer fällt es uns manchmal, sein Handeln zu verstehen. Wieso will er nicht ins Kino mitkommen, an die frische Luft? Das würde ihn doch ablenken! Wie schwer sein Verhalten auf ihm lastet, wird uns nur bewusst, wenn wir uns ganz in ihn hineinversetzen können.

Was will uns der Kranke eigentlich sagen?

Was der Kranke uns sagt (wenn er überhaupt mit uns spricht), ist selten das, was er denkt. Wenn wir uns dessen bewusst sind, fällt uns der Umgang mit ihm leichter.

Wir haben schon gesehen: Wir dürfen seine Ausfälle nicht persönlich nehmen. Oft ist alles schwarz oder weiß in seinen Betrachtungen, es gibt keine Zwischentöne mehr, er erscheint uns als stur, nicht diskussionsfähig.

Wir müssen uns aber bewusst sein, dass der Kranke in einem Überlebenskampf steckt, der ihn, schlimmer als eine berufliche Karriere, voll ausfüllt und für den seine Kräfte nur knapp ausreichen – wenn überhaupt. Von Lebensgestaltung bzw. Planung, meint Holger Reiners (2007, S. 98 ff.), könne in der Depression keine Rede sein. Dafür – und dies sei noch angefügt – setze diese dann nach der Heilung umso kraftvoller ein. Dabei kann es sich um die Neugestaltung der vertrauten Umgebung und Tätigkeit handeln, oder um einen Aufbruch in eine ganz neue Richtung.

Vielleicht ist auch in einer bestimmten Aussage eine ganz andere Botschaft versteckt. Sagt er »Ich habe kein Interesse an dieser Ausstellung«, so heißt das vielleicht: »Ich bin zu müde, habe keine Lust«, oder gar »Versteh mich doch«, beziehungsweise »Bestimme nicht über mein Tun und Lassen«. Da nützt die direkte Frage nach dem Warum nichts. Vielmehr sollten wir versuchen, mit einer Rückbestätigung (Psychiater wenden diese Methode der »Spiegelung« häufig an) herauszufinden, wo der Schuh wirklich drückt: »Du hast heute schlecht geschlafen und möchtest ausruhen?« Durch weiteres Nachfragen erhalten wir wichtige Informationen und geben dem Partner gleichzeitig zu verstehen, dass wir seine Lage ernstnehmen und sein Verhalten akzeptieren.

Wahrheit oder Klischee?

Vorurteile überall

In unserem Umgang mit Depressionsbetroffenen werden wir immer und immer wieder von Vorurteilen und Klischees eingeholt. »Wohlmeinende« Bekannte, denen wir uns anvertrauen oder die uns – pardon – die Würmer aus der Nase ziehen, wollen uns trösten, indem sie über die Psychiater schimpfen, die Depression als Modekrankheit abtun oder hinter dem Nicht-Können des Kranken ein (zumindest anteilmäßiges) Nicht-Wollen vermuten.

Auch wir selbst werden immer wieder von Zweifeln geplagt, »ob es nun wirklich so schlimm sei«. Diese Zweifel treten auf, wenn wir zum ersten Mal mit der Krankheit konfrontiert sind, aber auch später, wenn wir müde oder wütend oder beides sind und uns innigst wünschen, das Theater (!) möge bald ein Ende haben. Und dann beschleicht uns doch wieder das unangenehme Gefühl, dem Kranken nicht mit dem nötigen Respekt zu begegnen. Es ist für uns als Betreuer sehr wichtig, dass wir mit diesen Gedanken möglichst aufräumen.

Psychiater: Besser als ihr Ruf

Was aber, wenn unser Freund sich wochenlang psychotherapeutisch behandeln lässt und wir überhaupt keinen Fortschritt sehen? Mit welchem Recht nennen sich diese Damen und Herren Fachleute, wenn sie nicht mehr fertigbringen als unsereiner? Die Psychiater gehören zu den schlechtest verdienenden Medizinern. Ihr Tun ist uns unheimlich; wir denken an die Freud'sche Couch und an endlose Monologe des Patienten. Auch andere psychisch Kranke (»Verrückte«) gehen da ein und aus, und unser Freund ist doch nicht verrückt. Ihre Methoden sind Nicht-Fachleuten nicht bekannt und deshalb verdächtig. Viele Depressionsbetroffene schrecken vor einer Behandlung zurück. Zu viele Vorurteile schwirren herum. Oder sie haben Angst, dass der Guru am Kopfende der Couch zu viel von ihnen verlangt, zum Beispiel, dass sie ihr Leben ändern müssten. Da liegt es an uns, beim Kranken Vertrauen in den Therapeuten zu vermitteln. Vielleicht muss dieser mehrmals gewechselt werden, bis die Chemie stimmt. Denn 80 Prozent der Patienten können wieder »funktionsfähig« gemacht werden. Dieser Prozentsatz ist um einiges höher als in anderen medizinischen Disziplinen.

Damit wir das können, müssen wir selbst Vertrauen haben. Und da geht es darum, sich in die Behandlung einzubringen, Arztgeheimnis hin oder her. Wir müssen wissen, was da vor sich geht. Wir haben ein Recht dazu. Erstens gehören wir zum Betreuungspersonal, und zweitens können wir die Behandlung durch zusätzliche Fakten und Aspekte unterstützen. Wie das zu geschehen hat, müssen wir der Fachperson überlassen, wir dürfen ihr ja nicht ins Handwerk pfuschen, aber aufgeschlossene Fachleute werden unsere Mitarbeit begrüßen.

Krank oder faul?

Noch schwieriger ist der Einblick in die Seele des Mitmenschen, wenn es sich um eine Person handelt, die auch bei guter Gesundheit eher zur Bequemlichkeit neigt. Wir Betreuer dagegen seufzen unter unserer Doppelbelastung. Da sind Wut oder Resignation nicht weit. Verwandte, die den Patienten kennen, sind auch gerne bereit, leichthin das Nicht-Können mit dem Nicht-Wollen zu erklären. Und doch, »wie's da drin aussieht«, können wir Gesunde uns sehr schlecht vorstellen. Wir müssen diese Tatsache annehmen, auch wenn es uns scheint, es bedürfte manchmal eines in unseren Augen nur kleinen Schrittes, wenigstens hin und wieder auf den Pfad der Normalität zurückzukehren.

Und wir Angehörige?

Und, was ist mit *unseren* seelischen Ups und Downs? Wie weit ist es uns erlaubt, während der Depression unseres Nächsten eine Zeit lang auf Sparflamme zu leben und zu arbeiten, weil der Körper oder die Seele uns mittels Niedergeschlagenheit und Unlust ins Gewissen redet? Wo liegt die Grenze zwischen Auszuhaltendem und zu Kurierendem? Sind wir geneigt, bei unserem Angehörigen zu vermuten, mit etwas gutem Willen könnte er es auch mit Bordmitteln schaffen? Es ist für uns schwierig, beim anderen diese Grenze zu sehen – hüten wir uns vor Vorurteilen, aber nehmen wir die Sache nicht allzu schwer!

Unser Trost liegt in dem Umstand, dass dieses Nicht-Können niemals absolut ist, sonst wäre es dem in der Depression Versunkenen unmöglich, eines Tages wieder aufzutauchen. Ein Quäntchen Mitarbeit durch den Kranken erfordert jede Therapie, und sei es nur, die Psychopharmaka regelmäßig zu nehmen. Es ist ein Gemeinplatz: Je größer der Wille, »herauszukommen«, desto rascher die Heilung. Freilich lauert angesichts der Rückschläge, wie sie schließlich in jeder Krankheit vorkommen können, die Gefahr des Frusts, der Selbstzweifel. Geduld ist angesagt, vom Patienten und seinem Betreuer. Aber, um es der Heilskraft der Hoffnung wegen nochmals zu sagen: Dieses Quäntchen »Können« ist in jedem Depressionskranken vorhanden, sonst gäbe es überhaupt keine Heilung.

Hart am Jenseits

Der wohl schlimmste Aspekt einer Depression ist die Nähe des Todes. Dieser ist, ob wir es wahrhaben wollen oder nicht, allgegenwärtig. Über die Hälfte aller Selbstmorde stehen im Zusammenhang mit Depressionen. Da kann der Kranke noch so gottesfürchtig sein, in den allermeisten Fällen wird die Möglichkeit der »Erlösung« in seinen endlosen Grübeleien herumgeistern. Wenn er dazu aus religiösen oder anderen Gründen klare Einwände hat, umso besser, das hilft auch unserem Seelenfrieden. Aber solche Prinzipien können auch umgestoßen werden!

Auch wenn unser Freund, sei es aus Scham oder Liebe, diese Gedanken uns Angehörigen gegenüber nicht äußert, so müssen wir uns doch mit der Möglichkeit beschäftigen und sie dem Kranken gegenüber auch ansprechen. Dies nicht zu tun, »um keine schlafenden Hunde zu wecken« ist nicht sinnvoll, ja unverantwortlich. Die Hunde bellen dem Patienten längst die Ohren voll; und wir können auch hier die Einsamkeit und Verlassenheit, in der er sich fühlt, lindern, indem wir mit ihm sprechen. Damit wir da kein Porzellan zerschlagen, müssen wir versuchen, uns in ihn hineinzuversetzen.

Der Depressive sieht in seinem immensen Schmerz keinen Rückweg ins Diesseits. Hingegen einen Weg »ins bess're Land«, wie es in der Oper »Die Zauberflöte« verheißen wird: »Endlich Ruhe haben, nichts mehr spüren von den Qualen, es hat ja doch keinen Sinn, ich kann mich nicht wehren, ich Schwächling (!). Ich bleibe drin, falle meinen Mitmenschen zur Last. Falls ich je herauskomme, stürze ich früher oder später doch nur wieder ins selbe Loch«. Wenn wir uns das Ausmaß des Leidens in der Depression vergegenwärtigen, verlieren alle moralischen Einwände und Bedenken ihre Relevanz.

Deshalb dürfen wir nicht zögern, diese »Endlösung« zu thematisieren, auch wenn wir keine konkreten Anhaltspunkte haben. Todesgefahr erlaubt keine falsche Scham.

Falsch ist auch die Annahme, dass Personen, die Suizidgedanken äußern, diese nicht in die Tat umsetzen (nach dem Beispiel der bellenden Hunde). Hier gilt der Grundsatz: Kann sein, muss aber nicht. Irrtümer können tödlich sein.

Was ist mit den Drohungen, die nicht verwirklicht werden, oder den Versuchen, bei denen der »Täter« insgeheim hofft, sie mögen nicht gelingen? Diese werden oft von Menschen unternommen, die einsam sind oder sich missachtet fühlen, und dienen dazu, Aufmerksamkeit und Mitgefühl zu erregen. Brechen wir nicht den Stab über diese Menschen, auch wenn sie uns mit ihrem Tun auf eine Art einbeziehen und belasten, die eigentlich unethisch ist. Und: Versuche können ungewollt gelingen!

In jedem Fall ist sofortiges Handeln angesagt. Ich komme bei der Frage »Wie helfen?« (siehe S. 117) darauf zurück. – Suiziddrohungen wirken auch sehr direkt auf unsere Psyche als Betreuer, sodass wir uns mit der »Schrift an der Wand« (siehe S. 153 ff.) noch eingehend auseinandersetzen wollen.

Ich wiederhole abschließend: Anzeichen, dass der Depressionsbetroffene mit der »ewigen Ruhe« liebäugelt, sind immer und in jedem Fall ernstzunehmen. Handeln Sie! Und zwar schleunigst.

Der Alltag: Ein anderes Leben

Ein Krankenhaus

Ganz banal: Das Essen wird kalt, wir warten …
Weniger banal: Ich muss mich daran gewöhnen, allein zu essen.
Noch weniger banal: Mir ist der Partner abhanden gekommen.
Das heißt nicht, dass er keinen Hunger hat, dass er auf meine Gegenwart verzichten will, dass er genug hat von mir.

Wie gehen wir damit um? Wie lange warten wir mit dem Essen? Schmeckt es uns auch so? Sind wir lieber allein als in Gegenwart einer Trauerweide?

Das Leben in einem Haushalt mit einem Depressionskranken stellt ganz besondere Anforderungen an uns Gesunde. Der Kranke ist da, ob er nun mit Trauermiene oder steinernem Gesicht in der Wohnung herumschlurft oder sich ins abgedunkelte Zimmer oder ins Bett verkrochen hat. Wir bewegen uns lautlos, wir wagen kaum, Radio zu hören und fragen uns ständig, was der Kranke wohl gerade macht, ob er was braucht, ob wir ihm etwas anbieten sollen.

Alles ist anders. Früher war er der Erste am Morgen, jetzt ist er fast bis zum Mittagessen unsichtbar. Früher war der Frühstückstisch um halb neun abgeräumt und die Mutter mit dem Einkaufskorb unterwegs. Heute steht das Geschirr herum, bis jemand – nach Blitz-Großeinkäufen im Supermarkt – abends nach Hause kommt und sich der Sache annimmt.

Die Erkrankung unseres Partners, Vaters oder Kindes greift ein in unser Leben wie eine Grippe, Scharlach oder ein Knochenbruch, nur sehr viel stärker. Die Stimmungsschwankungen des Patienten in der Depression sind intensiver, schwerer nachvollziehbar, weniger vorhersehbar, Sie drücken auf unser Gemüt, auch weil keine äußerlichen Krankheitssymptome wie Fieber oder Gipsverbände vorliegen.

Innen- und Außenminister

Allen modernen Emanzipationsbestrebungen zum Trotz folgt in den meisten Fällen die Rollenverteilung in der Paarbeziehung immer noch den historisch gewachsenen Mustern: Der Vater ist der Finanz- und Außenminister, die Mutter versieht das Innen- und Erziehungsministerium.

In der Depression ist der betreffende »Minister« oft nicht mehr in der Lage, seine Aufgaben wahrzunehmen. Er zieht sich zurück in die Tiefen seiner Krankheit, die wir nicht begreifen. Er merkt vielleicht gar nicht, dass er sich von seinen Aufgaben abgemeldet hat und dass diese trotzdem erledigt werden müssen. Oder wenn er die Folgen seiner Untätigkeit noch wahrnimmt, versinkt er umso mehr in Selbstvorwürfen und »kann« trotzdem nicht.

Dies führt zu einer zusätzlichen Belastung von uns gesunden Angehörigen. Keine Regierung der Welt – Diktaturen vielleicht ausgenommen –, konzentriert das Außen- und das Innenministerium in einer Person! Im Übrigen ist auch kein Beamtenheer vorhanden, das die praktischen Aufgaben wahrnimmt und über das nötige Fachwissen verfügt. Damit ist gesagt, dass die Mutter Entscheidungen treffen muss, die bisher im besten Falle gemeinsam getroffen wurden und für die ihr die nötigen Kenntnisse und Erfahrungen fehlen. Umgekehrt muss der (gesunde) Vater praktische Haushaltsarbeiten übernehmen, die ihm bisher fremd waren oder die ihm zumindest schwerfallen – mangels Übung oder Motivation …

Wir wissen schon: Keine Depression gleicht der anderen. Der eine zieht sich zurück, schließt sich gar ein. Der andere braucht einen Hofstaat. Ständig hat er irgendwelche Wünsche. Und wenn er keine hat, sorgen wir uns doch um ihn, schauen nach ihm, etwa ob er einen Tee mag. Er sollte wieder mal etwas essen, er sollte an die frische Luft. Dieses dauernde Umsorgen belastet uns Angehörige stark, nicht selten bis an unsere Grenzen. Unser eigenes Leben wird auf das Notwendigste beschränkt, wir laufen Gefahr, unsere übrigen Aufgaben zu vernachlässigen. Wenn wir nur noch »funktionieren«, sollten wir auf die Alarmzeichen achten und Gegenmaßnahmen treffen. Davon später.

Der Kranke legt also seinen Teil der familiären Pflichten vertrauensvoll in die Hände von uns Gesunden und bürdet uns gleichzeitig die Last seiner Verzweiflung auf. Auch sind für ihn Entscheidungen zu treffen – die mitzutragen er nicht in der Lage ist. Wir müssen das Familienschiff weitersteuern, der Haushalt wartet nicht. Nebst unserem Patienten wollen auch die Kinder betreut und sollen erzogen werden, Haustiere und Pflanzen brauchen ebenfalls unsere Aufmerksamkeit. Putzen, Waschen und Aufräumen sind zwar auch Arbeitstherapie, zehren aber im Übermaß genauso an unserer Gesundheit. Anfangs setzten wir, wie in einem »normalen« Krankheitsfall, einfach einen Zacken zu. Aber Depressionen dauern in den wenigsten Fällen nur ein paar Wochen.

Anfangs verscheuchen wir den Gedanken, ob der Kranke wirklich nicht »kann« oder ob er sich in seinem dunklen Zimmer gut eingerichtet hat. Wir schämen uns, dass wir die Mehrbelastung nicht »mit Links« wegstecken können, dass die Neuverteilung der Aufgaben auf die anderen Familienglieder nur schlecht funktioniert. Diese Scham hält uns davon ab, externe Hilfe zu holen. Ein Klinikaufenthalt könnte uns entlasten, beschert uns aber Gewissensbisse. Wir können doch den Armen nicht einfach abschieben.

Zu alledem kommt noch der Faktor Zeit: Am Anfang akzeptieren wir die Depression als Krankheit, die hoffentlich bald vorübergeht. Je länger sie allerdings dauert – und wie lange, ist ungewiss – desto größer wird die Last. Wir gewöhnen uns zwar unmerklich daran, dass das Familienleben aus den Fugen geraten ist, trotzdem sehnen wir uns nach dem früheren unbeschwerten Leben.

Auch dieses Kapitel können wir positiv schließen: Erstens einmal fällt die Neuverteilung der Aufgaben leichter, wenn sie schon vor der Krise innerfamiliär modernen Grundsätzen folgte und flexibel gehandhabt wurde. Es lohnt sich, behutsam zu prüfen, welche Aufgaben wir dem Kranken noch zumuten können. Ist die Entlastung vielleicht nicht so groß, so kann sie doch dem Kranken das Bewusstsein geben, nicht nur eine Last zu sein.

Schließlich aber kann die Krise zur Entdeckung von schlummernden Talenten führen! Muss die Mutter Funktionen wahrnehmen, die Vater als »Außenminister« ausgeübt hat, entdeckt sie vielleicht ihr Talent als Verhandlerin, was ihr zu neuem Selbstwertgefühl verhilft. Oder der Vater kommt, als temporärer Hausmann und Mutterersatz, seinen Kindern näher als er je vermutete. Wir wachsen über uns hinaus, übernehmen Aufgaben, denen wir uns früher nicht gewachsen fühlten.

Vielleicht führt das, nach Überwindung der Krise, zu einer Neuverteilung der Aufgaben und – noch besser – zu einer vertieften Betrachtung der Partnerschaft und des Familienlebens. Dies kann durchaus auch zu »Neuverhandlungen« führen.

»Ja, mach nur einen Plan ...

... und sei ein großes Licht. Und mach dann noch 'nen zweiten Plan, geh'n tun sie beide nicht!« Soweit Bertold Brecht in der Dreigroschenoper. Die ständige Ungewissheit bezüglich des Befindens unseres Familienmitgliedes zehrt an den Kräften der ganzen Familie. Ich führe dazu zwei Beispiele an.

War es die Familie bisher gewohnt, an Sonntagen einen Radwanderung zu unternehmen, mit Lagerfeuer und Picknick am Waldrand, so ist diese »Tradition« nun infrage gestellt. Der Kranke will oder kann nicht mitkommen. Sollen wir ihm zuliebe zu Hause bleiben? Macht der Ausflug auch Spaß ohne ihn? Wer plant die Route? Wer füllt den Fresskorb? Wer schaut unterdessen zum Kranken? Bleiben wir zu Hause, so gehen die älteren Kinder ihre eigenen Wege, die Ausflugstradition findet unmerklich ihr Ende. Wir sitzen zu Hause, sind dem Bremsklotz mehr oder weniger gram, verzichten auf die frische Luft und die Bewegung.

Splendid Isolation?

Ein weiterer »Energiefresser« liegt in der Pflege unseres sozialen Netzwerkes. Dieses muss, im Rahmen des Möglichen, unbedingt aufrechterhalten bleiben. Dies ist nicht nur für uns Angehörige überlebenswichtig – ich komme noch darauf zurück sondern auch hilfreich für den Depressionsbetroffenen. Mit zunehmender Entstigmatisierung sollte sich der Kranke seiner Situation weniger schämen, und die Gesunden weniger Hemmungen haben, den Kontakt mit ihrem früher so lustigen, herzlichen Freund weiterzupflegen.

Trotzdem wird uns Angehörigen damit eine weitere Last aufgebürdet. Sie erstreckt sich auf verschiedene Gebiete. Erstens einmal müssen wir die Erkrankung kundgeben. Wir dürfen uns nicht mit unserem Patienten ins Schneckenhaus zurückziehen. Obwohl wir wahrlich andere Sorgen haben, dürfen wir nicht unwillig auf die oft unbedarften, von Unwissen zeugenden Fragen seiner und unserer Verwandten und Bekannten reagieren.

Oftmals müssen wir regelrechte Kurse im Umgang mit Depressiven geben. Es fängt damit an, dass wir die Krankheit »erklären« müssen. Vieles lässt sich heute mit »Burnout« abtun – dies bedingt allerdings ein gutes Gedächtnis unsererseits, und es kann sein, dass der Kranke in seinem Elend die wirklichen Ursachen nennt – oder gar übertreibt. Die Außenstehenden, wenn sie schon mal bereit sind, den Kontakt weiterzupflegen, müssen auf den Umgang mit dem Kranken vorbereitet werden. Dies ist recht schwierig, weil dessen Stimmungen unvorhersehbaren Schwankungen unterworfen sind. Da kann es schon mal passieren, dass wir uns den Vorwurf der Besucher anhören müssen, es sei ja gar nicht so schlimm. Nicht zu unterschätzen ist der seelische Aufwand, der dadurch entsteht, dass wir die Gespräche mit dem Depressionskranken lenken und überwachen müssen. Wir wissen ja besser als die Besucher, wie mit ihm umzugehen ist. Wir achten also ständig darauf, dass der Kontakt nicht wegen irgendeiner Bemerkung abbricht.

Eine Splendid Isolation wäre für alle Seiten unglücklich. Niemand kann uns helfend beistehen, wenn wir nicht nach außen kommunizieren, was mit uns geschehen ist. Jede Mauer, die wir aufrichten, um den Kranken zu schonen, treibt uns selbst weiter in die Isolation, ins Alleinsein mit dem Depressivkranken.

Geteiltes Leid ist nun mal halbes Leid. Vielleicht warten einige unserer Freunde nur darauf, uns zu helfen; sie ahnen die Sachlage, sind aber zu diskret, um einzugreifen – und schon ist die Entfremdung eingeleitet. Aber oft haben Freunde und Bekannte selbst Erfahrungen mit Depression gemacht, die sie weitergeben können und möchten. Wenn auch kein Fall mit dem anderen identisch ist, sind doch Hinweise auf mögliche Maßnahmen und deren (positive und negative) Auswirkungen allemal nützlich. Bei Menschen mit ähnlichen Erfahrungen fällt auch die Aufrechterhaltung des Kontakts leichter – und die »Instruktionen« können verkürzt werden.

Die Kontaktpflege besteht freilich nicht nur im Empfangen von Besuchen und in der Weiterführung der Familienfeiern, sondern schließt auch eigene Besuche ein. Oftmals meint der Kranke im letzten Moment, er sei außerstande, an einer Welt teilzunehmen, der er momentan nicht angehört. Kommt er nicht zu einer Einladung, so ist das ein kleineres Problem, wenn die Gastgeber eingeweiht sind; ein größeres allerdings, wenn dies nicht der Fall ist. Kommt er trotz Unlust, kann seine Stimmung auf die übrige Gesellschaft »abfärben«, andere Gäste können mit seinem Verhalten nichts anfangen.

Dass das Ganze für uns Angehörige mit seelischem Stress verbunden ist, versteht sich von selbst. Kommt er, kommt er nicht, sind alle Anwesenden aufgeklärt? Wir haben uns doch doppelt gefreut: Erstens, weil wir ihn aus seiner Höhle hervorlocken konnten, und zweitens, weil wir selber wieder mal unter Leute kommen.

Kommt er mit, müssen wir auf sein Verhalten aufpassen – und auf die Konversation, die ihn nicht verletzten sollte. Wir müssen immer bereit sein, wieder etwas geradezubiegen oder zu erklären. Gehen wir allein zu der Einladung, ist das vielleicht ein Jungbrunnen für uns – wenn es uns gelingt, die Sorgen um den Zurückgelassenen in den Hintergrund zu drängen: Endlich einmal ein paar Stunden dem Trott entkommen! Bis mitfühlende Leute nach dem Befinden des Partners fragen …

Hier lauert wiederum die Gefahr des Vereinsamens. Nach einigen Frustrationen – berechtigt oder unberechtigt – verzichten unsere Freunde darauf, uns gemeinsam einzuladen. Umso wichtiger sind hier wiederum die Kontaktpflege und die Bereitschaft, allein an Einladungen und anderen Anlässen teilzunehmen.

Eine weitere Aufgabe, die in diesem Zusammenhang auf uns zukommt, darf nicht vergessen werden: Die gesamte familiäre Korrespondenz: Geburtstagsbriefe, Weihnachtskarten, Geschenke, Telefonate – all dies gehört nun auch zu unseren Aufgaben falls wir sie bisher noch nicht wahrgenommen haben.

Der Vollständigkeit halber sei erwähnt, dass auch unser übriges Leben außer Haus schwierig geworden ist, handle es sich um simple Spaziergänge, sportliche Tätigkeiten oder Reisen. Wir müssen uns daran gewöhnen, viele Tätigkeiten, die wir gemeinsam ausübten und die für unsere Beziehung wohltuend und wichtig waren, nunmehr allein zu machen (und ja nicht aufzugeben). Wir müssen Reisen absagen, denn für längere Zeit können wir unseren Schutzbefohlenen nicht allein lassen – außer er ist bereit, sich unterdessen z.B. in klinischen Schutz zu begeben.

Das familiäre Zusammenleben scheint nicht mehr zu existieren, die Gemeinschaft ist bedroht! – Vielleicht lässt diese Bedrohung uns und auch den Kranken die Wichtigkeit des familiären Zusammenhaltes wieder bewusst werden.

Materielle Ungewissheiten

Last but not least wird die familiäre Situation durch die Frage belastet, wie es finanziell weitergehen wird. Existenzängste plagen den Kranken. Die finanzielle Ungewissheit ist mit der beruflichen verquickt: Wann werde ich wieder arbeitsfähig? Wie wird die Zeit bis dahin überbrückt? Was für Aufgaben werde ich in Zukunft wahrnehmen können? Werde ich mein früheres Gehalt wieder erreichen? Hält mir der Arbeitgeber die Stange, hat er die Möglichkeit dazu? Gibt es im Betrieb Aufgaben, die weniger Stress erzeugen, die eine Überforderung vermeiden?

Alles Fragen, die den in seiner Depression Gefangenen umkreisen und umtreiben, ohne dass er zu ihrer klaren Beantwortung fähig ist. In der gegenwärtigen Arbeitsmarktsituation sind die Arbeitgeber weniger bereit, auf einen Mitarbeiter zu warten. Karriereleitern sind für Depressionsbetroffene schwieriger zu erklimmen. Der Arbeitgeber betrachtet seinen Mitarbeiter als Risiko oder Unsicherheitsfaktor, auf der höheren Leitersprosse wird voller Einsatz nötig sein usw.

Lange Klinikaufenthalte können selbst bei Versicherungsdeckung sehr ins Geld gehen. Die Erkrankung an einer Depression bringt alle möglichen Mehrausgaben mit sich: für Kinderbetreuung, nicht versicherte Behandlungen, Taxifahrten usw.

Gut, dass der Kranke uns als versierten Betreuer an seiner Seite hat! Wir können an seiner Stelle eine Reihe von Maßnahmen treffen, um den Berg der Ungewissheiten zu verkleinern. Da dies seine Sorgenlast verkleinern kann, führe ich sie hier auf, obwohl sie streng genommen in das Kapitel »Was können wir tun?« auf S. 124 ff. gehören.

Wir können ein Budget erstellen bzw. ein bestehendes Budget anpassen, nach finanziellen Hilfsquellen forschen und diese anzuzapfen versuchen. Wir können mit dem Vorgesetzten im Betrieb Szenarien aufstellen für die Zeit »danach«.

Überlegen wir uns, ob unser Freund mit seiner Aufgabe glücklich war bzw. in welche Richtung sein Berufsweg gehen könnte. Ist der Patient in der Lage, an diesen Planungen mitzuwirken, umso besser. Planen und Hoffen sind zukunftsgerichtet und lassen die missliche Gegenwart weniger wichtig erscheinen.

Dieser Blick in die Zukunft soll dem Verzweifelten Hoffnung geben. Vielleicht entspricht ihm die ermittelte, intern oder extern gefundene neue Aufgabe besser und er hat dort weniger Stress. Vielleicht ist er an einer neuen Arbeitsstelle zu innovativeren Leistungen fähig. Die Einkommenssituation verbessert sich ebenso wie das allgemeine Lebensgefühl und die Lebenslust des Depressionsgefährdeten – und seiner Familie.

So lautet der wenig originelle Rat für Patient und Betreuer: den Mut nicht verlieren, Geduld haben und nicht zögern, professionelle Hilfe zu beanspruchen – sei es auf psychiatrischem Gebiet, sei es durch Anklopfen bei den vielen sozialen Beratungsstellen und Hilfsdiensten. Nehmen wir auch das eigene Beziehungsnetz von Verwandten und Freunden in Anspruch, die uns unter die Arme greifen wollen und können. Oft sehen wir die Dinge weniger schwarz, wenn wir nur mit jemandem über unsere Sorgen sprechen können.

Die Familie: Ein anderes Bündnis

Ist eine Depression in den engeren Kreis unserer Partnerschaft oder Familie eingebrochen, verändern sich nicht nur der depressionsbetroffene Mitmensch und unsere praktischen Lebensumstände, sondern auch wir selbst verändern uns, und damit unsere Beziehung zum Erkrankten. Wir sind sehr eng und direkt einbezogen in das Krankheitsgeschehen.

Der Hausdämon

Der Kranke wirkt durch sein Befinden auch auf das unsrige. Er grübelt, er möchte ständig diskutieren – dabei sind seine Gedankengänge oft unlogisch, nicht nachvollziehbar oder für ihn schädlich. Er bezieht unsere Entgegnungen sofort als Kritik auf sich, reagiert störrisch oder resigniert oder schuldbewusst. Manchmal kommt er uns vor wie ein zusätzliches Kind in der Familie. Wir müssen für seine Seele sorgen und ihre Abgründe ausloten.

Und gerade dies fällt uns oft sehr schwer. Wie sollen wir dieses »Kind« behandeln? Wieviel Festigkeit unsererseits erträgt es, was wirkt, was wirkt nicht, was wirkt kontraproduktiv? Können wir alles hinunterschlucken, prallt es an uns ab oder greift es unser eigenes seelisches Befinden an? Wir sind hin- und hergerissen zwischen Liebe und Frust. Ist uns unser Partner für gute und schlechte Zeiten angetraut oder müssen wir um unser eigenes Überleben kämpfen? Unser Partner kämpft ja auch ums Überleben – auf seine Art.

Alle diese bangen Fragen verfolgen uns umso mehr, je länger die Krankheit dauert. Sind wir am Anfang bereit, unserem Hausdämon Reverenz zu erweisen, wird das auf lange Sicht sehr mühsam und zehrt an den eigenen Kräften. Wir sind es uns selber schuldig, die Fragen genau und ehrlich anzuschauen und nach Lösungen zu suchen – auch mit Hilfe Außenstehender. Einsame Entscheidungen sind gefährlich, aber unsere Bedürfnisse und Ansprüche sollten wir auch dem Kranken gegenüber kundtun.

Austausch adé

Partner, wohin bist du entschwunden? Unser liebster Gesprächspartner, mit dem wir unser Leben, unsere Gedanken, unsere Ängste und Sehnsüchte teilen konnten, ist weg! Abgetaucht in die Depression, wo er mit sich selbst mehr als beschäftigt ist. Er kann oft kein Partner, kein Kamerad sein, wenn er es auch noch so sehr möchte. Seine Ängste und Sorgen türmen sich himmelhoch vor ihm auf. Entweder wird er einsilbig, verstummt oder seine Reden drehen sich nur um ihn, seine Mühsal und sein Befinden.

Wir sind eine reine Wohngemeinschaft geworden, eine unsichtbare Wand hat sich zwischen uns aufgerichtet. Kein geistiger Austausch ist mehr möglich. Wir Angehörige verstummen immer mehr, denn wir wollen ihn nicht reizen, sondern schonen. Wenn wir etwas zu sagen haben, achten wir ganz genau auf die Wortwahl – dies belastet uns zusätzlich. Man konnte sich doch früher alles sagen, und jetzt? Wir werden einsam. Eine Grabesstille umgibt uns. So drastisch muss es nicht kommen, aber in diese Richtung geht es in vielen Partnerschaften.

Eltern-Kind-Beziehungen (oder umgekehrt) werden auf das Notwendigste beschränkt. Die Erziehung wird ausgesetzt, Tadel vermieden. Man lässt fünf gerade sein, der Haushalt verlottert, die Umgangsformen auch. Wir sind mit unseren Ängsten und Fragen allein. Es sei denn, wir suchten bei Außenstehenden Hilfe. Und das sollten wir.

Der Kranke kann auch stur sein und keinen Widerspruch dulden. Seine Sturheit kann z.B. in der Erziehung schlimme Folgen haben. Rechthaberei, Schwarzseherei, rasches Urteil über andere, kein Verständnis für deren Beweggründe, Schwarz-Weiß-Malerei, alles ist nur richtig oder falsch, gut oder schlecht (meistens falsch oder schlecht). Hier müssen wir uns die ehrliche Frage stellen, welche Eigenschaften schon vor der Depression in unserem Gegenüber schlummerten, aber mit Argumenten und Diskussionen bzw. Wegsehen vertuscht wurden? Diese werden durch die Depression verstärkt. Andere Züge an ihm sind vollkommen neu und uns unverständlich. Der einstige Luftikus ist zum überängstlichen Grübler geworden. Die schon früher vorhandenen Wesenszüge werden sich wieder auf das »Normalmaß« zurückbilden, von den anderen dürfen wir hoffen, dass sie nach der Gesundung ganz verschwinden.

Nimmt allerdings irgendein Denkmuster – Perfektionismus, Ängste, Todessehnsucht – selbstzerstörerische Ausmaße an, so müssen wir unbedingt Fachleute einbeziehen.

Die Einsamkeit, die wir in unserer Beziehung empfinden, hat ganz verschiedene Seiten. Es kann sein, dass das Verlassenheitsgefühl über uns zusammenschlägt, es kann aber auch sein, dass es uns guttut, einstweilen etwas Abstand vom Partner zu haben. Vielleicht können wir die neue Lage dazu nützen, ohne Zorn und Verzweiflung über grundlegende Fragen der Beziehungsgestaltung in der Zukunft nachzudenken. Da liegt auch die Frage nahe, ob getrennte Wege mehr Erfolg versprechen. Es versteht sich, dass wir uns diese Frage nicht leichten Sinnes stellen. Wir wollen ja weder die Flinte ins Korn werfen, noch das Kind mit dem Bade ausschütten – um diese abgedroschenen Bilder zu verwenden.

In dieses Nachdenken müssen wir uns auch selbst einbeziehen. Was hat die Depression unseres Partners mit uns selber zu tun? Sind wir gar ein möglicher Grund für die Depression? Hat unser Verhalten als Partner den anderen irgendwie verletzt? Diese Fragestellung gehört zu den schwersten in diesem Zusammenhang. Je ehrlicher wir sie beantworten, umso eher ist sie lösbar. Selbstvorwürfe sind aber nicht hilfreich. Wenn wir aus Schuldgefühlen heraus unseren Partner pflegen, ohne das Problem anzusprechen, bleibt es im Raum. Wenn wir das Problem ansprechen wollen, müssen wir auf unser beider Belastbarkeit achten. Oft ist das vergangene oder gegenwärtige Verhalten von Angehörigen durchaus Teil des Problems, aber man schiebt es beiseite: »Nicht jetzt …« Auch ist die nötige Ruhe der Seele nicht da, beide sind gereizt, eine fruchtbare Erörterung und Lösung »sine ira et studio« ist nicht möglich. Oder die Partner sind sich gar nicht bewusst – oder wollen es nicht wahrhaben, dass ihre bisherige Art der Partnerschaft Teil des Problems ist. In diesen Fällen muss der wachsame Psychotherapeut auch den Partner einbeziehen.

Eros schläft

Zur Depression gehört im Allgemeinen, dass auch der lustige Kerl namens Eros in Deckung geht. Die Teilnahmslosigkeit bzw. Beschäftigung mit sich selbst und die negative Grundhaltung vertreiben die Lust nach körperlicher Liebe. Die Lage erscheint viel zu ernst, als dass man sich leichtfertigen Verlustigungen hingeben dürfte. Das Gleiche gilt auch für uns Angehörige. Wir haben keine Lust auf solch zeitraubende Vergnügen oder genieren uns, dass wir neben unseren schweren Aufgaben auf solche Gedanken kommen.

Dabei muss es sich nicht um nächtelange Orgien handeln. Ein vergessener Gutenachtkuss kann zum Kardinalverbrechen werden, umgekehrt kann ein Streicheln über die Haare den Patienten aufs Höchste irritieren. Dabei sind Streicheleinheiten und Kuschelwärme auch gefragt. In der Frühphase, vor allem bevor die Depression erkannt ist, führt das sexuelle Desinteresse die Partnerin oft zum Schluss, »er habe eine andere« – was der Stimmung und der Partnerschaft natürlich nicht förderlich ist. Solche Zweifel müssen angesprochen und ausgeräumt werden.

Ferner ist auf die Wirkung der Psychopharmaka, besonders wenn diese beruhigend eingesetzt werden, zu achten. Es gibt aber Mittel, die diese »Nebenwirkung« nicht haben – oder gar in die andere Richtung wirken.

Die partnerschaftliche Beziehung ist in Bezug auf körperliche Liebe in Gefahr. Auch wenn vor der Erkrankung Sex und Erotik eher am Rande der Beziehung standen, hatte man doch die Möglichkeit, auf diese Weise einen Streit zu beenden. Dieses »Lösungsmittel« entfällt nun. Man hat auch keine Lust, sich abweisen zu lassen – und so entfernt man sich immer weiter voneinander. Der Spruch, dass die Zeit alles heilt, kann richtig sein oder auch nicht, wir müssen die Entwicklung genau im Auge behalten. Außerdem ist es schade um die verlorene Zeit. Nörgelnde Bemerkungen führen allerdings zu nichts, aber wir müssen auch auf unsere Bedürfnisse achten. Verdrängen oder Mitleiden schaden uns. Eher früher als später, bevor eine gegenseitige Verbitterung Platz greift, ist eine Paartherapie ins Auge zu fassen – die auch generell gegen die Depression wirken kann.

In der Zwischenzeit tut es uns vielleicht gut, um den Partner zu werben wie am Anfang der Beziehung. Sich vor Augen zu führen, dass der Partner im Grunde ein liebens- und begehrenswerter Mensch ist, auch wenn er momentan zu keinem Echo fähig ist. Ein Strauß auf dem Frühstückstisch, eine Praline auf dem Kopfkissen – Kleinigkeiten, die uns daran erinnern, dass es noch anderes gibt als Angst und Sorgen – und dass in den meisten Fällen mit Besserung gerechnet werden kann.

Kindheit in der Vorhölle

Sind Kinder im Haushalt eines Erkrankten, entsteht eine Konstellation, die man durchaus als Dreiecksbeziehung bezeichnen könnte. An den Ecken stehen der Patient, die Betreuer und die Kinder. Die Beachtung der »Kinderecke« ist äußerst wichtig, wird doch ihr Erleben in einer Weise beeinflusst, die Auswirkungen auf die Entwicklung, ja auf das ganze Leben der Kinder haben kann.

Haben schon wir Erwachsenen Mühe, die Krankheit und den Patienten zu verstehen, so ist die Lage für die Kinder je nach Alter, Charakter und Aufgeklärtheit ungleich bedrohlicher und seltsamer. Sie verstehen ihre Eltern – Patient *und* Betreuer – nicht oder machen sich ein falsches Bild, das heißt, sie suchen oft die Ursache bei sich selber.

Dies hat die schwerwiegende Folge, dass sie zu grübeln beginnen, was sie falsch gemacht haben, dass ihr Papa, ihre Mama so gereizt oder teilnahmslos sind. Da sie die allgemeine Lage nicht überblicken und schon gar nicht beeinflussen können, beziehen sie sie oftmals auf sich selber. Sie meinen, sie seien schuld an der Situation.

Wir haben es beim Thema Überforderung gesehen: Kinder versuchen, sich anzupassen, nicht aufzufallen, gleichsam erwachsener zu sein als sie es dem Alter nach sind, auf den Zehenspitzen durch das Haus und durchs Leben zu schleichen. Oft übernehmen sie jedoch auch Verantwortung, der sie aufgrund ihres Entwicklungsstandes nicht gewachsen sind. In beiden Fällen ist ihr Kind-Sein gestört, sie können ihre Kinderzeit nicht altersgemäß ausleben und genießen.

Wer in der Depression gefangen ist, ist oft nicht in der Lage, auf andere Menschen einzugehen, sich in andere Menschen hineinzuversetzen, nicht einmal in die seiner eigenen Kinder. Er ist weit weg und mit sich selber beschäftigt. Und wir Betreuer haben den Kopf voll mit anderen, vermeintlich schwereren Problemen, sodass wir dankbar sind, wenn die Kinder keine Umstände machen oder gar einen Teil der Haushaltsverantwortung übernehmen.

Dabei ist es für das gegenwärtige Wohlbefinden und für die zukünftige Entwicklung entscheidend, dass die Kinder über die Krankheit und über das Fühlen und Denken des Kranken im Bilde sind. Kleine Kinder, die noch mehr fühlen als denken können, sind darauf angewiesen, dass sie die gewohnte Ration an Zuneigung und Wärme bekommen – die die depressive Mutter oft nicht geben kann. Kleine Kinder können auch ihrem Erleben kaum Ausdruck geben. Umso mehr Aufmerksamkeit muss ihnen zuteil werden.

Somit haben wir Angehörige nicht nur den in der Depression Versunkenen, sondern auch noch Kinder zu betreuen. Unnötig zu sagen, dass es unmöglich ist, die Krankheit vor den Kindern – gleich welchen Alters – zu verstecken. So zu tun, als wäre alles normal, ist aussichtslos: Kinder haben ein feines Gespür für Unregelmäßigkeiten wie diese. Je nach ihrer Sensibilität reagieren sie schwächer oder stärker, aber wir sollten ihnen die Verarbeitung der Situation nicht leichtfertig überlassen. Dabei müssen wir daran denken, dass jedes Kind seine eigenen Fühl- und Denkweisen und eine individuelle Beziehung zum erkrankten Familienmitglied hat.

Es hängt von uns ab, ob unsere Kinder in dieser auch für sie schwierigen Lage Schaden nehmen oder das Beste aus der Situation machen können. Künstliche, unechte Fröhlichkeit oder Zuversicht, wenn es uns weh ums Herz ist, ist ebenso falsch wie Schwarzseherei. Mit Erklärungen zur Krankheit dürfen wir unser Kind nicht überfordern und es schon gar nicht als Stütze in der Misere missbrauchen.

Vielleicht müssen wir im kindlichen Umfeld, bei Spiel- und Schulkameraden sowie Lehrpersonen nach dem Rechten sehen, falls die Gerüchteküche brodelt. Auch Kinder haben die Tendenz, das familiäre Unglück zu verheimlichen, aber ein solches Doppelleben belastet die kindliche Psyche noch mehr als die erwachsene. Falls wir das Gefühl haben, dass das Kind in seiner Entwicklung behindert sein könnte, sollten wir professionelle Hilfe suchen.

Schließen wir das Kapitel »Kinder« positiv ab: Bei richtiger seelischer Betreuung (ich weiß, die Aufgabe ist nicht leicht) können Kinder eine überdurchschnittliche Sensibilität gegenüber anderen Menschen entwickeln und sind gleichzeitig besser gerüstet und mit weniger Vorurteilen belastet, wenn sie mit ähnlichen Fällen in Berührung kommen.

Die Zeit »danach«

Viele Depressionsbetroffene berichten uns, wie für sie nach dem Auftauchen die Welt in Himmelblau und Rosé getaucht erschien. Wenn unser Freund an einer bipolaren Störung leidet, besteht die Gefahr einer Übersteigerung in die Manie, in der er sehr viel leisten kann und ihm alles möglich scheint und er sich selbst und seine Umwelt in Gefahr bringt.

Ist er aber tatsächlich geheilt, ist es möglich, ja wahrscheinlich und zu hoffen, dass er sein Leben anders sieht. Dass die Stressfaktoren, die zur Depression führten, eliminiert werden müssen, liegt auf der Hand. Man soll nicht zweimal denselben Fehler machen. Einen tieferen Sinn erhält aber die weiß Gott schmerzhafte und nicht wieder herbeigewünschte Erkrankung, wenn sie zu einer veränderten Sicht des Lebens führt.

Das kann zu radikalen Umwertungen und Prioritätenwechseln führen, die uns Angehörige und Betreuer vor schwere Aufgaben stellen können – beispielsweise vor die Erkenntnis, dass die bisherige Partnerbeziehung auf einer Lebenslüge beruht und deshalb im allseitigen Interesse beendet werden sollte. (Wenn das »Interesse« allzu einseitig gelagert ist oder wenn z.B. Minderjährige in der Familie sind, liegt der Fall natürlich anders). Generell kann gesagt werden, dass der Genesene seine Selbstachtung wieder gewonnen hat, und »nicht länger Knecht, sondern Herr seiner selbst« sein will, ... »welches Glücksgefühl!« (Reiners 2007, S. 123 f.). Allerdings: Dieses Glücksgefühl ist nicht bis ans Lebensende garantiert, es muss stets neu erworben werden, oft unter großen Mühen.

Holger Reiners (2007, S. 102) umschreibt das neue Gefühl so: «Ja, das Leben ist wirklich ein kostbares Geschenk und wir tun gut daran, jeden Tag wenigstens einmal innezuhalten, um uns dessen immer wieder aufs Neue bewusst zu werden.» Und danach zu handeln, möchte ich anfügen, und das gilt nicht nur für denjenigen, der der Depression entkommen ist, sondern für uns alle. So können wir alle einen tieferen Sinn in der schrecklichen Krankheit finden.

Und unsere Rolle als Angehörige? Dies sei dem nächsten Kapitel vorweggenommen: Wenn sich beim Depressionskranken langsam wieder die Lebensgeister regen, können wir ihm beim Pläneschmieden Gesprächspartner, wertvolle Stütze und Coach sein, der ihn voranbringt – aber bitte ohne Ratschläge im Sinn von »Du solltest ...«. Unsere Betreuerrolle ist nicht zu Ende, wenn unser Freund geheilt ist; wir können ihm weiterhin beistehen, wenn es nun um Taten statt Pläne geht. Und wir können uns mit ihm freuen, dass er die Schwarze Dame verabschiedet hat und freudvoll in die Zukunft schaut. Unsere oft schweren gemeinsamen Bemühungen haben sich gelohnt. An uns lag es, die Hoffnung nicht zu verlieren und ihr Feuer im Kranken am Leben zu erhalten.

Unser Mit-Leben –
Wie und wo
können wir helfen?

Wie helfen?

Zum Anfang eine ganz eindringliche Warnung: Es wäre von Grund auf falsch zu glauben, dass wir Angehörigen unsere lieben Depressionskranken heilen können. Alles, was wir tun können, ist ihnen (und uns) das Leben etwas erleichtern.

Darauf komme ich im Kapitel »Wir sind keine Wunderheiler« (siehe S. 148) im Einzelnen zurück. Hier nur so viel: Dass wir nicht Gott sind, haben wir wohl schon vor längerer Zeit herausgefunden. Aber selbst wenn wir ausgebildete Ärzte oder Psychotherapeuten wären, sollten wir davon absehen, einen uns nahe stehenden Depressionskranken heilen zu wollen. Selbstverständlich erleichtert uns eine psychiatrische oder psychologische Ausbildung die Pflege des Kranken und den Verkehr mit ihm: Wir können unseren Umgang mit ihm optimieren. Wir können besser abschätzen, was in ihm vorgeht, wir können vielleicht mehr Geduld mobilisieren, wir können die traurigen Tatsachen nüchterner annehmen und geistig bewältigen. Aber die Heilungsbemühungen sollten wir einer weniger nahe stehenden Person überlassen. Wenn wir daran denken, dass die nötigen Therapiegespräche oft sehr tiefgehen müssen, wird uns das sofort klar.

Übrigens: Wir Angehörige können den Arzt nicht ersetzen, aber ebenso wenig kann der Arzt den Betreuer ersetzen. Ideal für die Behandlung des Kranken – und für das Überleben unsererseits – ist eine Dreiecksbeziehung. Die zwei Ecken des Dreiecks »Fachperson« und »Betreuer« können natürlich auch mehrfach belegt sein.

List und Liebe: Wie vorgehen?

Wir sind also weder Arzt noch Therapeut des Depressionsbetroffenen. Aber wir haben es aus irgendwelchen Gründen übernommen, sein Betreuer zu sein. Wir sind seine wohl wichtigste Bezugsperson, uns vertraut er, uns schnauzt er an, uns belastet er mit seinem Jammerzustand. Er ist auf uns angewiesen. Dies stört ihn zuweilen sehr. Ein anderes Mal sind wir seine einzige Rettung.

Wie begegnen wir dem Untergetauchten?

C'est le ton qui fait la musique – der Ton macht die Musik. Organisatorische Umsicht, sprachliches Geschick und seelische Ausgeglichenheit sind von uns gefordert. Nur wenn wir uns der besonderen Verletzlichkeit des anderen bewusst sind und entsprechend auf ihn eingehen, können wir hoffen, dass er sich öffnet und Vertrauen fasst und dass unsere Bemühungen, ihm sein Leben zu erleichtern und seinen Heilungsprozess zu unterstützen, Erfolg haben. Ein jeder, der sich vorgenommen hat zu helfen, wird Wege finden, dem Betroffenen seine Anteilnahme zu zeigen, und sei es nur durch sein Dasein.

Nicht überheblich sein

Wie sollen wir uns also verhalten? Wenn wir uns nicht tief in den Seelenzustand unseres Freundes hineinversetzen, riskieren wir, alles falschzumachen. Er tut uns leid – ihn zu bemitleiden ist falsch. Er ärgert uns – ihn auszuschimpfen ist falsch. Er geht uns auf die Nerven – ihn nicht zu beachten, um unser seelisches Gleichgewicht zu bewahren, ist falsch. Natürlich dürfen wir mit ihm fühlen, natürlich dürfen wir ihn mal in die Schranken weisen, natürlich dürfen wir einmal von ihm Abstand nehmen. Wichtig ist, dass wir uns nicht aufs hohe Ross setzen, dass wir ihn nicht von oben herab behandeln, dass wir ihm keine Vorwürfe machen, dass wir ihm nicht sagen: »Jetzt reiss dich zusammen!« Wenn wir ihm Vorwürfe machen, so ist das etwa wie wenn wir einen Hinkenden für seine Gangart tadelten.

Geduld üben

Das »Wie?« heißt: Geduld, Geduld und nochmals Geduld mit seinem oft schwer nachvollziehbaren Wesen. Wir müssen versuchen, sein Verhalten zu akzeptieren oder seine Gedankengänge zu verstehen. Das klingt so einfach, ist aber so schwierig anzuwenden und durchzuhalten. Wir müssen dieselbe Hilfe immer wieder anbieten. »Immer wieder anklopfen«, wie man es bildlich ausdrücken kann.

Ihm Mut machen

Ihm Mut zu machen ist äußerst mühsam, wir sollten es aber immer wieder versuchen: Negatives vermeiden, Positives herausstreichen. Wenn dem anderen etwas gelungen ist, und sei es nur ein Spaziergang, loben wir ihn so, dass er es nicht selbstquälerisch als unbedeutend abtun kann. Dem empathischen Betreuer werden noch viele weitere Möglichkeiten einfallen, dem Kranken Mut zu machen.

Mitgefühl zeigen

Wir können ja nicht einfach sagen: »Es wird schon wieder!« Nicht etwa Mitleid ist gefragt. Wir müssen ihn spüren lassen, dass wir Anteil nehmen, uns interessieren für sein Fühlen und Denken. Dabei gilt es zu vermeiden, seinen Pessimismus oder Zynismus oder auch seine Selbstvorwürfe zu verstärken. Wenn er irgendwelche Aussagen macht, können wir ihn durch Wiederholung seiner Äußerungen mit anderen Worten, durch Spiegelungen, wie sie in der Fachsprache heißen, unsere echte Anteilnahme spüren lassen.

Respekt haben vor seiner Person

Es erleichtert ihm und uns den Umgang, wenn wir uns bewusst sind, dass der Kranke anders fühlt, denkt und handelt als wir. Seine Autonomie ist – so weit möglich – zu wahren und zu fördern, aber gleichzeitig kann ihm der Kampf mit dem Alltag auf vielfältige Weise erleichtert werden, z.B. indem wir es vermeiden, ihn vor Entscheidungen zu stellen, die uns einfach, ihm aber schwierig erscheinen. So klingt es besser: »Ich mache heute einen Ausflug nach X, kommst du mit?« Statt: »Willst du heute einen Ausflug machen?« oder gar »Du solltest …«. Wichtige Entscheidungen sollten sowieso möglichst auf später verschoben werden.

Einfühlungsvermögen, Freundschaft und Liebe

sind das Rezept für die Beziehungsgestaltung. Wir können ihm bewusst machen, dass wir für ihn da sind. Holger Reiners (2007, S. 74), selbst ein Depressionsbetroffener, hielt, nachdem er geheilt auf seine Depressionszeit zurückschaute, innere Zwiesprache mit den Personen, die ihm in der dunklen Periode begegneten. Wer hat Anteil genommen, wer hat sich abgewandt, unsichtbar gemacht, wer hat seine ganze Geduld und Liebe für mich aufgebracht? Unnötig zu sagen, dass die letzte Gruppe nicht nur Ziel der Dankbarkeit, sondern Ausgangspunkt einer ganz neuen Beziehung sein kann und wird.

Ich habe meine Ratschläge in der Checkliste *Wie kann ich dem Kranken nützlich sein?* zusammengefasst. Ist unser Patient noch nicht erwachsen, ist besondere Behutsamkeit gefragt. Hier kann die Checkliste *Verhalten gegenüber depressiven Kindern und Jugendlichen* weitere Tipps geben.

Bekannte und Verwandte, die bei einer Erkrankung den Kontakt zu unserem Freund aufrechterhalten, sind Gold wert. Sie können ihm das Gefühl geben, von der Umwelt nicht vergessen zu sein und zeigen ihm, dass er trotz seines gegenwärtigen Zustands von seinem gesellschaftlichen Umfeld geschätzt wird. Voraussetzung ist natürlich, dass ihm seine Krankheit erlaubt, Kontakte zu pflegen. Vielleicht müssen wir Betreuer da ein bisschen nachhelfen …

Da Besucher dem Problem »Depression« vielleicht eher fernstehen, sollten sie mit den wichtigsten Verhaltensregeln dem Kranken in seiner Ausnahmesituation gegenüber vertraut gemacht werden. Die obigen Grundsätze gelten auch für Besucher. Idealerweise können wir ihnen vor ihrem Besuch ein kleines Merkblatt überreichen, in der Art der Checkliste *Verhalten gegenüber dem Kranken*. Falls der Patient für Unternehmungen außer Haus zu gewinnen ist, kann die Checkliste *Lebensfreude* Ideen vermitteln.

Schonet die Zugtiere

Als Pferde, Maultiere und Ochsen schon längst von der Motorkraft abgelöst waren, stand der Aufruf »Schonet die Zugtiere« auf einem verblichenen Brett an einer steilen Passstrasse oberhalb von Chur. Wir Angehörige kommen uns nur allzu oft als Zugochsen vor.

Zur Frage »Wie helfen?« gehören auch unsere eigenen Strategien im Zusammenleben mit dem Depressionskranken. Zwar widme ich unserem eigenen Befinden weiter hinten einen ganzen Buchteil. Aber ich möchte, unter Inkaufnahme von Redundanzen, hier schon ein Plädoyer für uns arme Betreuer halten, die oft nicht wissen, wo uns der Kopf steht. Wir sind von Zweifeln geplagt, ob wir uns auch richtig verhalten – und vergessen dabei uns selber.

Viel einfacher ist es natürlich, das Wesen einer Depression und das Verhalten eines Depressiven anzuerkennen und zu ertragen, wenn wir einen gewissen Abstand wahren können. Wenn man einen Freund nach einem Treffen wieder bei seinen engsten Angehörigen »abgeben« kann, dann fällt einem das Geduldigsein viel leichter. Man kann mit ihm spazieren gehen, sich mit ihm in ein Gespräch vertiefen und ihm das Gefühl geben, dass man für ihn da ist, dass man ihn nicht schneidet, dass man ihn nicht seinem Schicksal überlässt.

Ganz anders liegt der Fall allerdings, wenn uns der Depressionskranke besonders nahesteht. Zwar wünscht man sich auch für einen Bekannten, dass er bald genesen möge. Beim nächsten Angehörigen ist es viel schwieriger, Geduld zu haben. Ich habe das selbst erlebt. Ich wünschte doch von ganzem Herzen, mein Sohn möge so rasch wie möglich aus der Depression wieder auftauchen, er möge so rasch wie möglich wieder ein normales Leben führen, um seine Lebens- und Berufsziele weiterzuverfolgen. Die einem Menschen zugestandene Lebensspanne lässt sich nicht ausdehnen und ist kostbar. Somit ist es wichtig, dass möglichst wenig von dieser Zeit ungenützt verloren geht. Außerdem ist jeder Aufenthalt in einer Depression mit Ängsten und Schmerzen verbunden, von denen man seine Angehörigen möglichst bald befreit sehen möchte.

Früher oder später werden wir ungeduldig. Wir wissen nicht, was wir noch tun können und begeben uns in die Abhängigkeit von einer Depression, die nicht einmal die eigene ist. Und dass man sich nicht anstecken lässt, ist entscheidend, denn man kann seinem Depressionspatienten nur helfen, wenn man selber »normal« funktioniert.

Zur Überprüfung, ob das noch der Fall ist, habe ich die Checkliste *Depressionssymptome bei Betreuern* zusammengestellt. Ich habe sie bereits im Abschnitt »Blick in den Spiegel« (S. 82 f.) erwähnt und dort postuliert, dass wir beim Vorhandensein von Depressionssymptomen unbedingt Hilfe suchen sollten.

Wir Angehörige gehen über einen schmalen Grat. Es ist schwierig abzuwägen, wie wir reagieren sollen. Ignorieren wir die Reden und das Verhalten des Patienten, fühlt er sich nicht ernstgenommen. Anderseits kann es durchaus sein, dass sich seine Depression noch verstärkt, wenn wir auf ihn eingehen und gar mit Logik zu diskutieren versuchen. Und mittendrin stehen wir mit unserem eigenen Denken und Fühlen. Wir können und müssen nicht über unseren Schatten springen und schweigen zu unsinnigen Argumenten oder haltlosen Beschuldigungen. Wir sind auch Menschen, wir sind gesund und frei in den Gedanken und Gefühlen und müssen es bleiben, uns und dem Betreuten zuliebe.

Was tun auf dem Grat? Sehr oft werden wir frustriert. Wir können tun und sagen, was wir wollen, es ist verkehrt. Versuchen wir, ihn aufzumuntern, argwöhnt er, dass wir ihn nicht ernstnehmen; bedauern wir ihn, versinkt er nur tiefer im Selbstmitleid. Ein Verstummen unsererseits ist aber auch falsch. Wenn wir jedoch herausfinden, was hinter jeder Botschaft des Kranken steckt, können wir auf den wahren Grund seiner Frustration oder seines Ausbruchs eingehen und geben ihm gleichzeitig das Gefühl, ernstgenommen zu werden. Man beschäftigt sich mit ihm. Damit wird er vielleicht mitteilsamer und wir können ergründen, wo der Gesprächshebel anzusetzen ist, wo wir Informationen erhalten, was er wirklich fühlt und denkt. Vielleicht wird er dann ruhiger, kooperativer und damit positiven Botschaften und Vorschlägen zugänglich. So bringen wir ihn vielleicht eher hinter dem Ofen hervor, wenn wir unserem Verständnis für seine Müdigkeit Ausdruck geben, als wenn wir einfach sagen: »Jetzt komm schon!«

Seien wir uns bewusst, dass seine Empfindlichkeit für Vorwürfe sehr hoch ist. Das bedeutet jedoch nicht, dass wir nicht auch einmal »Dampf ablassen« dürfen, ja müssen. Bei unserem Verhältnis geht es ja in der Regel nicht um eine Mutter-Kind-Beziehung, sondern um zwei gleichgestellte Menschen – von denen der eine – wir – besser in der Lage ist, sein Verhalten dem anderen gegenüber zu kontrollieren.

Eine bewährte psychologische Methode ist dabei die Ichform. Wir sagen nicht »Du tust« und »Du solltest«, sondern schildern das Problem aus unserer Sicht. Freilich dürfen wir uns nicht als Beispiel darstellen, sonst heißt es bald »Du hast gut reden« und der Erfolg ist gleich null. Ferner sollte unser Reden möglichst präzise sein und sich auf einen bestimmten Sachverhalt beziehen. Sätze wie »Immer tust du …« oder »Nie kann man …« sind schon in Beziehungen zwischen Gesunden gefährlich. Konkrete Formulierungen helfen auch, die eigenen Gedanken zu schärfen und nicht in eine Schwarzweißargumentation zu verfallen. Außerdem helfen sie dem Kranken, der die Welt nur mehr in unbestimmtem Grau sieht, wieder Ordnung in seine Gedanken zu bringen und nicht mehr nur allgemein und unscharf zu argumentieren – im Klartext: zu jammern.

Es bleibt uns also das Recht auf unser eigenes Fühlen und Denken. Wir müssen es im Dienste des eigenen Überlebens bewahren. Das hört sich jetzt recht pathetisch an, aber wir haben ein Recht darauf, unser Betreuerleben so angenehm als möglich zu gestalten, ja, wir haben die Pflicht dazu, denn unser Lebensmut und unsere Lebensfreude kommen ja auch wieder dem Kranken zugute.

Es kann sein, dass wir das Gefühl haben, für unsere eigenen Sorgen und Probleme, für unser eigenes Erleben habe es gar keinen Platz mehr in der Beziehung. Die Nöte des Kranken und die Sorge um ihn breiten sich wie ein Kuckuck im Nest aus. Wir werden im Einzelnen noch sehen, wie wir für uns selber sorgen können. Hier nur so viel: Wir müssen sein Verhalten und seine Aussagen, als Ausfluss seiner Krankheit hinnehmen, und nicht als persönliche Beleidigung. Dann können wir es vermeiden, immer wieder enttäuscht zu werden und unsere Ungeduld mit dem Kranken in Grenzen halten.

Was können wir tun?

»Es macht keinen Spaß, sich in die psychische Finsternis eines andern zu begeben«, schreibt Andrew Solomon (2002, S. 442), »wenn es auch meistens noch schlimmer ist, den seelischen Verfall nur von außen zu beobachten. Man kann sich aus der Distanz Sorgen machen – oder man kann jemandem näher kommen, näher und immer näher.« Damit kann man die schreckliche Einsamkeit des Depressionskranken etwas lindern.

Also: Dasein, wenn der Kranke mich braucht, aber auch wenn er glaubt, mich nicht zu benötigen, mir nicht zur Last fallen will. Wenn er mich zurückstößt, wenn er Ausflüchte erfindet, Luftschlösser baut, mich anlügt.

»Man kann nicht objektiv messen, wie krank jemand ist… Man kann nur den Kranken zuhören und akzeptieren, dass sie sich so fühlen, wie sie es berichten«, meint Solomon dazu (S. 433).

Vielleicht hilft es den Gesunden dabei, sich in die Kranken hineinzufühlen, wenn sie sich vergegenwärtigen, dass fast jeder Mensch Angstzustände hat, vor allem, wenn er am Morgen zu früh aufwacht. Der Gesunde stoppt diese Gefühle, indem er das Bett verlässt und unter die Dusche geht; der Kranke möchte am liebsten nie mehr aufstehen.

Der Nutzen von Checklisten und Aufzeichnungen

Haben wir uns im vorigen Kapitel mit dem »Wie« der Hilfestellung beschäftigt, so kommen wir nun in die praktische Phase: Was ist zu tun? Checklisten können uns die Denkarbeit erleichtern und Irrwege vermeiden. Sie sind uns aus allen möglichen Bereichen bekannt. Ich erwähne hier nur die Checklisten im Flugverkehr, z.B. zwischen Flugkapitän und Copilot, deren strikte Befolgung schon Tausende von Menschen vor dem Tod bewahrt hat. Ein Beispiel aus dem Mittelalter der Verkehrsfliegerei: Ein Flugzeug, unterwegs von Zürich nach London, musste im Ärmelkanal notwassern (ohne Todesopfer), weil der Treibstoff ausgegangen war. Jeder der beiden Piloten war der Meinung (!), der andere habe vor dem Start den Befehl zum Volltanken gegeben …

Solche Arbeitsmittel können auch in unserem Fall nutzbringend angewandt werden. Die Checklisten im Anhang sind deshalb einer der wichtigsten Bestandteile dieses Buches. Ausgefüllte Checklisten und andere Aufzeichnungen aus Vergangenheit und Gegenwart sind von unschätzbarem Wert. Dabei können wir folgende Formen unterscheiden:

➤ Checklisten, die in erster Linie den Depressionskranken betreffen
➤ Checklisten, die vor allem den Helfern dienlich sind

➤ Aufzeichnungen aus früheren Krankheitsfällen
➤ Aufzeichnungen, die neu erstellt werden

➤ Dokumente, vom Depressionsbetroffenen erstellt
➤ Dokumente, von Angehörigen erstellt

Checklisten

Für den in diesem Buch ausführlich geschilderten »Erstfall«, wenn die Depression für Patient und seine Nächsten neu und ungewohnt ist, gibt es Checklisten im Zusammenhang mit der Diagnose. Die weiteren Listen, für die wir in den nächsten Abschnitten verweisen, sind hauptsächlich für den Depressionsbetroffenen und seine Angehörigen im Familien- und Freundeskreis. Sicher sind sie aber auch für den Vorgesetzten im Betrieb von Nutzen, der – mit bestimmten Ergänzungen – seine eigenen Überlegungen und Maßnahmen darauf stützen kann.

Zwar richten sich einzelne Checklisten mehr an den Depressionsbetroffenen, andere mehr an den Betreuer, aber um einander besser kennenzulernen und um Missverständnisse zu vermeiden, sollten Kranker und Betreuer die Dokumente des jeweiligen anderen Autors einsehen können. Vielleicht kann auch der Betreuer dem Depressionskranken beim Ordnen seiner Gedanken und Ausfüllen behilflich sein.

Aufzeichnungen

Hat der Depressionsbetroffene bereits Erfahrung mit der Krankheit, kann er (und können wir) hoffentlich auf Aufzeichnungen zurückgreifen, die während und nach der letzten Depression unseres Freundes gemacht wurden. Umgekehrt sollte – vom Betreuer und möglichst auch vom Patienten – während und nach der laufenden Erkrankung Tagebuch geführt werden. Die Eintragungen sind dann vor allem im Zusammenhang mit der Erstellung der diversen Checklisten für Notsituationen äußerst nützlich.

Diese Dokumente – wie auch die Checklisten – sollten sowohl beim Betroffenen wie auch bei einer Vertrauensperson greifbar sein. Ferner können Aufzeichnungen früherer Betreuer von Nutzen sein.

Hilfestellungen in Familie und Freundeskreis

In der Regel finden sich Betreuer und Helfer in der Familie. Hat der Betroffene aber keine Familie, werden vielleicht Freunde oder Bekannte diese Aufgabe übernehmen. Ist der Kranke alleinstehend, kann er sich hoffentlich dazu durchringen, eine Klinik aufzusuchen. Gerade im Fall von Alleinstehenden zeigt sich die Wichtigkeit von Aufzeichnungen und Listen mit Notfalladressen.

Freunde und Bekannte können aber auch den betreuenden Angehörigen unschätzbare Hilfe leisten, sei es durch die Übernahme entlastender Aufgaben, sei es als moralische Stütze. Die »Hauptbetreuer« werden in der Regel in ihre Aufgabe hineingeworfen, ob sie wollen oder nicht. Für (wirkliche) Freunde und Bekannte, die helfen wollen, ist es notwendig, die Barrieren, die sie von dieser unheimlichen und auch für die Umwelt mühevollen Krankheit trennen, zu überwinden. Alle sollten sich, ich habe schon darauf hingewiesen, über die Krankheit und den Umgang mit dem Patienten informieren.

Damit solche Freunde und Bekannte tätig werden können, müssen sie erst einmal Kenntnis haben vom Zustand des Kranken. Dessen Abtauchen oder das Vertuschen durch Angehörige ist nicht sinnvoll und sollte im Zeichen der Stigmabeseitigung auch immer weniger nötig sein. Wir (und der Depressionsbetroffene) müssen uns immer wieder bewusst machen, dass Depression eine Krankheit ist, die durch biologische Vorgänge im Gehirn mitverursacht wird, dass sie sehr häufig und auch sehr häufig heilbar ist.

Angesichts dessen wollen wir nun die verschiedenen Möglichkeiten, dem Kranken zu helfen bzw. sein Leben zu erleichtern, durchgehen.

Hilfe bei der Diagnose und dem Gespräch mit der Fachperson

Die erste Hilfe kann darin bestehen, dass wir das Familienmitglied, das sich in letzter Zeit auffällig verhält, auf eine mögliche Depression ansprechen. Die Möglichkeiten und Probleme habe ich bereits ausführlich behandelt (siehe S. 73 ff.) und dafür einschlägige Checklisten zusammengestellt.

Ist nun unser Freund zum Gang zum Arzt bereit, können wir ihm helfen, eine passende Ansprechperson zu finden und können ihn auch zum Arzt begleiten. Wir können diesen Besuch mit ihm vorbereiten, indem wir gemeinsam die zu stellenden Fragen und Gesprächspunkte zusammentragen. Die Checkliste *Gesprächsvorbereitung* kann uns dabei helfen. Dadurch wird die Effizienz des ersten und auch weiterer Gespräche (falls ein Wechsel der Fachkraft notwendig wird) erhöht. Wenn das Vertrauensverhältnis mit unserem Kranken so eng ist, dass wir bei der Konsultation dabei sein können, so ist das der Idealfall. Durch die aufgrund der Checkliste gezielten Fragen der Fachkraft bzw. die Antworten darauf lernen wir unseren Patienten besser kennen, wir können die Auskünfte des Patienten ergänzen, seinem Gedächtnis nachhelfen usw.

Auch bei der anschließenden Protokollierung des Gesprächs (sehr wichtig für spätere Verwendung!) können wir helfen; zwei Gedächtnisse erinnern sich an mehr als eines. In der Checkliste *Gesprächsauswertung* wird auch die Frage angesprochen, ob – für den Fall, dass die Chemie nicht stimmt – eventuell die erneute Suche eines Gesprächspartners nötig wird. In diesem Falle erleichtern die erwähnten Aufzeichnungen den Neubeginn erheblich.

Was tun, um das Patientenleben zu erleichtern?

Neigt unser Partner oder Freund zur Schwermut oder hat er bereits eine oder mehrere Depressionen hinter sich, können wir ihm helfen, einen neuen Absturz zu vermeiden, indem wir mit ihm die Checkliste *Vorbeugung und Erleichterung* durchgehen und versuchen, ihn zur Verwirklichung einzelner Punkte zu bringen in der Zeit, in der es ihm gut geht. Eine sanfte Kontrolle und ein freundliches Erinnern kann nichts schaden. Diplomatie ist gefragt!

Für gefährdete Personen, aber eigentlich auch für alle Gesunden, würde ihre Umsetzung zur Verbesserung der Lebensqualität beitragen. Ich bin mir bewusst, dass dieser Rat fast etwas Sektiererisches an sich hat, denn der gesunde Mensch nimmt im Allgemeinen wenig Rücksicht auf seinen Körper – von der Seele ganz zu schweigen trotz eines Riesenangebots guter Ratschläge in sämtlichen Journalen.

Wer in der Depression versunken ist, führt ein armseliges Leben, aber das muss nicht so sein. Es liegt auf der Hand: Unser Freund sollte nicht im abgedunkelten Zimmer oder gar im Bett den ganzen Tag seinen düsteren Gedanken nachhängen. Es gibt so viele Möglichkeiten, sein Dasein – immer seinen Möglichkeiten angepasst – erträglicher zu machen. Dabei kann uns die Checkliste *Lebensfreude* helfen, aus der wir ihm Vorschläge machen können. Freilich ist dann wieder unsere Diplomatie, Geduld usw. gefordert. Wir müssen, wie weiter vorn im Buch dargelegt, den Mittelweg zwischen Empathie und sanfter Gewalt finden.

Die Checklisten *Lustbarometer* und *Rot-Grün* stellen höhere Ansprüche an den Kranken und sind wohl bei schwerer Depression nicht anwendbar. Sie wenden sich vor allem an den Patienten selber. Er sollte sie in erster Linie verwalten. Uns aber geben sie Hinweise, wie sich der Betroffene helfen kann und sollte. Vielleicht können wir ihn dabei unterstützen und mehr darüber erfahren, wie er sich fühlt.

Aufgrund dieser Checklisten können wir auch mit ihm besprechen, was er noch leisten kann, welche Aufgaben er in der Familie, im Haushalt und vielleicht sogar im Geschäft erfüllen kann. Ich brauche nicht zu betonen, dass die Übernahme irgendwelcher nützlicher Arbeiten und Aufgaben sein Selbstwertgefühl steigern und seine Heilung vorantreiben – wenn sie seinen gegenwärtigen Möglichkeiten angepasst sind und keinen neuen Stress aufgrund von Versagensängsten erzeugen. Und ihn darüber hinaus nicht an frühere Macht-Hierarchien erinnern und damit frustrieren. Heben wir jeden Erfolg lobend hervor. Das trägt auch zur Heilung bei.

Dieses Kapitel ist recht kurz angesichts der vielen Themen, mit denen Angehörige von Depressionskranken konfrontiert sind. Jeder Betreuer weiß, wie kräftezehrend der tägliche Umgang mit dem Kranken und seinem Minimum an Eigeninitiative ist. Da die Bedürfnisse und Möglichkeiten aber sehr verschieden sind, hat es keinen Sinn, Bestimmtes hervorzuheben. Ich verweise deshalb gerne auf die ausführlichen Checklisten.

Hilfe vor dem und im Notfall

Eine prosaische, aber wichtige und oft nicht einfache Aufgabe ist, darüber zu wachen, dass der Kranke seine Medikamente regelmäßig und in der verordneten Dosis nimmt bzw. sich mit seiner Fachperson berät, wenn er mit etwas nicht einverstanden ist oder Nebenwirkungen verspürt. Oft dauert es ja eine ganze Weile, bis das richtige Medikament – eventuell eine Kombination aus mehreren – und die richtige Dosis gefunden sind, insbesondere auch, weil eine Wirkung vielleicht erst nach Wochen feststellbar ist.

Wir alle wissen: Depression ist eine ernste, eventuell tödliche Krankheit. Im Krankheitsverlauf ist mit allerlei Zwischenfällen zu rechnen. Ist eine Krise einmal da, bricht Hektik aus: Was tun, was unterlassen?

Da helfen Checklisten, Chaos zu vermeiden. Diese sollten logischerweise vor Eintritt des Ernstfalls erstellt werden. Ich weiß: Niemand beschäftigt sich gerne mit Krisen, solange sie nicht da sind. Der Alltag ist schon schwer genug.

Deshalb haben wir Angehörige die wichtige – und nicht leichte – Aufgabe, möglichst dafür zu sorgen, dass solche Checklisten vorhanden (und à jour) sind. Logischerweise kann es sie nicht geben, wenn uns die Depression aus heiterem Himmel trifft. Oft verläuft eine Depression wellenförmig. Ist der Kranke gerade in einer Phase, die ihm die Mitwirkung an diesen Listen erlaubt, sollten wir nicht zögern, die Checklisten zu verfassen oder anzupassen – auch wenn sich der Patient, nachdem sich der Sturm gelegt hat, nicht mehr mit dem durchlebten Jammertal beschäftigen will. Aber, wie schon gesagt: Erneute Abstürze sind nie auszuschließen. Das »Wir« umfasst immer den Patienten und uns Betreuer, diese Checklisten sind eine typische Gemeinschaftsarbeit.

Die Checkliste *Für das nächste Mal* hat noch nichts Dramatisches an sich. Sie dient dem »geübten« Depressionsbetroffenen dazu, eine erneute Depression entweder abzuwenden oder zumindest zu erleichtern, indem diese mehr oder weniger »planbar« gemacht wird. Änderungen im Fühlen, Denken und Handeln, die depressionsspezifisch sind, sollen wahrgenommen und bekämpft werden. Ich denke da an einen Freund, der in Absprache mit seinem Arzt die Dosis seiner Medikamente erfolgreich erhöht, sobald er die nächste Depression herannahen fühlt.

Im Krankheitsverlauf können immer wieder mal Krisensituationen auftreten, die rasches Handeln verlangen und in denen mit der Mitwirkung des Patienten nurmehr beschränkt gerechnet werden kann. Da hilft die Checkliste *Krisensituationen*. Selbstverständlich sind auch andere Aufzeichnungen, ganz gleich welcher Art, von großem Nutzen.

Ist der Zustand des Erkrankten so, dass ihm eigenes Handeln sehr schwerfällt oder nicht mehr möglich ist, tritt der nach Ende der letzten Erkrankung geschlossene *Vertrag für den Notfall* in Kraft. Einen solchen Vertrag auszuhandeln ist eine ernste Sache. Er zeigt dem

Genesenen, dass wir weiter für ihn da sind. Und er erleichtert unsere Arbeit in einem nächsten Fall immens. Wir wissen, was wir tun dürfen und sollen, und der Kranke wird von Entscheidungen entlastet. Gibt es keinen solchen Vertrag, sind – soweit möglich in Absprache mit ihm – alle nötigen praktischen Sofortmaßnahmen zu treffen (beispielsweise Krankmeldung in der Firma, Absage privater Termine etc.). Dabei können wir uns auf die Checkliste *Vertrag für den Notfall* stützen.

Die extremste Notsituation tritt ein, wenn wir uns einer Suizidgefährdung unseres Kranken gewahr werden oder auch nur den Verdacht hegen. Ich widme ihr deshalb ein eigenes Kapitel mit der Überschrift »Alarm vor dem Tor« (S. 137 ff.).

»Nachbearbeitung« und das Problem Manie

Ist unser Freund wieder gesund, so ist unser Betreuer-Mandat beileibe nicht zu Ende. Eine wichtige und oft nicht einfache Aufgabe ist, darüber zu wachen, dass der vor Lebensfreude Sprühende seine Medikamente brav weiternimmt, solange es der Arzt für nötig hält. Es ist eine Tatsache, dass viele Depressionsfälle sofort oder später wieder auftreten, weil die Medikamente zu früh abgesetzt oder in der Dosis reduziert wurden. In zahlreichen Fällen ermöglicht die lebenslange Einnahme von Medikamenten dem Depressionsgefährdeten ein »normales« Dasein.

Ist es nicht bereits geschehen, sind jetzt die erwähnten Checklisten für Notsituationen zu erstellen. Insbesondere ist zur Vermeidung künftiger Abstürze die Checkliste *Vorbeugung und Erleichterung* zu beachten bzw. in die Tat umzusetzen.

Die Psychiatrie unterscheidet zwischen der (unipolaren) eigentlichen Depression und der bipolaren Störung, bei der das seelische Pendel abwechselnd nach Niedergeschlagenheit und Hochgefühl ausschlägt. Bei der Hypomanie bleibt das Pendel des Hochgefühls meist unterhalb der Gefahrenzone. Dieses Buch konzentriert sich vor allem auf die unipolare Störung. Nun ist der Moment, kurz auf die bipolare Störung einzugehen.

Denn auch auf diesem Gebiet geht unsere Aufgabe als Betreuer weiter. Wir sollten die allgemeine Gemütslage des Wiederauferstandenen daraufhin beobachten, ob sich nicht etwa eine (seltenere) bipolare Störung entwickelt.

Normalerweise verfällt der Depressionsbetroffene beim Wiederauftauchen in eine gewisse Euphorie, muss doch seine Seele viel Versäumtes nachholen. Dies sei ihm herzlich gegönnt, solange es bei einer Hypomanie bleibt. Allerdings kann sich eine eigentliche Manie entwickeln, die dem Betroffenen und seiner Umgebung gefährlich werden kann, indem er jegliches Augenmaß für seine körperliche oder finanzielle Leistungsfähigkeit verliert. Es gibt viele Beispiele, wo »Manisch-Depressive«, wie man sie früher nannte, in der Hyperaktivität der Manie Geld buchstäblich zum Fenster hinaus warfen, Dinge kauften, die sie sich nicht leisten konnten usw., um dann über kurz oder lang zusammenzubrechen und in der nächsten Depression zu versinken.

Eine Hypomanie kann jahrelang anhalten, viel länger als die durchschnittliche Depression. Bei Co-Autor John P. Kummer dauerte sie einmal sieben Jahre, wie er im Kapitel »Die Depression von innen gesehen« (S. 29 ff.) berichtet.

Wenn wir also die dort beschriebenen Anzeichen einer Manie feststellen, müssen dringend Fachleute aufgesucht werden.

Umgebungsgestaltung

Unsere Maßnahmen im Rahmen des »Was tun?« können sich auch auf rein materielle Gebiete erstrecken. Wenn der Depressionskranke im Schoß einer Familie oder auch »nur« einer Partnerschaft lebt, können gewisse Umstellungen im Haushalt von Nutzen sein. Auch wenn der Patient als Schwerkranker herumschleicht, sollte das Heim nicht zum Spital werden. Die Familie sollte ihr normales Leben möglichst weiterführen können. Diese Normalität tut auch dem Kranken gut. Trotzdem können ihm bestimmte Maßnahmen sein düsteres Leben erleichtern wie beispielsweise die Vermeidung starken Lärms und die Schaffung von Rückzugsmöglichkeiten. All dies hängt natürlich von den Lebensumständen (etwa der Größe der Wohnung) ab.

Der gewohnte Tagesablauf in Familie und Paarbeziehung führt zu weiteren Überlegungen – und hoffentlich gemeinsamen Entscheidungen mit dem Patienten. Ein Kompromiss zwischen Lebenserleichterung und Normalität könnte z. B. heißen: kein gemeinsames Frühstück mehr, aber gemeinsames Abendessen – mit aufgehellter Miene seitens des kranken Familienmitglieds.

Maßnahmen im Betrieb

Die steigende Häufigkeit seelischer Verstimmungen wirkt sich auch in der Wirtschaft und im betrieblichen Umfeld aus. Fragen, die sich dabei ergeben, können im Rahmen dieses Buches, das sich vor allem mit den familiären Problemen rund um die Depression befasst, nur angedeutet werden. Sie sind aber streckenweise ganz ähnlich wie im Familien- und Freundeskreis.

Anlaufstellen

Die Behandlung von Depressionsfällen im Betrieb hängt weitgehend von dessen Größe ab. In größeren Unternehmen sind betriebsinterne Fachstellen vorhanden, die Hilfe leisten können, oder es gibt eine Art Ombudsperson, an die sich die Mitarbeiter mit ihren persönlichen Problemen wenden können, ohne sich direkt »outen« zu müssen. Im Idealfall ist diese Person auf dem Gebiet Depression ausgebildet (oder sollte sich schleunigst schlaumachen).

In kleineren Betrieben ist vorerst der Vorgesetzte der erste Ansprechpartner. Vorerst, weil er den »Fall« sobald als möglich einer internen oder externen Fachperson übergeben sollte. Er verfügt nämlich in den seltensten Fällen über die nötige Ausbildung, um zu wissen, wie er mit dem erkrankten Mitarbeiter umgehen soll, wie der Fall zu kommunizieren ist und wie die betriebsorganisatorischen Fragen zu lösen sind. Auch wenn er weitere Personen einbezieht, ist doch der Vorgesetzte erste Vertrauensperson des Erkrankten (oder sollte es sein!). Er kennt ihn am besten und muss auch in die Planung der betrieblichen Maßnahmen einbezogen werden. Unnötig zu sagen, dass auch er sich über die Krankheit und den geeigneten Umgang mit dem Patienten informieren muss.

Versteckspiel

Im Idealfall steht der Vorgesetzte seinem Mitarbeiter so nahe, dass er die Symptome einer Depression erkennt, auch wenn dieser sie zu verstecken sucht. Letzteres ist häufig der Fall und hat verschiedene Gründe. Einmal erzeugt die immer noch grassierende Stigmatisierung beim Betroffenen Scham über seinen Zustand. Außerdem hat er Angst, seine Stelle zu verlieren, mag diese aufgrund der Betriebsethik noch so unbegründet sein. Ein Eintrag in seine Personalakte kann aber auch langfristig seiner Karriere sehr schädlich sein. (Beispiele sind in Kummer/Kamer (2009) aufgeführt). Zumindest aber ängstigen ihn drohender Autoritätsverlust bei seinen Mitarbeitern und mögliche Lohneinbußen bei organisatorischer Entlastung oder Arbeitsunfähigkeit. Auch graut ihm vor dem Einstieg in neue Aufgaben – alles sieht er in den schwärzesten Farben seiner Grübelei, seiner Mutlosigkeit und seiner Selbstvorwürfe. Oder er nimmt seine Krankheit nicht an und will sie überwinden. Dass ein möglichst langes Weiterwursteln für den Betroffenen (und den Betrieb) schädlich ist, braucht nicht betont zu werden.

Der Umgang

Der Umgang mit dem Depressionsbetroffenen gestaltet sich ähnlich schwierig wie im familiären Umfeld. Die größere emotionale Distanz erleichtert ihn einerseits; die Kollegen können abends heimgehen und den Fall ad acta legen. Andererseits birgt sie Gefahren, die in der weniger großen kollegialen Involviertheit liegen. Man weiß nicht, wie man mit einem Menschen umgehen soll, der sich so »komisch« verhält, man scheut die Mühen des Umgangs, man wendet sich von ihm ab, er vereinsamt, oder man neidet ihm eine eventuelle »Spezialbehandlung«, derer er sich meist schämt. Als Chef muss ich ihm als Erstes ein Gefühl der Sicherheit vor Stellenverlust vermitteln und ihn meine Anteilnahme spüren lassen – ohne ihm zu nahe zu treten.

Für alle Betriebsangehörigen, die sich mit dem Erkrankten beschäftigen (müssen), gelten die gleichen Regeln wie oben für die Familienmitglieder und Betreuer dargestellt: Geduld, Geduld, Geduld, keine Überheblichkeit, Respekt, Mitgefühl, Einfühlungsvermögen.

Und zusätzlich: Diskretion! Zwar kann der »Fall« im Kollegenkreis – unter Beachtung der Regeln – besprochen werden; man kann sich gegenseitig Tipps geben und seine Sorgen aussprechen. Aber außerhalb dieses Kreises soll die Kommunikation – die in geeigneter Form sehr wichtig ist! – dem (obersten) Chef und den Fachleuten überlassen werden.

Betriebliche Maßnahmen

Eine sofortige Freistellung eines an Depression Erkrankten ist zwar meist die betrieblich einfachste (nur wenige Menschen sind unersetzlich), aber sicher nicht die beste Lösung. Nach sorgfältiger Abklärung mit dem Betroffenen, seinem Vorgesetzten sowie internen und externen Fachleuten, was er noch zu leisten im Stande ist, sollte ihm nötigenfalls seine Aufgabe erleichtert oder auch eine neue vermittelt werden, eventuell an einer anderen Position im Unternehmen oder gar außerhalb – eventuell mit Zusicherung einer Rückkehrmöglichkeit. Natürlich hängen die Möglichkeiten von Größe und Struktur des Betriebes ab, aber sie sind einer Freistellung vorzuziehen, weil so vermieden wird, dass sich der Betroffene gänzlich unnütz oder abgeschoben fühlt. Bei gleichzeitigem Stressabbau wird er (hoffentlich) durch die Arbeit von seinen Grübeleien abgelenkt und die Genesung gefördert.

Ein Problemkreis, der sofort anzugehen ist und wiederum von Größe und Struktur des Betriebes abhängt, sind die Fragen, wie die Aufgaben des Erkrankten temporär verteilt werden können. Die Möglichkeiten der Wiedereingliederung hängen natürlich von der nicht voraussehbaren Länge der Absenz ab, auch von den Fähigkeiten des Genesenen, irgendwelche betrieblichen Aufgaben wieder wahrzunehmen. Obwohl noch mit vielen Unwägbarkeiten behaftet, sind vorbereitende, noch nicht umgesetzte Maßnahmen sicher von Vorteil. In vielen Fällen wird eine Wiederaufnahme der vorherigen Tätigkeit ohne irgendwelche Reduktionen oder Anpassungen nicht sinnvoll sein, sonst baut sich der Stress, der häufig ja der Auslöser des Absturzes war, in kürzester Zeit wieder auf.

Depression als berufliche Chance

Ausgebrannt ist ein Mensch meist nicht nur körperlich, sondern auch seelisch. Vielleicht hat er eine Frustration oder gar einen Hass auf seine berufliche Aufgabe entwickelt, sodass es nicht sinnvoll ist, dort wieder anzufangen, wo man aufgehört hat. Vielmehr ist der Umstand, dass der Körper quasi die Notbremse gezogen hat, die Chance des Lebens für eine berufliche Neuorientierung. Wie bei einem Stellenverlust sollte man sich nicht fragen »Was habe ich bisher getan?« und auf den alten Schienen weiterfahren, sondern, »was will ich tun, was werde ich gut können, weil es mich interessiert?« – Jetzt ist *die* Gelegenheit und höchste Zeit, seine Träume zu verwirklichen! Selbstverständlich kann sich der Kranke in den Tiefen seiner Depression nur schwer mit solchen Fragen befassen, auch wenn es ihm gut täte. Eine anschließende Hypo(!)manie ist jedoch die beste Gelegenheit, eine Neuorientierung zu planen.

Burnout

Ich habe in diesem Kapitel den Fall der mittleren und schwereren Erschöpfungsdepression dargestellt. Bei den leichteren Fällen des Burnout gelten mutatis mutandis die gleichen Überlegungen. Der Betroffene kehrt nach ein paar Wochen erholt und gestärkt an seinen Arbeitsplatz zurück. Für die Zeit seiner Abwesenheit kann eine Übergangslösung durch eine Stellvertretung genügen. Allerdings müssen Fachstellen und Vorgesetzte genau abklären, ob für die Zukunft entlastende Maßnahmen ergriffen werden, um eine Wiederholung zu vermeiden.

Vorbeugen und Rückfallprophylaxe bedeuten auch in diesem Fall: Entschleunigung! Ein Modewort, sicher, aber wir haben die unser gegenwärtiges Wirtschaftsleben dominierende Beschleunigung als eine der Hauptursachen von Burnout und Depression im Betrieb – und im übrigen Leben – geortet. Diese Entschleunigung ist nur mit Disziplin zu verwirklichen. Aber sie ist notwendig, um Rückfälle zu vermeiden. Gelingt sie nicht, sind weitergehende organisatorische Maßnahmen bzw. eine Neuorientierung einzuleiten.

Stress

Als Ursache von Burnout und Depression wird immer wieder der Stress genannt, er kommt auch in diesem Buch mehrmals vor. Josef Giger-Bütler beschäftigt sich im Rahmen der Überforderung (siehe Kapitel »Überforderung als Grundmuster«, S. 58 ff.) ausführlich damit.

Erstaunliche Überlegungen zum Stress hat der amerikanische Bio- und Neurologe Robert M. Sapolski aufgrund von Studien an Pavianherden angestellt und deren Ergebnisse auf Menschen übertragen und verifiziert (Artikel »Stress« von Jonah Lehrer in der Zeitschrift »NZZ« *Folio* 01/2011, ISSN, 1420-5262). Es würde zu weit führen, sie hier herzuleiten, aber sie sind m. E. bedenkenswert, sodass ich sie hier anführen möchte.

Danach ist nicht der Topmanager, der um zwei Uhr morgens noch lustvoll seine E-Mails durchgeht (und Aussicht auf einen Aufsichtsratssitz hat), am meisten gestresst, sondern der kleine Angestellte, der sich in seinem minderen sozialen Status nicht wohlfühlt, dort aber nicht herauskann.

Daraus können wir u. a. folgende Schlüsse ziehen:

Erstaunlich: Der Manager mit Burnout hat eigentlich weniger Stress als der mit seinen Karriereaussichten unzufriedene Angestellte, der sich keinen Burnout leisten kann (und in einer Erschöpfungsdepression Zuflucht nehmen muss).

Logisch: Der in seinem Statuskäfig gefangene kleine Angestellte ist von seinen (eventuell von ihm selbst herangezogenen) Aufgaben viel eher gestresst und damit anfällig für eine Depression. Wenn er dann nach seiner Rückkehr in die Firma eine weniger anspruchsvolle Aufgabe erhält, kann er sich als »The King« fühlen und der Stress ist weg.

Alarm vor dem Tor

In gewollter Redundanz wiederhole ich den Schlusssatz eines früheren Kapitels: Anzeichen, dass der Depressionsbetroffene mit der »ewigen Ruhe« liebäugelt, sind immer und in jedem Fall ernstzunehmen. Handeln Sie! Und zwar schleunigst.

Suizide können nicht ungeschehen gemacht werden. Suizidversuche können lebenslange körperliche Schäden nach sich ziehen – ganz abgesehen vom Schrecken und der Trauer der Angehörigen. Es versteht sich von selbst, dass die betreuende Fachperson sofort zu verständigen ist.

Wir haben gesehen, dass unser Patient oft nah am Tor zum Jenseits steht, dass Gevatter Tod ein häufiger, sogar als liebevoll empfundener Begleiter unseres Patienten ist. Der Umgang mit seiner Todessehnsucht fordert uns bis zum Letzten, die Hilfestellung auf diesem Gebiet ist der wohl schwierigste Teil unserer Aufgabe als Betreuer.

Praktisch jeder Depressionskranke beschäftigt sich mit Suizidgedanken, und es ist von Grund auf falsch, diesem – zugegebenermaßen – heiklen Problem aus dem Wege zu gehen. Wenn wir durch eine spontane Äußerung geschockt sind, (obwohl wir durch einschlägige Lektüre darauf vorbereitet sein sollten), verträgt eine Aussprache einen kleinen Aufschub, bis wir uns gesammelt haben. Dass der Aufschub nicht zu lange dauern darf, liegt auf der Hand.

Dabei müssen wir dem Verzweifelten mit Respekt und Liebe gegenübertreten. Abscheu und Vorwürfe bringen nichts, sie sind äußerst schädlich. Wir müssen ihm zeigen, dass wir bei ihm sind, dass wir auch an diesem Aspekt seiner momentanen Seelenlage teilnehmen. Wir können versuchen, ihn zu trösten. Wichtiger noch für den am Sinn seines Weiterlebens Zweifelnden ist, zu wissen, dass er sich auch mit diesen schwärzesten Gedanken an uns wenden und das ganze Ausmaß seiner Verzweiflung uns mitteilen kann. Er soll sich seiner Gedanken nicht schämen. Wenn er sie als Teil seiner Krankheit annimmt, verlieren sie an Wucht und Bedrohlichkeit.

Wir müssen ihm aber klarmachen, dass seine Handlungen endgültig sein können und nicht zu korrigieren sind. In seinem Leid ist sein Blick verengt und auf ihn selbst fokussiert. Wir müssen ihn darum vor die Tatsache stellen, dass er nicht allein auf dieser Welt ist und dass er an seine Nächsten denken soll, denen er lebenslanges Leid – Trauer, Schuldgefühle – zufügen würde. Gedanken, die ihm in seiner Verzweiflung vielleicht gar nicht kommen. Wir zeigen ihm damit auch, dass wir ihn ernst nehmen und dass er nach wie vor einen Platz in der Familie hat. Diese Überzeugungsaufgabe ist nicht einfach. Ich erlebte einen Fall, da eine gottesfürchtige und liebevolle Mutter versuchte, »davonzulaufen«, wie sie es nachher selber formulierte, obwohl sie einen leicht behinderten Sohn hatte, der dann im wahrsten Sinn des Wortes mutterseelenallein geblieben wäre. Wir müssen dem Todeswilligen also trotz allem die Frage stellen, ob er wirklich nichts und niemanden mehr nennen kann, wofür es sich zu leben lohnt.

Auf uns Angehörige, die wir vielleicht zum ersten Mal die Fratze des Todes – zumindest des »freiwilligen«, vermeidbaren – aus der Nähe erblicken, warten wieder einmal organisatorische Aufgaben und zwar solche, die keinen Aufschub und wenig Überlegen erleiden. Unser eigenes Erleben kommt in zweiter Linie.

Hat er gesagt, er habe genug von diesem Leben? Was heißt das? Wir werden unruhig, wenn wir nicht bei ihm sein können. Benützt er sein Alleinsein zu Taten, die unumkehrbar sind? Wir rufen von auswärts mehrmals zu Hause an und fragen ob alles in Ordnung sei. Die ständige Alarmbereitschaft, die Furcht, Signale zu übersehen, zehren an unseren Kräften. Sie fixieren unsere Gedanken auf dieses Thema und lassen wenig Raum für ebenso nötige andere Überlegungen, sei es im Zusammenhang mit dem Kranken oder unserer Tätigkeit in Beruf und Privatleben.

Äußert er konkrete Absichten, seine Misere zu beenden, dann herrscht eine hohe Alarmstufe. Ein Klinikaufenthalt wird unausweichlich. Wir können versuchen, den Kranken dazu zu überreden, hinter schützenden Mauern Halt zu suchen, indem wir auf die Unwiderruflichkeit und auf das Leid hinweisen, das er seiner Umgebung antun würde. Eventuell müssen wir die Entscheidung für ihn treffen und ihn ins Auto packen, denn zu Hause können wir ihn nicht rund um die Uhr bewachen. Solche Zwangseinweisungen bedingen aber, da sie eigentlich eine Freiheitsberaubung darstellen, die Beachtung gewisser rechtlicher Voraussetzungen. Jede Klinik kann hierzu Auskunft geben. Übrigens: Meist wird uns der Kranke dankbar sein, wenn er wieder gesund ist, dass er am Leben geblieben ist. Manfred L. Lütz dazu: »Es gibt nicht nur lebensrettende Operationen, es gibt auch lebensrettende Zwangseinweisungen« (2011, S. 151).

Auch wenn sich der Depressionsbetroffene über seine Ziele ausschweigt, gibt es vielerlei Anzeichen, die bei uns sämtliche Warnlampen leuchten lassen sollten. Ich habe sie in der Checkliste *Alarmsignale bei Suizidgefährdung* aufgeführt. Wenn wir glauben (wir müssen nicht einmal sicher sein), dass Anzeichen bestehen, dürfen wir nicht in Panik geraten, sondern umsichtig Maßnahmen treffen, wie sie in der Checkliste *Verhalten und Maßnahmen bei Suizidgefahr* zusammengefasst sind.

Mit Kranken, die bereits in einer (offenen) Klinik sind, wird, wenn Selbsttötung »in der Luft liegt«, kurzer Prozess gemacht. Ich habe es selbst erlebt, wie aufgrund (nur) missverständlicher Äußerungen eines Patienten auf Urlaub nach seiner Rückkehr in die Klinik sämtliche Fallgitter herunterrasselten. Ausgangssperren wurden, zum ausgesprochenen Missvergnügen des Betroffenen, erst nach intensiven therapeutischen Gesprächen wieder aufgehoben.

Ist unser Freund in der Klinik, tritt zu Hause eine Beruhigung ein, die wir zum Aufatmen nutzen können. In der Klinik kommen Therapien zum Einsatz, die den Sensenmann weit in die Wüste schicken – ganz verschwinden wird er erst, wenn die Depression zu Ende ist.

Noch ein kurzer ethischer Exkurs zum Schluss: In letzter Zeit wird viel über den freiwilligen »Abgang« am Lebensende debattiert und geschrieben. Nicht mehr Gott, sondern der Mensch sei Herr über Leben und Tod. Hat der Depressionskranke ein Recht auf den Tod? Ich glaube nicht. Wenn ein Mensch am Ende eines langen und erfüllten Lebens keinen Sinn mehr im Weiterleben sieht, sondern nur noch Abhängigkeit und Schmerzen, und wenn für seine Nachkommen gesorgt ist oder diese gar einverstanden sind, liegt der Fall anders, als wenn ein in der Depression Gefangener seine Angehörigen, vielleicht sogar unmündige Kinder, Knall und Fall hinter sich lässt. Und, wie gesagt: Wer den Hauch des Todes einmal verspürt hat, ist oft dankbar für das wiedergewonnene Leben.

Unser Über-Leben –
Was müssen wir für uns tun?

Die bisherigen Kapitel beschäftigten sich vor allem mit dem Depressionskranken. Wir lernten seine Krankheit kennen und erfuhren, wie sie ihn verändert. Wir fragten uns, wie wir dem Depressionsbetroffenen helfen können. Die Erkrankung unseres Angehörigen erzeugt viel Wirbel, der unsere Tatkraft bis an die Grenzen beansprucht. Auch wenn unser Denken und Handeln in die Zukunft wiesen, waren es Reaktionen auf Zustände oder Handlungen, die in direkter Weise mit dem Kranken zusammenhingen. Er war immer der Motor des Geschehens, unseres Fühlens und Denkens.

Im Folgenden geht es nun um uns selber, um das eigene Ich. Natürlich können wir die Grenzen, die uns unsere Betreuungsaufgabe setzt, nicht außer Acht lassen, aber wir können sie beträchtlich ausweiten, wenn wir planmäßig – und bedächtig – vorgehen. Der Depressionskranke ist wohl der Auslöser unseres gegenwärtigen Seelenzustandes, aber er muss nun in den Hintergrund treten. Wir Angehörige haben die natürliche Tendenz, in unseren Beziehungen zum Patienten zuerst einmal seine und unsere gemeinsamen Schwierigkeiten anzugehen und unsere eigenen Probleme von uns wegzuschieben. Nun müssen wir für uns selber tätig werden.

In den Wochen oder Monaten unserer Pflege hat sich in unserer Seele allerhand angesammelt, was wir »für später« aufgehoben haben. Wir müssen nun – besser früher als später – all die Gedanken (die wir hoffentlich niedergeschrieben haben) hervorziehen und ordnen. Dazu machen wir drei Häufchen: Aufs erste kommen die Dinge, die sich nicht ändern lassen und die wir akzeptieren müssen – und auch können. Aufs zweite diejenigen, von denen wir Abschied nehmen müssen, da sie zu nichts mehr nütze sind und den Platz für »Neueingänge« versperren, und aufs dritte die Dinge, die sich noch gebrauchen, reinigen, polieren, instandbringen oder gar weiterentwickeln lassen.

Leid lindern durch Sachkenntnis

Unwissen bedeutet Ohnmacht. Ich wiederhole mich: Vor allem, wenn wir zum ersten Mal mit einer Depression im Familienkreis konfrontiert sind, müssen wir uns informieren. Je mehr wir über die Krankheit Depression wissen, desto vertrauter werden wir mit ihr, desto weniger stehen wir machtlos vis-à-vis, desto besser können wir auf den Kranken und sein schwer verständliches Verhalten eingehen, desto effizienter können wir helfen. Last but not least: Desto leichter tragen wir auch unser Los und finden Tipps und Tricks, unser Leben zu erleichtern.

Das Wissen können wir uns aus verschiedensten Quellen beschaffen: Internet, Fachliteratur, Bibliotheken usw. Fast noch wichtiger sind Quellen persönlicher Art. Ratschläge von Menschen, die Ähnliches erlebt haben oder noch erleben, mögen von unterschiedlichem Wert sein – entscheidend ist für uns der Umstand, dass wir uns austauschen, unsere Sorgen mit-*teilen* können. Geteiltes Leid ist bekanntlich halbes Leid. Ebenso hilfreich in unserer Niedergeschlagenheit sind natürlich Rat und Beistand von Fachleuten, Psychiatern, Geistlichen.

Je mehr wir über die Krankheit selbst und über das Fühlen und Denken des Kranken wissen, desto besser bekommen wir unser Mit-Leiden in den Griff. Damit erweisen wir nicht nur uns, sondern auch dem Patienten einen großen Dienst und – Respekt. Sein Innenleben ist uns

Gesunden ja schwer zugänglich, und er kann sich oft nicht klar äußern. So geht es allen besser, wenn wir eine Erklärung dafür finden, warum unser Freund manchmal so apathisch, dann wieder so trotzig gegen uns sein kann, wo wir es doch so gut meinen.

Es besteht freilich das Risiko, dass im Laufe unserer Recherchen auch unsere Sorgen und Ängste zunehmen. Uns erschrecken die geschilderten Leidenswege, vor allem auch der Umstand, dass gewisse Fälle »therapieresistent«, also unheilbar sind. Die Schilderung der Abläufe im Gehirn der Betroffenen verwirrt uns ebenso wie die Kämpfe zwischen den Vertretern der reinen Psychotherapie und denjenigen der reinen Medikamentenlösung.

Anderseits gibt es für Patient und Angehörige die tröstliche Gewissheit, dass eine Depression wirklich in den meisten Fällen heilbar und endlich ist, dass es einen Ausweg gibt aus der Misere. Auch therapieresistenten Depressionsbetroffenen können die Fortschritte in Forschung und Behandlung das Leben erleichtern.

Das Internet ist heute allgegenwärtig. Unser Griff in die Tasten erfolgt fast automatisch. Wikipedia und Konsorten vermitteln uns einen ersten Aufschluss über die Krankheit Depression. Der Tastendruck ersetzt aber meines Erachtens den Gang in die Bibliothek nicht: Dort hat man, vor allem in einer Freihandbücherei, den Überblick, was es alles zum Thema gibt (und es gibt sehr viel), und wir können diejenigen Schriften aussuchen, die uns am besten zusagen. Im Internet lauern zwar Gefahren (Fehlinformationen, Angstmacher), aber es sind auch viele nützliche Hinweise zu finden: Blogs zeigen uns, dass wir mit unserer Last nicht allein sind; Selbsthilfegruppen, deren Adressen im Internet zu finden sind, bieten nicht nur für Depressionsbetroffene, sondern auch für Angehörige Austauschmöglichkeiten.

Dies war, der Leser möge mir die Abschweifung verzeihen, der Entstehungsgrund unseres ersten Buches zum Thema (»Depression, was tun?«): Bevor ich John P. Kummer kennenlernte, war ich der Meinung, Depressionen seien grundsätzlich nicht heilbar und nur mit Hilfe lebenslänglicher Medikamenteneinnahme im Zaum zu halten. Als mir dann John erzählte, wie er aus seinen jahrelangen schweren Depressionen herausgefunden hat, war das für mich wie eine Erleuchtung. Und diese musste man, so fand ich, einem möglichst großen Kreis mitteilen. In einem Skipistenrestaurant mit dem schönen Namen »Schnapshütte« sagte ich zu ihm: »Du solltest die Tatsache deiner Heilung in einem Buch einer größeren Lesergemeinde kundtun, um deinen ehemaligen Leidensgenossen Mut zu machen.« Ich habe ihm dann auf seinen Wunsch dabei geholfen. Und wenn das daraus entstandene Buch auch nur *einem* depressionsgeplagten Menschen geholfen hat, dann haben sich unsere Mühen gelohnt. So hoffen der Verlag und wir Autoren natürlich auch, dass dieses neue Buch im Sinne einer Wissenserweiterung möglichst vielen Angehörigen eine Hilfe sei.

Es gibt auch belletristische Werke, die sich mit dem Schicksal »Depression« auseinandersetzen. Die wohl am leichtesten zu lesende literarische Darstellung einer Depression ist »Die schwarze Couch« von Pierre Daninos, dem Erfinder des Major Thompson, 1968 (!) im Arche-Verlag, Zürich, erschienen. Die französische Urfassung hieß »Le 36ème dessous«, (1966 bei Hachette, Paris). Daninos war vor allem Humorist. Wie viele Menschen seiner Wesensart wurde er von Depressionen geplagt. Seine Schilderung ist, bei aller Tragik, von feinem (Galgen-) Humor durchzogen.

Unsere Grenzen sehen

Lasst uns die Augen offenhalten nach Warnsignalen, dass unsere Kräfte an Grenzen kommen, dass uns der Rücken mehr schmerzt als sonst, dass unsere Stimmung nicht nur angesichts des Leidens des Depressionsbetroffenen gedrückt ist, sondern auch wegen unserer eigenen körperlichen und seelischen Übermüdung. Suchen wir Hilfe, wir sind nicht allein! Verwandte und Freunde mit etwas größerem Abstand zum Kranken können sehr effiziente Entlastung bieten und tun dies uns zuliebe gern. Um den Stand der Dinge abzuklären, vielleicht auch den Ernst der Lage, sollten wir die beiden Checklisten *Neige ich zur Depressivität?* und *Depressionssymptome bei Betreuern* konsultieren. Sehr empfehlenswert ist ferner, eine psychologische bzw. psychiatrische Fachkraft aufzusuchen, die mit Wissen und Erfahrung auch unsere verdrängten und deswegen nicht weniger schädlichen eigenen Probleme ans Licht bringt und löst.

Mimose mit grauem Weltbild

Was ganz besonders an unseren Kräften zehrt, ist die negative Grundstimmung des Patienten, der wir täglich ausgesetzt sind. In der Depression ist die Gemütslage des Kranken noch düsterer als bei einer körperlichen Erkrankung. Ich habe sie auf S. 91 ff. ausführlich dargestellt.

Wir dürfen, ja wir müssen uns bewusst sein: Zur Krankheit gehört, dass das Weltbild des Abgetauchten nur noch aus Minus-, bestenfalls aus Leerzeichen besteht, ebenso sein Bild von sich selber. Er ist oft traurig, schlecht gelaunt, unfreundlich, misstrauisch, feindselig gegen die Welt, seine Umgebung und seine engsten Vertrauten – und eben sich selber. Seine Wesenszüge, die ihn uns liebenswert machten, verkehren sich ins Gegenteil. Der Optimist wird zum Zyniker, der Abgeklärte wird jähzornig. Gerade der Umstand, dass sein Denken und Verhalten nicht seinem Naturell entsprechen, zeigt uns, dass sein momentanes Wesen von der Krankheit beeinflusst wird, von ihr im wahrsten Sinne des Wortes besessen ist.

Bei unseren Annäherungsversuchen müssen wir uns außerdem bewusst sein, dass unser normaler Einfluss auf den Partner ausgeschaltet ist. Wir dürfen seine Ausbrüche aber nicht auf uns beziehen. Wir müssen sie an uns abprallen lassen, wir dürfen uns keine Vorwürfe machen.

Natürlich sind auch Retourkutschen in Form von Vorwürfen an den Kranken nicht angebracht. Entweder laufen sie ins Leere, werden ohne Überlegung abgelehnt oder an den Absender zurückgeschossen, oder – am schlimmsten – sie sind Anlass für weitere Selbstvorwürfe. Es sind schon genügend »Vorwürfe« im Raum, die der Kranke auf sich bezieht.

Ansteckungsgefahr

Angehörige von Depressionskranken, vor allem die Partner, riskieren oft selbst in Depressionen zu verfallen.

Wir laufen Gefahr, dass der Gemütszustand des Erkrankten auf uns abfärbt. Wenn er stumpf vor sich hinbrütet, wenn er gar zetert und jammert, fällt es uns schwer, unsere gewohnte Stimmung aufrechtzuerhalten. Unsere heitere Gelassenheit kommt uns vielleicht sogar ungehörig vor angesichts der Verzweiflung unseres Nächsten. Tragen wir Fröhlichkeit zur Schau, wirft uns der Kranke eventuell Gleichgültigkeit vor. Schöne Erlebnisse behalten wir für uns – und vergessen sie. Oder wir nehmen den Kranken in Schutz, vor allem gegen Urteile anderer, aber auch vor uns selber und unseren »unstatthaften« Gedanken. Wir wollen nicht ständig von Zweifeln geplagt werden, wir verdrängen sie. Wir versuchen, die Umstände zu akzeptieren, um unsere Ruhe zu haben – und dann ergreift uns von Neuem die Unrast.

Seine Schlaflosigkeit und nächtliche Unruhe greift auch auf uns über. Getrennte Schlafzimmer für (Ehe-)Partner können Erleichterungen bringen, wenn wir auch trotzdem ständig auf der Hut sind und uns fragen, was wir ihm zuliebe tun könnten, um seine Qual zu lindern. Wir brauchen aber Schlaf, um der erhöhten Belastung standzuhalten. Dabei müssen wir versuchen, den Gedanken zu verdrängen, es könnte etwas passieren, während wir schlafen.

Wenn er nicht stumm dasitzt oder sich verkrochen hat, werden seine Reden ständig um seinen Zustand kreisen. Wenn wir ihm zeigen, dass wir Anteil nehmen, müssen wir uns auch mit seinen Problemen beschäftigen – bis sie auch von uns Besitz ergreifen. Dann herrscht Alarmstufe eins.

Der Kranke fordert uns laufend. Und wir müssen sehen, dass wir nicht überfordert werden. Wir dürfen an unseren Fähigkeiten und am guten Ausgang der Geschichte nicht in Zweifel geraten. Um eine Ansteckung zu vermeiden, können wir versuchen, uns an das Gejammer zu gewöhnen. Vielleicht werden wir zu unserem Schrecken allmählich müde, immer die gleiche Leier zu hören. Wir stumpfen ab. Dies ist eine wohltätige Reaktion unserer Seele, legitim und für unser Überleben wichtig.

Wir sind nicht Atlas

Atlas trug die ganze Welt auf seinen Schultern. Sind wir Atlas? Müssen wir, können wir Atlas sein? Nein! Ein wichtiger Teil dieses Buches ist der Frage gewidmet, was wir alles tun können und sollen, um unsere geistige und körperliche Fitness angesichts unserer schweren Aufgabe zu erhalten. Der Sinn dieses Kapitels ist es, diesmal uns Angehörige gleichsam von außen zu betrachten und uns mit dem Gedanken Mut zu machen, dass unsere Verantwortung dem Kranken gegenüber begrenzt ist.

Wir müssen uns auch der Rolle bewusst sein, die wir und unsere geistig-seelische wie auch körperliche Gesundheit in dem ganzen Drama spielen. Es gilt, von Anfang an ein wachsames Auge auf unsere eigenen Grenzen zu haben. Anfangs sind wir bereit, alles zu geben und können das auch. Aber je länger die Krankheit dauert, desto sorgsamer müssen wir mit unseren Kräften haushalten. Wir können uns zwar von gewissen anderen Aufgaben entlasten, unser Eigenleben dürfen wir aber nicht aufgeben.

Vielleicht haben wir auch ein schlechtes Gewissen, wenn wir uns für den Kranken nicht völlig aufopfern. Oder wir verzweifeln nicht nur daran, dass keine Fortschritte sichtbar werden, nein, wir zweifeln an unseren Fähigkeiten, irgendein Ergebnis zu erzielen. Dies entspringt unserer Ungeduld, den Patienten nicht länger leiden zu sehen, ist aber natürlich falsch. Wir sind ja weder der Herrgott noch ein Arzt und haben keine Macht über diese spezielle Krankheit, die sich weder mit einem heißen Tee noch mit einem frischen Verband lindern lässt.

Depressionskranke ziehen einen beträchtlichen Teil unserer Energien auf sich, besonders, wenn ihre Gemütslage starken Schwankungen unterworfen ist und wir nicht voraussehen können, wie unsere Bemerkungen oder Vorschläge ankommen. Es entsteht ein Dauerzustand von Anspannung zwischen uns und dem Kranken, den wir auch als Stress wahrnehmen können – mit all seinen bekannten Folgen für unser eigenes Befinden.

Unsere Erschöpfung kann in Mutlosigkeit umschlagen und wir möchten am liebsten aufgeben. Dies ist offensichtlich kontraproduktiv. Vielleicht werden wir dessen nicht einmal bewusst, es muss uns jemand

Außenstehender darauf aufmerksam machen – und uns dazu bringen, uns zu entlasten.

Wir sind keine Wunderheiler

Besonders bei einer erstmaligen Erkrankung sind wir bereit, die Verantwortung für die Genesung des Abgetauchten zu übernehmen, wie wir auch alle anderen Aufgaben selbstverständlich auf unseren Rücken laden. Wir sind anfänglich frisch und mutig, verordnen dem Patienten alle möglichen Mittelchen und Therapien und geben uns keine Rechenschaft darüber, dass Siegmund Freud und seine Nachfolger auch keine Allheilmittel gegen Depressionen gefunden haben.

Matthias Claudius dichtete einmal: »Wird ein Kranker eh gesund, ist es Gottes Gabe, doch die Rechnung schreibt der Arzt, dass er auch was habe«. Im Ernst: Die ärztliche Kunst in Form von Therapie und Medikation ist ein wichtiger Helfer und in den meisten Fällen nach einer Anlaufzeit sehr effektiv, zumindest, was das Resultat anbelangt. Und auch der Betroffene steht in der Pflicht. Seine Mitarbeit ist entscheidend. Es ist *seine* Krankheit, von ihm hängt es ab, ob und wann er wieder gesund wird. Auch wenn er momentan nicht in der Lage ist, irgendetwas zu seiner Heilung beizutragen, darf er das Ziel nicht aus den Augen lassen. Er sollte im Rahmen seiner Möglichkeiten die Rettungsringe fassen, die wir ihm zuwerfen – und sei es nur, die Medikamente regelmäßig und lückenlos zu schlucken.

Wie gesagt, unsere Verantwortung dem Patienten gegenüber ist begrenzt. Wir können, um beim Beispiel zu bleiben, seine Medikamenteneinnahme verfolgen und ihn daran erinnern. Zwangsernähren können wir ihn nicht. Unsere Verantwortung (neben einer guten Pflege im Rahmen unserer Möglichkeiten) besteht vor allem darin, uns immer wieder vor Augen zu halten, dass ein geistig-seelisch-körperlich gesunder Betreuer bessere Resultate erzielt als ein erschöpfter.

Gnothi seauton

»Erkenne dich selbst« hieß es vor über zweieinhalbtausend Jahren am Apollotempel von Delphi. Das ist leichter gesagt als getan, das wissen wir alle. Aber gerade bei einem »Pflegefall« ist es sehr wichtig, dass wir auf unsere körperlichen und seelischen Grenzen achten. Wir dürfen nicht in der Pflege »aufgehen«, wir dürfen uns nicht aufopfern, wir werden ja noch gebraucht. Wir dürfen auch nicht zögern, andere Personen zu unserer Entlastung um Hilfe anzugehen, vor allem aber brauchen wir neutrale Beobachter, die uns sagen, wann es genug ist. Jeder seriöse Psychiater hat seinen Supervisor, mit dem er seine Fälle bespricht und prüft. Wir vergessen über unserer Verantwortung allzu leicht, dass wir für uns selber Sorge tragen müssen. Wir laufen auch Gefahr, dass wir unsere Pflegeaufgabe als Vorwand benutzen, um Aktivitäten und Entscheidungen, die uns betreffen, aufzuschieben.

Mach mal Pause

Je primitiver Werbeslogans sind, desto eingängiger sind sie. Machen wir uns das zunutze! Lasst uns, mehrmals am Tag, innehalten und verschnaufen. Wichtig ist dabei die Ent-Spannung. Sie gelingt am besten durch Konzentration auf etwas aus unserer Umwelt, das nicht mit Depression zu tun hat: den blauen Himmel, das Vogelgezwitscher, ein Blumenstrauß. Etwas lesen (nicht unbedingt Katastrophenmeldungen), mit der Katze spielen, an die frische Luft gehen. Etwas trinken, in der guten Stube oder in einem Café. Musik hören, telefonieren. Die Möglichkeiten sind unbegrenzt. Durch dieses Abschalten können wir neue Kräfte gewinnen, die wir so bitter benötigen. Übrigens: Die Checkliste *Lebensfreude* gilt nicht nur für den Patienten, sondern auch für den Betreuer.

In ernsteren Fällen von Erschöpfung ist eine Auszeit angesagt, ein temporärer Tapetenwechsel. Die Palette reicht von Pflegehilfe bzw. Klinikaufenthalt für den Patienten über viele organisatorische Selbsterhaltungsmaßnahmen bis hin zu temporärer oder gar definitiver Trennung.

Wichtig ist, dass wir uns immer klar sind, dass nicht wir krank sind, und dass wir nur als Gesunde helfen können. Überforderung kann, wir haben es gesehen, zur Depression führen. Lassen wir uns von den Forderungen des Kranken nicht überfordern!

Den Sturm der Vorwürfe durchstehen

Wir Blitzableiter

Wenn wir versuchen, unser Schicksal als Betreuer von Depressionsbetroffenen von außen zu betrachten, so sieht dieses Bild vorerst sehr düster aus: Wir sind fast schlimmer dran als unser Patient. Während er stets die »Entschuldigung« hat, in der Depression zu stecken (was ihn allerdings vor Selbstvorwürfen nicht verschont), haben wir diese Ausrede nicht, wir sind ja nicht krank, wir haben ein scheinbar unerschöpfliches Reservoir von Kräften, das wir einsetzen, um das Leben des Kranken so angenehm als möglich zu machen. Und unser eigenes Leben? Geht vor die Hunde, und wir werden auch noch mit Vorwürfen überschüttet.

Diese kommen von allen Seiten, vom Patienten, von Bekannten und Freunden, Familienmitgliedern und – am allerschlimmsten – von uns selbst. Vollends unübersichtlich und kompliziert wird die Geschichte dadurch, dass auch die Schelten der anderen, vor allem diejenigen unseres Kranken, oft aus ihren eigenen Selbstvorwürfen heraus entstehen. Wenn wir uns dagegen wehren, müssen wir heillos aufpassen, deren labile Psyche nicht zu verletzen und unbedachte Handlungen zu provozieren.

Unser Anteil am Unwetter

Eine Frage, die uns immer wieder umtreibt: Warum gerade er, warum gerade unsere Familie, warum gerade ich? Unsere eigenen Schuldgefühle stehen uns im Weg bei der Bewältigung all der Probleme, die sich aus der Erkrankung unseres Angehörigen ergeben. Wir zermartern uns den Kopf, nicht ob überhaupt, sondern inwieweit wir daran »schuld« sind. Ist ein Kind in die Depression abgetaucht, fragen wir uns als Eltern, inwiefern unsere Erziehung falsch war. Handelt es sich um unseren Partner, untersuchen wir unser bisheriges Verhalten in der Beziehung aufs Genaueste. Und wir werden immer etwas finden …

Und finden wir nichts Tadelnswertes, bezichtigen wir uns der Gefühllosigkeit oder Oberflächlichkeit dem Patienten und den Problemen gegenüber. Wir fragen uns auch im täglichen Umgang ständig, ob wir etwas besser machen könnten, ob es noch etwas gäbe, das dem Kranken sein Los erleichterte oder gar die Leidenszeit abkürzte. Tun wir auch genug? Diese Überlegungen bergen die Gefahr in sich, uns zu blockieren.

Wir können (mit schlechtem Gewissen) im Sinne des Energiesparens unseren Umgang mit dem Patienten einschränken, um Energie zu sparen. Wir lassen ihn machen, wir vermeiden Grundsatzdiskussionen (von Ratschlägen ganz zu schweigen), wir lassen alles, wie es ist, bzw. wir lassen vieles schleifen. Wenn es uns gelingt, fürs Erste fünf gerade sein zu lassen, wenn wir Abstand gewinnen können von den Zuständen zu Hause, so ist der erste Schritt zur Entkrampfung, zur Besserung getan. Und jede Reise beginnt bekanntlich mit dem ersten Schritt.

Ganz kontraproduktiv und zu vermeiden sind Vorwürfe an uns selber wie »Hätte ich doch …«. Was in der Vergangenheit geschehen ist, kann nicht ungeschehen gemacht werden. Wir können aber unsere Fehler und Irrtümer zur Kenntnis nehmen, was zu Verhaltensänderungen führen kann. Ich habe mit Absicht das Verb »kann« und nicht »muss« gewählt. Es kann ja auch sein, dass unser damaliges Handeln im Lichte der damals bekannten Tatsachen richtig war – oder dass wir mit der Krankheit Depression noch zu wenig vertraut waren.

In dieses Kapitel gehören auch die »Strafuntersuchungen gegen uns selbst« in Bezug auf unser bisheriges Verhältnis zum Patienten. Tatsache ist, dass zwischen Partnerproblemen und Depressionen ein enger Zusammenhang (in beiden Richtungen) besteht. Wenn unsere Partnerbeziehung vor dem Super-GAU unbefriedigend war (um es neutral auszudrücken) und wir nichts dagegen taten, so ist das jetzt so, basta, und ändern können wir *im Moment* nichts. Vielleicht hilft es aber, wenn wir uns Gedanken machen (und diese aufschreiben!) über das »Nachher«, wenn unser Patient den Ausstieg geschafft hat, die Welt wieder rosiger sieht und für eine Grundsatzdiskussion wieder offen ist. Hoffnung ist ein guter Heiler.

Auch Selbstvorwürfe der Kinder wegen, »die ja nichts dafür können«, wären fehl am Platz. Natürlich können sie nichts dafür. Sie haben darum Anspruch auf eine ihrem Alter entsprechende Aufklärung über die Krankheit. Und sie haben Anspruch darauf, ihr Leben soweit immer möglich unbehelligt weiterzuführen. Wir dürfen sie nicht als Blitzableiter missbrauchen, es wäre aber ebenso falsch, sie mit Liebe zuzudecken, weil sie ja jetzt auf einen Elternteil verzichten müssen. Dies heißt wiederum nicht, dass wir ihnen die fehlende Zuneigung unseres Partners, der momentan in seiner eigenen Welt versponnen ist, nicht so gut als möglich ersetzen sollen. Wichtig ist, ihnen zu vermitteln, dass sie in keiner Weise »schuld« sind am Zustand des Kranken.

Wir sollten also Abstand nehmen, auch von uns selbst. Wie soll uns das gelingen? Es gibt kein Patentrezept. Auch die Checkliste *Umgang mit der Krankheit* ist keines. Aber es hilft uns vielleicht, die ganzen Vorwürfe aufzuschreiben. Auf diese Weise entledigen wir uns unserer Grübel-Last, wir sind eher in der Lage, Neues zu denken und zu tun. Wir können ein ganz intimes Tagebuch führen oder bereits bei der Niederschrift daran denken, dass unsere Gedanken auch einmal jemand anderem nützlich sein könnten, sei es einem Schicksalsgenossen mit ähnlichen Problemen, sei es einem Verwandten oder Freund, der dadurch unsere Situation besser verstehen kann – die meinige und evtl. auch die des Patienten. Vielleicht kann er uns gar Hilfe bringen.

Noch ein Tipp: Überlegen wir uns, wie es wäre, wenn Außenstehende uns die Vorwürfe machten, mit denen wir uns selber belasten. Würden wir sie schuldbewusst akzeptieren, oder würden wir uns dagegen auflehnen? Wenn wir sie akzeptieren, dann brauchen wir wirklich Hilfe, denn unser Patient kann keinen Zweifler brauchen. Wenn nicht, dann ist das der einfachste Weg, diese Vorwürfe als irrelevant zur Seite zu legen. Das soll uns nicht hindern, sie zum Anlass zu nehmen, wenn nötig gewisse Korrekturen an unserem Verhalten und Vorgehen anzubringen.

Undank ist der Welt Lohn

Auf keinen Fall dürfen wir in unseren Selbstzweifeln Hilfe und Trost von unserem Patienten erwarten. Zwar mag er in gewissen Momenten dankbar sein für die Dienste, die wir ihm leisten, aber dass er unser Leben erleichtert, gar uns unsere Sorgen abnimmt, das können wir wirklich nicht erwarten. Zu eingesponnen ist er in seiner Welt, die hauptsächlich aus negativen Gedanken besteht. Und aus diesen negativen

Gedanken heraus kommuniziert er mit uns. Von seiner Seite haben wir statt Trost Vorwürfe zu erwarten.

Wie erwähnt sind unsere Reaktionen auf die Signale des Kranken oft zwiespältig. Wir sind mitfühlend, aber auch wütend und versuchen gleichzeitig, unsere Wut zu unterdrücken. Der Patient spürt diesen Zwiespalt und sendet umso stärkere Signale aus seiner Depression, um sich unserer Aufmerksamkeit zu versichern – was uns hinwiederum tiefer in den Abgrund zieht.

Unsere Fürsorge wird mit Misstrauen beobachtet. Wenn wir mal an uns selber denken, wird das mit Neid quittiert. Sein angeschlagenes Selbstwertgefühl verleitet ihn, uns gegenüber aufzutrumpfen, sei es mit excessiver Kontrolle (Wo warst du so lange?), durch unangebrachte Forderungen oder haltlose, irreale Kritik. Alte, längst erledigte Querelen werden wieder ausgegraben, an die wir uns nicht mal mehr erinnern. Oder er schweigt tagelang – ein Zustand, der uns, die wir sonst schon isoliert sind, schwer zusetzen kann, insbesondere, wenn wir im Schweigen stumme Vorwürfe zu erkennen meinen.

Ein Trost: In vielen Fällen macht uns der Kranke keine Vorwürfe. Er ist dankbar, fügsam, kollaborativ, gibt sein Möglichstes. Und gibt uns die Liebe und Wärme zurück, die wir ihn spüren lassen.

Die Schrift an der Wand

Die Facetten des Sturmes, den wir durchstehen müssen, sind die finsteren Mächte der Vorwürfe: Selbstvorwürfe, Vorwürfe der anderen und, dadurch geschürt, nochmals Selbstvorwürfe. Der schlimmste dieser Vorwürfe trägt die Fratze des Todes, des Suizids unseres Betreuten.

Wie gehen wir mit Todesdrohungen um? Wie werden wir damit fertig, ohne uns mit Selbstbezichtigungen zu zerfleischen? Das ist eine der schwierigsten Aufgaben in unserem Zusammenleben mit dem Depressionskranken. Die stete Angst, Signale zu übersehen, kann uns in ständigen Stress und an den Rand unserer Belastbarkeit bringen.

Wir müssen uns, mitten in Angst und Sorgen, über einiges klar werden: Wie reagieren wir Angehörige auf seine Ausstiegsphantasien, auf sein Nicht-mehr-Mögen? Betrachten wir sie als persönlichen Affront?

Was ist mit der Verantwortung des Depressionsbetroffenen als Familienmitglied, als Ernährer, als Mutter unserer Kinder? Machen wir ihm Vorwürfe? Werden wir wütend, dass er nur an sich denkt? Fühlen wir uns erpresst um mehr Aufmerksamkeit, Pflege, Mitgefühl, Nähe? Werden wir angesichts wiederholter, sich als leer erweisender Drohungen zynisch oder gleichgültig? Oder sind wir kleinlaut und traurig und suchen den Fehler bei uns? Was haben wir dem Partner zuleide getan? Ist unsere Paarbeziehung so schlecht geworden, dass sie ihm nichts mehr bedeutet? Was haben wir versäumt?

Unsere Situation wird erträglicher, wenn wir uns vor Augen halten, dass seine Überlegungen zwar sehr viel mit Schmerz und Verzweiflung, aber sehr wenig mit jener Logik, Ethik und Moral zu tun haben, die sein Handeln in gesundem Zustand leiten würden. Er lebt in einer eigenen Welt, die weder wir noch er verstehen, die nichts mehr mit der Wirklichkeit zu tun hat. Er ist abgehoben, nimmt seine Umwelt und die Menschen darin kaum mehr wahr, er spürt nur noch seine gewaltigen Qualen, die er verständlicherweise loswerden will. Wenn wir überhaupt in seinen Überlegungen noch vorkommen, kann es auch sein, dass er uns nicht mehr zur Last fallen will – und unsere Trauer in seinem ichbezogenen Grübeln übersieht.

Wenn wir uns klar machen können, dass seine Gedanken krankheitsbedingt und nicht gegen uns gerichtet sind, werden wir mit diesem Schwert des Damokles leichter fertig. Für uns Angehörige gibt es noch weiteres zu bedenken, das mehr oder weniger hilfreich sein mag.

So mag es für uns ein kleiner Trost sein, dass Depressionskranken – auch wegen der Wirkung der Medikamente – oft die Kraft fehlt, ihre Absichten auch zu verwirklichen. Anderseits ist während des Besserungsprozesses größte Wachsamkeit unsererseits geboten. Viele Suizide passieren »in der Phase der Besserung, wenn der Antrieb wiederkommt, aber die Stimmung immer noch darnieder liegt« (Lütz 2011, S.148).

Und immer können wir uns an die Hoffnung klammern, dass die seelische Verstimmung vorübergeht, bevor es ganz ernst wird.

Wir müssen uns aber auch immer wieder einhämmern: Wir sind keine Leibwächter. *Wir sind nicht unseres Bruders Hüter!* Er hat immer noch seinen eigenen Willen, den er eventuell durchsetzt. Eine allzu enge Kontrolle kann zu einem Vertrauensverlust zwischen ihm und uns führen – Gift für eine Beziehung, die eigentlich das Ziel hat, zu heilen.

Wie gesagt, der Umgang mit dem Menetekel der Selbsttötung unseres Freundes ist eine der schwersten Aufgaben, die wir in unserem Dasein als Angehöriger eines Depressionsbetroffenen zu lösen haben. Und eine Patentlösung gibt es auch hier nicht. Abschalten können, an erfreulichere Dinge denken, Dinge unternehmen, die uns ablenken, das sind Fragen des Talents.

Vielleicht stellen wir an uns selbst verwundert fest, dass wir wie Medizinstudenten, die aus dem Leichenschauhaus kommen, das Bedürfnis verspüren, uns jetzt umso intensiver den schönen Seiten des Lebens zuzuwenden.

Und noch ein positiver Gedanke: Möglicherweise bemerken wir, dass der Kontakt zu unserem Partner über kurz oder lang sein Ende findet, und dass das unsere Gefühle ihm gegenüber vertieft und verändert – und damit unserem Zusammenleben neue Dimensionen eröffnet.

Abschließend will ich nochmals betonen: Suizidgedanken eines Depressionskranken sind immer und in jedem Fall ernst zu nehmen, auch wenn es sich um simple Drohungen handeln könnte. Niemand kann in die Seele des Verzweifelten sehen.

Warnleuchten der Seele beachten

Gefühle & Co.

Es fällt mir nicht leicht, über die Rolle der Gefühle zu schreiben, die auf uns einstürmen, wenn wir versuchen, ein guter Betreuer und gleichzeitig ein eigenständiger Mensch zu sein. Mir wurde nämlich einerseits – zu Recht oder zu Unrecht – in meinem Leben verschiedentlich vorgeworfen, ein reiner Kopfmensch zu sein. Anderseits habe ich als Laie den Eindruck, im psychologischen Schrifttum sei in Sachen Definition von Gefühl, Emotion, Empfindung und Affekt noch ein weites Feld zu beackern. Ich verwende die Begriffe hier synonym und zähle auch noch gleich Liebe, Hass, Wut, Aggression dazu.

Es ist eine Binsenwahrheit, dass die Regungen unserer Seele in allen zwischenmenschlichen Beziehungen eine Hauptrolle spielen, so auch und ganz besonders im Umgang mit Depressionsbetroffenen. Die unguten Gefühle fungieren dabei als Warnleuchten. Sie rumoren in unserem Unterbewusstsein herum, sie sind da, ob wir wollen oder nicht. Je bewusster wir sie wahrnehmen, desto besser können wir mit ihnen umgehen.

Wenn wir sie unterdrücken, leiden unser Geist und vor allem auch unser Körper unter dieser Vergewaltigung. Alles ist möglich, vom Kopfweh bis zum Magengeschwür. Unserer Aufgabe als Betreuer ist dies in keiner Weise dienlich. Wir sollen ja frisch, souverän und tatkräftig unserem Patienten gegenübertreten. Nur im Einklang mit unseren Gefühlen sind wir ausgeglichen und in der Lage, unseren in der Depression steckenden Angehörigen durch die schwere Zeit zu begleiten.

Die Macht der Gefühle ist groß, sie ist auch unheimlich, wenn man wenig Talent dazu hat, mit ihnen umzugehen. Aber: Wenn wir sie nicht beachten, verzichten wir auf die Botschaften, die sie uns vermitteln wollen. Es ist, wie wenn wir am Auto die Warnlampen einfach abschrauben. Emotionen wollen uns unsere Bedürfnisse aufzeigen, die wir, auch und besonders in dieser schwierigen Situation, haben. Sie sind in jeder Lebenslage wichtige Signalgeber, ebenso wichtig wie die logischen Turnübungen im Kopf.

Aber der Umgang mit Gefühlen ist nicht einfach. Im Bewusstsein meines psychologischen Laientums versuche ich, ihnen in diesem Kapitel näherzukommen. Zuerst einmal müssen wir sie wahrnehmen, dann annehmen und schließlich ernstnehmen. Ein Beispiel zur Veranschaulichung: Wir sind bei Freunden zum Abendessen eingeladen, mein kranker Partner will nicht mitkommen. Soll ich nun die Einladung annehmen oder ablehnen?

Wahrnehmen: Was habe ich angesichts der Alternativen für Gefühle? Freude, Trauer, Wut, Schuldbewusstsein oder »nur« Unbehagen?

Annehmen: Ich darf diese Gefühle haben, eventuell auch im Gegensatz zu meiner Erziehung, ich muss (darf) sie nicht mithilfe des Kopfes unterdrücken.

Ernstnehmen: Ich muss mich aufgrund meiner Gefühle entscheiden: Soll ich mich über die Abwechslung freuen, um dann immer daran denken zu müssen, was er jetzt wohl tut, oder soll ich bei ihm bleiben, um mein Gewissen zu schonen – und der verpassten Gelegenheit nachtrauern?

Das Beispiel zeigt zweierlei: Den Gefühlen zu folgen ist für sogenannte Kopfmenschen nicht einfach; eine Gefühlsentscheidung zu treffen heißt auch Verantwortung übernehmen.

Allerdings kann, wie gesehen, die (temporäre!) Unterdrückung einer Emotion (z.B. nach einer Meinungsverschiedenheit) sinnvoll sein, wenn man sich vor einer Entscheidung erst beruhigen will oder das Problem mit dem Patienten in einer Aussprache erörtern möchte. Wenn wir unsere Gefühle unserem Partner mitteilen (können), so zeigen wir ihm, dass wir seine und unsere Persönlichkeit respektieren.

Wie aber erkennen wir unsere Gefühle? Sicher nicht im Gewühl des Alltags. Auch schlaflose Nächte sind keine gute Ausgangslage. Wir sollten uns gedanklich und physisch vom »Schlachtfeld« entfernen, alle Nebengeräusche, von außen und in Herz und Kopf, ausfiltern. Uns Zeit nehmen und uns nicht selber unter Druck setzen, indem wir meinen, wir müssten bis dann und dann zu einer Einsicht kommen.

Meine psychologisch geschulte Tochter schreibt mir dazu: »Dafür ist es wichtig, sich immer wieder Zeit für sich zu nehmen und sich zu sammeln. Das heißt, sich zu fragen, wie man sich fühlt und dabei auch den eigenen Körper wahrzunehmen. Wie fühlt er sich an? Ist man entspannt oder verspannt? Beispielsweise in der Nacken-, Rücken- oder Magen- bzw. Bauchgegend? Im Moment zu sein hilft ebenfalls, also mit den Gedanken genau bei dem zu sein, was man gerade tut. Es hilft auch, sich zu fragen, wie viel Zeit man sich überhaupt für sich selber nimmt. Gefühle wahrnehmen ist Übungssache. Je fleißiger wir üben, desto schneller sind wir unserer Gefühle gewahr und können mit ihnen bewusst umgehen. Regelmäßiges Meditieren, Entspannungsübungen oder Yoga, Tai-Chi etc. helfen ebenfalls dabei, wieder ein Gefühl für sich zu entwickeln. Dazu gibt es eine große Ratgeber-Literatur.«

Wichtig ist auch, die wahrgenommenen Gefühle mitteilen zu können, sei es beim Partner, einem guten Freund oder in der Sprechstunde beim Arzt oder Therapeuten. Gerade auf diesem unsicheren Terrain scheint mir die Hilfe einer Fachperson, die mit kühlem Kopf (!) unser Gefühlschaos – denn ein solches wird es wohl meist sein – durch geschickte Gesprächsführung entwirrt und auslegen kann. Sie kann Wichtiges von Unwichtigem unterscheiden, den Ursachen der Gefühle auf den Grund gehen und die Konsequenzen von Entscheidungen (die wir selber treffen müssen) aufzeigen.

Lassen wir also Emotionen zu. Eine schwierige Aufgabe, vor allem für Kopfmenschen. Gefühle lassen sich nicht kontrollieren, sie kontrollieren eher uns; oft bestimmen sie unsere Handlungen, bevor der Kopf das Vorgehen festlegen kann. Unkontrollierbar wie sie sind, werden unsere Gefühle auch nach außen sicht- oder spürbar. Vor allem auch für unseren Patienten – das kann auf ihn und auf unsere Beziehung sowohl positive als auch negative Auswirkungen haben.

Nochmals: Ich glaube, gerade auf dem Feld der Gefühle ist es für uns Angehörige genauso wichtig, professionelle Hilfe zu suchen, wie für den Depressionskranken. Ein Laie, ein vertrauter Freund mit Lebenserfahrung kann eine wichtige Funktion als geistige Mülltonne und Diskussionspartner haben. Ob er den Psychologen oder die Psychiaterin ersetzen kann, bezweifle ich in aller Bescheidenheit.

Dampfkochtopf Wut

Besondere Warnleuchten sind Wut und Aggressivität. Wenn unsere Empathie in Aggressivität umschlägt, unsere Geduld in Ungeduld oder gar Wut, dann ist das wie das Zischen des Dampfkochtopf-Ventils – ein Hinweis, dass es in unserer Seele brodelt. Wenn wir diese Zeichen missachten, wenn wir selber überrascht sind von unserer »Unbeherrschtheit«, wenn wir glauben, dass Ungeduld und Aggressivität dem Leidenden gegenüber unstatthaft seien, so kann, um beim Bild zu bleiben, der Topf explodieren, zum Schaden unserer eigenen Seele und unserer Beziehung zu dem Kranken, auch eingedenk der Tatsache, dass dessen seelische Robustheit depressionsbedingt (noch) beschränkter ist als sonst.

Wie ein Wutausbruch in gewissen Fällen den Druck vermindern kann, ohne beim Gegenüber größeren Schaden anzurichten, so kann auch mal ein Tränenfluss die verstopften Leitungen wieder durchlässig machen – und der Kranke merkt überdies, dass auch wir keine Übermenschen sind. Dies kann ihn beruhigen oder umgekehrt Panik in seinem Kopf auslösen.

Bevor wir aber Magengeschwüre oder Ähnliches entwickeln, müssen wir akzeptieren, dass unsere Belastbarkeit Grenzen hat und dass wir Hilfe brauchen, bei erfahrenen Personen, auch Therapeuten. Beim Depressionsbetroffenen spricht man von Vulnerabilität. Auch wir sind verletzlich.

Ventil Trauer

Die Schwarze Dame ist wie ein Kuckuck. Sie macht sich breit und breiter und wirft alles Mögliche über den Nestrand hinaus. Unser Leben als Angehörige von Menschen, die in der Depression versunken sind, ändert sich mehr oder weniger radikal. Von viel Vertrautem, was zu unserem Leben gehört hat, müssen wir Abschied nehmen, vorübergehend oder definitiv.

Schon der Alltag ist anders geworden. Die persönliche Beziehung zum Erkrankten hat sich auf eine Weise gewandelt, die wir nicht vorausgesehen haben – vor allem, wenn es sich um seinen ersten »Tauchgang« handelt. Es kann sein, dass wir beim Partner statt auf Liebe und Anerkennung auf Zurückweisung stoßen. Ein gemeinsames Leben ist nicht mehr möglich. Wir haben unsere Autonomie eingebüßt. Wir sind einsam, traurig und desillusioniert.

Wie frisch sind wir ausgezogen, die Welt zu erobern, und nun müssen wir strampeln, dass sie uns nicht ganz abhandenkommt. Wir wollen nicht verstehen, wir reagieren mit Wut: Das kann doch das Schicksal nicht mit uns machen! Nicht mit uns! Oder wir stürzen uns in alle möglichen Aktivitäten, vor allem zugunsten des Kranken. Die Trauer lauert und wartet, bis wir erschöpft sind und innehalten müssen.

Abschied nehmen ist traurig und tut weh. Darum haben wir allerhand Strategien entwickelt, um diesem Schmerz zu entgehen. Aber: In den wenigsten Fällen nützt es etwas, sich zu sagen »Es wird schon wieder«. Vielleicht wird es zwar einmal wieder, aber die jetzige Zeit ist verloren, und wir sollten, im Fall einer Wiederholung, nicht ein zweites Mal in die gleichen Abgründe stürzen. So schmerzvoll es auch sein mag: Es ist viel heilsamer, die Trauerfälle an sich heranzulassen, sie zu analysieren als zu versuchen, sie zu unterdrücken.

Nur ein ehrliches Annehmen dessen, was (hoffentlich nur vorübergehend) nicht zu ändern ist, lässt uns ruhig werden. Wir wissen aus Erfahrung, dass auf Weinkrämpfe ruhigere Phasen folgen. Den Schmerz zu unterdrücken bringt nichts. Wenn wir ruhig sind, verliert das schwarze Monster »Verlust« seine Macht über uns. Nur wenn wir ruhig sind, können wir mit dem Kranken auf einer fruchtbaren Ebene kommunizieren. Falsche Fröhlichkeit und geheuchelte Zuversicht dem Depressionsbetroffenen gegenüber prallen ab oder werden mit negativen Entgegnungen quittiert.

Wir Gesunde sind in der Lage, unsere Gefühle zu beeinflussen. Wir können an die frische Luft gehen, statt in einer Ecke zu hocken, oder wir begeben uns unter fröhliche Leute.

Jeder Mensch trauert, und das des Öfteren. Verluste – ob menschliche oder materielle – lassen uns trauern. Verluste sind, wie gesehen, auch eine häufige Ursache von Depressionen. Wir müssen aufpassen, dass wir nicht auch depressiv werden. Und doch können wir die Trauer nicht einfach wegschieben, wir müssen sie annehmen und ihren Gründen ins Auge schauen.

Ohne Loslassen des Alten gibt es keinen Neuanfang. Deshalb müssen wir das Alte genau anschauen: Ist es die Trauer wert? Verletzter Stolz und Wut können Ursachen sein, die der Trauer nicht wert sind. Trauer ist ein sehr emotionales Gefühl, das uns auch täuschen kann. Wenn es uns gelingt, das Gefühl zu beruhigen, ermöglicht ein klarer Kopf die Analyse des »Trauerfalles«, und das hilft, diesen zu überwinden, viel eher als ein sturer Kampf gegen Kummer und Weltschmerz. Dazu muss ich aber mein Trauern annehmen, ich *darf* trauern, um die Trauer zu besiegen.

Um den neuen Alltagsprüfungen gewachsen zu sein, wenn unser Freund in die Depression versinkt, dürfen wir die Trauer eine Weile beiseiteschieben – falls uns das gelingt. Sie bleibt aber da, unser Herz wird unfrei, die Trauer nagt im Hintergrund an unseren Seelenkräften. Gehen wir sie also an, bevor der Körper das Kommando übernimmt und uns lahm legt.

Wenn wir versuchen, uns mit den veränderten Umständen zu arrangieren, wenn wir meinen, wir seien über die niedrigen Gefühle der Trauer erhaben, sind wir plötzlich am Limit. Unser prekärer Gleichmut schlägt um in Wut und Ärger oder Resignation. Eine Explosion kann kurzfristig für uns – und möglicherweise auch für den Kranken – durchaus hilfreich sein und ist dadurch absolut legitimiert. Wenn aber unser Ausbruch seinen Urgrund darin hat, dass wir unsere eigene Verletzlichkeit nicht annehmen, dann werden Wut und Ärger zum Dauerzustand unseres Gemüts und erzeugen eine gespannte, gereizte Stimmung zwischen uns und dem Patienten, was weder uns bei unserer schweren Aufgabe noch ihm in seiner Verzweiflung hilft.

Seelenhygiene betreiben

Hygiene bedeutet, schädlichen Fremdkörpern den Zutritt zum eigenen Körper zu verwehren. Die Depression unseres Patienten ist ein Fremdkörper; auch wenn sie unser Leben stark beeinflusst, ist sie nicht Teil von uns Angehörigen. Wir sind gesund, wir müssen uns nur vor Ansteckung schützen. Wie? Da es sich nicht um ein physisches Problem handelt, hilft noch so langes Händewaschen nichts. Wir müssen es auf seelisch-geistiger Ebene angehen.

Mitleiden hilft nicht, Mitfühlen genügt. Ein gewisser seelisch-geistiger Abstand ist nötig, der uns die innere Bewegungsfreiheit gewährleistet. Und die sollen wir ausnützen. Dies ist nicht immer einfach. Allzu gern konzentrieren wir uns auf die Pflege des Patienten. Nach dem Spruch: »Tun wir das Dringende vor dem Wichtigen«, verschieben wir die Pflege unseres eigenen Ichs auf später – allzu sehr sind wir durch die

Probleme unseres Nächsten beansprucht. Und unser Eigenleben darbt, unsere Persönlichkeit droht zu verkümmern. Wir werden fremdbestimmt. Das darf nicht sein, wir müssen uns entwickeln, wir dürfen unser eigenes Leben leben, allen Hindernissen zum Trotz.

Erst müssen wir unseren Kopf ausmisten, bereitmachen für Neues, fürs Handeln. In der ersten Zeit des Schreckens und der Aufregung hat sich in uns allerhand Müll angesammelt, den wir jetzt ansehen und einer Triage unterwerfen müssen. Wir ärgerten uns über verpasste Möglichkeiten, wir waren traurig über die verlorene Zweisamkeit und über die Umstände, die unser Zusammenleben mit dem Patienten veränderten. Sie schienen uns in der ersten Phase weniger wichtig als die Bewältigung der Alltagsprobleme. Nun aber gehören sie hervorgezogen und betrachtet.

Vielleicht hilft es, eine Liste zu erstellen. Die Niederschrift erleichtert den Umgang mit den Problemen, sie entlastet. So kann Wichtiges von Unwichtigem unterschieden werden, und nichts geht verloren, wenn sich die Gelegenheit zu einer Aussprache ergibt. Und eine solche soll unser Ziel sein. Verdrängen bringt nichts. Solange wir unsere Gedanken und Ängste nur im Gehirn herumwälzen, drohen sie uns zuzudecken wie eine Schlammlawine, und diese hindert uns am Atmen. Wenn wir sie aber niederschreiben, gewinnen sie an Klarheit. Sie können nach Wichtigkeit geordnet werden, drängende Fragen können von Spekulationen unterschieden und getrennt werden. Es ist, wie wenn wir unsere Sorgen auf das Papier abladen können. Ich nenne das die »papierene Deponie.« Ohne Grübeleien schlafen wir auch wieder besser. Und Schlaf als Energiequelle ist für uns besonders jetzt sehr wichtig.

Dann gibt es noch die »zwischenmenschliche Deponie«. »Abladen« bei Vertrauten erleichtert und wirkt Wunder. Angst und Verzweiflung sind bekanntlich leichter zu ertragen, wenn man sie mit jemandem teilen kann. Vielleicht veranlasst uns unser Gesprächspartner auch etwa dazu, Maßnahmen zu ergreifen, tätig zu werden in Sachen Seelenhygiene. Also: Gehen wir auf die Suche nach »Kehrichtdeponien«! Seine Sorgen (mitzu-)teilen ist ein Recht jedes Menschen.

Beide »Deponien« helfen uns auch beim Geduldhaben. Wir müssen vom Wunsch nach raschen Fortschritten beim Patienten und nach einem Ende unserer Betreuungsaufgabe Abstand nehmen. Je besser wir uns mit den veränderten Lebensumständen abfinden können, desto freier fühlen wir uns. Wenn wir nicht mit allen Mitteln ein möglichst »normales« Familienleben weiterführen wollen, sondern die Neuorganisation auch als Chance wahrnehmen können, ist alles leichter zu bewältigen.

Loslassen und ruhige Gelassenheit sind die Voraussetzung für die Seelenhygiene. Halten wir uns vor Augen, dass eine Depression Zeit braucht, aber schließlich ein Ende finden wird; und dass unser Freund wieder auftaucht aus seinem Ausnahmezustand. Es wird kaum alles sein wie früher, aber vieles kann auch besser werden, indem es neu überdacht wird. Gemeinsam durchlebte schwere Stunden können eine Beziehung auf ein neues Fundament stellen. Eine nötige berufliche Neuorientierung kann neue Grundlagen für das Familienleben schaffen.

Eine Liste der zu verfolgenden Ziele, der zu lösenden Probleme, der sich bietenden Möglichkeiten zu erstellen ist ebenfalls hilfreich. Wir befreien uns vom Grübel-Druck; Ein Druck, die Probleme subito zu lösen, soll nicht entstehen. Ein sanfter Druck dagegen, vor allem nach Ende der schweren Zeit, die Probleme nicht einfach unter den Teppich zu kehren und abzuschreiben, kann nichts schaden. Diese Liste dient als Erinnerungsstütze, welche Probleme uns in der dunklen Phase besonders schwer auf dem Magen gelegen haben.

Eine weitere »Hygienemaßnahme« zur Stärkung unserer Kräfte wäre ein Urlaub, damit wir fern vom »Schlachtfeld« seelisch und körperlich Atem schöpfen können. Vielleicht will ein Familienmitglied oder Freund die Pflege temporär übernehmen. Dies ist denkbar, aber selten optimal. Zu belastend wird die Aufgabe für den Stellvertreter sein; zu sehr sorgen wir uns unserseits, ob wohl »zu Hause alles rund läuft«; zu groß ist der Stress für den Patienten, der sich umgewöhnen muss. Besser ist ein Temporäraufenthalt in einer Klinik – hoffentlich macht der Patient mit. Vielleicht begleitet er uns im Vorfeld sogar zu Besichtigungen der infrage kommenden Betriebe. Psychiatrische Kliniken haben des Öfteren »Feriengäste« und sind bestens eingestellt auf Personen, die mit ihrer Depression einen geschützten Ort suchen, wo sie für eine Weile ohne Alltagssorgen, eventuell fern von Kinderlärm,

Ruhe finden können und gleichzeitig, wenn sie denn nötig werden sollte, auf fachliche Betreuung zählen können.

Nur der Vollständigkeit halber sei eine definitive Trennung vom Patienten erwähnt. Diese erfolgt manchmal bei therapieresistenten Depressionskranken, um dem Partner ein neues Leben (er hat ja nur eines!) zu ermöglichen. Als Ultima Ratio und schwerwiegender Entscheid ist sie nur mit Fachberatung ins Auge zu fassen und hier nicht weiter zu erörtern.

Unser Leben leben

Ich drehe von Neuem die Leier: Bei aller aufopfernden Pflege müssen wir eigenständige Menschen bleiben. Wir sind in den wenigsten Fällen gelernte Kranken- oder gar Psychiatriepfleger, sondern haben einen ganz anderen Beruf. Nachdem unser Denken, Fühlen und Handeln sich in der ersten Phase auf den Mitmenschen in der Depression gerichtet hat, wird es Zeit, wieder an uns selber zu denken.

Wenden wir nun unseren Blick auf die Nebenbeschäftigungen außerhalb der Krankenpflege. Als Gedankenstütze kann die Checkliste *Das eigene Überleben* dienen. Damit sämtliche Hindernisse auf dem Rückweg ins eigenbestimmte Leben weggeräumt sind, habe ich die Checkliste *Umgang mit der Krankheit* zusammengestellt.

Also wollen wir frisch beginnen. Man könnte auch sagen: Neu beginnen. Aber »frisch« gefällt mir besser. Es geht darum, dass wir unsere zu planenden (und auszuführenden!) Aktivitäten nicht als »Müssen« empfinden, sondern dass wir sie mit frischem Elan angehen. Ich weiß, es fällt zuweilen schwer: aufgrund von Übermüdung, schlechtem Gewissen usw. Aber wir sollten uns freischwimmen von der fremdbestimmten Eintönigkeit. Die Aktivitäten müssen nicht neu, aber frisch soll der Beginn sein! Kein halbherziges Probieren, das beim kleinsten Hindernis wieder aufgegeben wird.

Ich möchte im Folgenden eine Metapher verwenden: Wir sind in unserer näheren Umwelt gleichsam in vier verschiedenen Firmen beschäftigt. Die Beziehung zum Kranken nenne ich die Paarfirma. Daneben stehen wir im Berufsleben, der Arbeitsfirma. Das nicht-berufliche gesellschaftliche Umfeld will ich als Gesellschaftsfirma bezeichnen. Das allerwichtigste Unternehmen aber ist die eigene Person, die Ich-Firma.

Die Paar-Firma

Bei unseren Bemühungen, uns freizuschwimmen, spielt das »Festland« eine wichtige Rolle. Bei jeder Entscheidung sollten wir, wenn möglich, auch den betroffenen Patienten einbeziehen und auf ihn – mehr oder weniger – Rücksicht nehmen. Wird er durch unser Handeln verletzt, betrübt, neidisch, tiefer in den Sumpf seiner Selbstvorwürfe gestoßen oder ist er in der Lage, sich mit uns zu freuen? Ich wiederhole mich, um zu betonen, dass wir kein schlechtes Gewissen haben müssen!

Falls wir mit dem Depressionsbetroffenen in einer Paarbeziehung leben, gehört zum Neuanfang auch, dass wir – immer unter Berücksichtigung der Belastbarkeit unseres Patienten – unser Paarverhältnis einer Betrachtung unterziehen, die zugleich liebevoller und unvoreingenommen sein soll. Einfach ist das sicher nicht. Die Seelenlage des mit seiner Depression Beschäftigten lässt ihn nicht ohne weiteres mitmachen. Vielleicht ist Hilfe von außen erforderlich, etwa eine Paartherapie. *Wenn* es aber gelingt, Altlasten wegzuräumen und sich der durch die Prüfungen verstärkten Gefühle bewusst zu werden, ist für die Genesung des Kranken und die Seelenhygiene des Gesunden Unschätzbares gewonnen. Vielleicht werden uns Gemeinsamkeiten bewusst, die längst in der Routine versunken waren. Selbst wenn wir uns eingestehen müssen, dass sich die ursprünglichen Grundlagen schon vor langer Zeit verabschiedet haben, kann die Beziehung, befreit von Lebenslügen und faulen Kompromissen, auf eine neue, realistischere Grundlage gestellt werden – und sei es vorerst nur für die Dauer des »Ausnahmezustandes«. Nochmals: Schwerwiegende, definitive Entscheidungen werden besser auf »nachher« verschoben.

Abgesehen von der Paarbeziehung müssen gewisse Fragen des Modus Vivendi geklärt werden. Das betrifft anfangs einmal die Art der

Problemlösung: Kann der Patient bei nötigen Entscheidungen mitarbeiten, geistig und körperlich, kann er sie mittragen oder ist er zu sehr in sich selbst versponnen und müssen wir für ihn denken und handeln?

Das gilt auch für die Mitarbeit bei der Krankheit und dem Heilungsprozess. Muss ich den Karren allein ziehen, oder kämpfen wir gemeinsam gegen die Depression? Dabei stellt sich für mich die Frage, wie ich mit einer eventuellen Trägheit des in der Depression Versunkenen zu Rande komme. Wieviel Mitarbeit kann ich fordern – dazu gehört auch die Äußerung von Bedürfnissen seinerseits. Wieviel Verantwortung kann/soll er, wieviel will/muss ich übernehmen?

Ein konkreter Fall zur Illustration: Angenommen, wir haben vor kurzem ein Haus gekauft. Für uns als Gesunde ist das Pläneschmieden eine wohltuende Ablenkung. Für den Kranken auch, wenn er nicht allzu sehr in seiner Depression versponnen ist und ihm nicht jede kleinste Entscheidung Mühe bereitet. Sind wir aber dann in der neuen Umgebung, so kann schon der Tapetenwechsel gut tun, ganz zu schweigen von der Freude des Einrichtens und der Arbeit im Garten. Dies gilt auch für unseren Depressionsbetroffenen – sofern sein Seelenzustand nicht so ist, dass ihn jeder Wechsel der Umgebung total verängstigt.

Voraussetzung für das gute Funktionieren der Paarfirma ist allerdings, dass man sich nicht in einem Zustand der Gereiztheit gegenübertritt, sondern mit Empathie und Verständnis für die Probleme und Bedürfnisse des anderen. Und mit dem Bewusstsein, dass keiner der beiden auf einer höheren Ebene steht, wie immer diese definiert sei.

Die Arbeitsfirma

Die wenigsten von uns können sich hauptamtlich der Betreueraufgabe widmen. Meist sind wir nach wie vor berufstätig und beispielsweise in ein Unternehmen eingebunden. Dies erleichtert unser Leben auf der einen Seite, weil uns tagtäglich gewisse Luftveränderungs- und Abschaltmöglichkeiten zur Verfügung stehen. Wir haben ein Gegengewicht zu den häuslichen Aufgaben und Sorgen. Auf der anderen Seite wird unser Alltag erschwert, wir stöhnen unter der Doppelbelastung von Pflege/Hausarbeit und Beruf/Karriere.

Vielleicht haben wir unsere beruflichen Tätigkeiten für eine Weile auf Sparmodus geschaltet. Das mag, vor allem für Selbstständige, eine Weile gutgehen. Das eigene Geschäft läuft unter kompetenten Stellvertretern trotzdem weiter. Sind wir angestellt, so hat unser Arbeitgeber vielleicht Verständnis für unsere aktuelle Situation. Ich brauche aber nicht zu betonen, dass (fast) jede Aufgabe in der Geschäftswelt heutzutage unseren vollen Einsatz verlangt. Auch hier gilt der makabre Spruch »Wer nicht mit der Zeit geht, geht mit der Zeit«. Wir (und unser Chef) können also die Zügel nicht längere Zeit schleifenlassen. Erfolgserlebnisse, auf die wir bei unserer Pflege so oft verzichten müssen. Wir können uns glücklich schätzen, wenn wir im Beruf einen Ausgleich finden und uns an den beruflichen Erfolgserlebnissen hochziehen können.

Auf jeden Fall sollten wir unsere besondere Lage nicht aus falscher Scham heraus vertuschen. Wir benötigen Verständnis bei unseren Vorgesetzten und Kollegen. Möglicherweise bieten diese sogar spontan Hilfe an.

Die Gesellschaftsfirma

Der Mensch ist ein geselliges Wesen. Schon verschiedentlich ist uns unsere familiäre und gesellschaftliche Umwelt als Stütze und Hilfe bei der Bewältigung unserer Aufgaben begegnet. Ich will mich nicht wiederholen in der Aufzählung der Möglichkeiten, wie wir bei unserem Neubeginn von unserem Umfeld profitieren können. Erinnert sei nur nochmals an die Selbsthilfegruppen für Angehörige. Und ich wiederhole mich: Bei Mitmenschen Hilfe beanspruchen, z.B. auch im Sinne des Wiederaufgenommenwerdens in einen Freundeskreis, ist ein Menschenrecht. Vielleicht ist unser Freundeskreis allerdings ein anderer als »zuvor« …

Die Ich-Firma

Gründen wir für unsere Freizeitaktivitäten im Geiste eine Ich-Firma! Der »Businessplan« beginnt mit der Erstellung einer Liste: Schreiben wir sie auf, die vernachlässigten Hobbys und Freundschaften, die unterbrochenen Fitness-Anstrengungen zur eigenen Gesunderhaltung, die unerfüllten Träume. Die einen Aktivitäten lassen sich organisatorisch ohne größere Probleme in den jetzigen Alltag eingliedern, andere bedingen Konzessionen seitens des Kranken. Die Checklisten *Lebensfreude, Lustbarometer und Rot-Grün* habe ich nicht nur für den Kranken, sondern auch für uns Helfer zusammengestellt.

Wie gesagt, die Aktivitäten müssen nicht gänzlich neu sein. Wir können auch liebe alte Gewohnheiten wiederbeleben. Die einen fühlen sich wohler dabei, nach dieser »Auszeit« mit etwas Bekanntem, Liebgewonnenem wieder zu beginnen, die anderen wollen etwas komplett Neues in Angriff nehmen, vielleicht etwas, wovon sie schon lange geträumt haben.

Üben wir uns in der Selbstständigkeit! Gerade in langjährigen, engen Beziehungen macht es uns vielleicht Mühe, etwas allein zu unternehmen. Zu schön war der gegenseitige Austausch nach einem Konzertbesuch. Zu lange waren wir gewohnt, unsere Gelüste den Bedürfnissen unseres Liebsten anzupassen. Wir genossen durch unseren Partner. Darum sollten wir uns folgende Fragen stellen: Wie weit bin ich in der Partnerschaft aufgegangen? Was mache ich aus eigenem Antrieb, ohne Unterstützung, was kann ich genießen, ohne es mit dem Partner zu teilen? In welche Gefilde konnte mir mein Partner nicht folgen? Was für Aktionen sind schon seit langem auf meiner Wunschliste, von denen ich träumte, aber mit Rücksicht auf das Zusammensein mit meinem Partner zurückstellte?

Jetzt ist der Moment, Träume zu verwirklichen, auch wenn es uns unmöglich und inopportun erscheint, zugedeckt wie wir sind mit den Aufgaben, die wir für zwei erledigen müssen. Wenn die Partnerschaft auf Eis gelegt ist, zeigen solche Fragen für uns Überlebenschancen auf.

Wir können uns wie gesagt der Liebhabereien wieder erinnern, die wir vor Jahren haben einschlafen lassen. Wir können Ablenkung darin finden, dass wir den vernachlässigten Garten (Speicher, Keller, Fotosammlung) wieder auf Vordermann bringen – mit sichtbaren Resultaten! Wir können den Teil des Freundeskreises ausbauen, an dem unser Partner kein Interesse zeigte, und damit der krankheitsbedingten Verkleinerung des gemeinsamen Bekanntenkreises entgegenwirken. Wenn wir uns nicht abkapseln, werden wir auch früher oder später auf Schicksalsgenossen mit Mitgefühl und guten Ratschlägen stoßen. Dieser Möglichkeit können wir auch nachhelfen, indem wir mit Selbsthilfegruppen der Angehörigen von Depressionsbetroffenen Kontakt aufnehmen.

Museen, Fussballspiele und Konzerte besuchen ist allein nicht so lustig wie zu zweit, aber bald werden wir Gleichgesinnte finden, mit denen wir uns austauschen können und die vielleicht Ansichten haben, die sich von den bekannten unseres Partners unterscheiden. Wenn sich keine Kontakte ergeben, so haben wir uns eben im Alleinsein geübt. Auswärts Essen kann auch allein Freude bereiten. Grundsätzlich gilt: Wir dürfen uns auf uns selbst besinnen und nicht mehr nur das tun, was auch den Partner interessiert. Vielleicht bringt die Erzählung unserer Erlebnisse auch ihn auf neue Gedanken – wenn er uns nicht einfach unsere Aktivitäten missgönnt. Dann müssen wir ihm klar machen, dass ein fröhlicher Betreuer für beide angenehmer ist als ein missmutiger.

Jeder seriöse Businessplan enthält Gewinnberechnungen darüber, was das ganze Unternehmen bringen wird. Auch wir sollten unsere Erfolge aufschreiben und uns an ihren erfreuen; sie heben unsere Stimmung ungemein.

Legen wir ein »Tagebuch der guten Momente« an, etwa in der Art der Checkliste *Rot-Grün*. Wenn wir uns dazu bringen, uns am Abend hinzusetzen und nach Lichtblicken des Tages zu fahnden, finden wir sicher welche. Dabei kann es sich um Signale des Kranken oder auch unserer Umwelt handeln. Ist unser Liebster auf einen unserer Gedanken eingegangen, hat er gar einen Vorschlag akzeptiert? Ist uns von irgendwoher ein guter Blick geschenkt worden, ist uns ein Kätzchen um die Beine gestrichen?

Zwar sollten wir unsere eigene Not und Wut akzeptieren und herauslassen, aber Vorwürfe, die wir uns selber machen (»hätte ich doch ...«), blockieren uns. Wenn wir uns mit unseren Problemen verkriechen, so führt das zu nichts. Wichtig ist, dass wir uns mitteilen können, das erleichtert uns, und oft kommt Hilfe aus einer Ecke, wo wir sie nicht erwartet haben.

Wenn nötig, können wir immer noch Hilfe suchen, sei es im eigenen sozialen Umfeld, sei es bei Fachleuten. Wir können auch uns selber therapieren lassen. Eine wertvolle Hilfe kann der Fachbetreuer unseres Patienten sein.

Noch ein wichtiger Punkt zum Schluss: Pläne schmieden ist anregend, sie zu verwirklichen aufregend, sie beizubehalten oft aufreibend. Was geschieht immer wieder mit unseren Neujahrsvorsätzen? Durchhalten ist angesagt. Mit der Zeit steigt die Motivation: Je mehr wir von Photographie verstehen, desto mehr Spaß macht sie; je trainierter wir sind, desto mehr Freude haben wir am Sport. Wenn uns eine Tätigkeit langweilt, sollten wir sie aufgeben, denn Pflichtübungen erzeugen wiederum Stress. Nicht ganz so »konsequent« sollten wir bei unserer körperlichen Ertüchtigung (Joggen, Krafttraining usw.) sein …

Fälle aus dem Leben –

Depressionen haben viele Gesichter

Hilfe von Mitmenschen ist ein Menschenrecht

Gleichsam zur Einstimmung haben wir an den Anfang des Buches die persönliche Depressionserfahrung von John P. Kummer gestellt. Dabei fand auch das Mit-Erleben seiner Angehörigen, seiner Frau, seiner Töchter und weiterer Personen mehrmals Erwähnung.

Die daran anschließende allgemeine Darstellung der Wechselwirkungen zwischen den Depressionskranken und ihren Angehörigen durch Fritz Kamer basiert auf eigenen Erfahrungen, Gesprächen mit Angehörigen und Äußerungen von Fachleuten. Sie sind aber bewusst allgemein gehalten, um möglichst viele Aspekte zu berücksichtigen.

Nun kehren wir wieder auf den Boden des realen Einzelfalles zurück. John P. Kummer hat seine Gesprächsnotizen zu allgemeinen Beobachtungen zusammengefasst, während Fritz Kamer ein paar Fallbeispiele schildert, die zeigen, wie die nächsten Angehörigen ihre neue Situation und Aufgabe als Betreuer meistern.

Immer wieder hatte er Gelegenheit, die Depressionsbetroffenen darauf hinzuweisen, dass Hilfe zu suchen ein Menschenrecht ist und dass man sich nicht schämen, sondern sich helfen lassen soll.

Tendenzen im Miterleben der Angehörigen

Als Mitautor des vorliegenden Buches und als Betroffener war es mir, John P. Kummer, ein Bedürfnis, neben den Erfahrungen meiner eigenen Familie auch die anderer Angehöriger kennenzulernen. In diesem Kapitel möchte ich deren Sichtweise etwas ausloten und Gemeinsamkeiten auf die Spur kommen.

Ich bin in einer privilegierten Position, weil ich durch die verschiedenen Selbsthilfegruppen des Vereins EQUILIBRIUM (siehe S. 216) zahlreiche Mit-Betroffene kenne. So konnte ich deren Familien kontaktieren und wurde fast ausnahmslos zu eingehenden Gesprächen eingeladen.

Die Bereitschaft, aus ihrer Sicht über die teils sehr schwere Krankheit ihrer Nächsten zu berichten, war groß, da sie wussten, dass ich selbst mehrmals in einer Depression gefangen gewesen war. Die Gelegenheit, sich über Fragen der komplexen Krankheit Depression auszutauschen und beiderseits dazuzulernen, war sehr willkommen.

Den Gesprächspartnern sei an dieser Stelle für ihr Vertrauen gedankt, mir soviel Einblick in ihr Erleben in einer ausnahmslos sehr schwierigen Zeit zu verschaffen.

Die Beziehung zwischen Angehörigen und Betroffenen

In den Gesprächen haben sich verschiedene Gemeinsamkeiten ergeben. Die erste – eigentlich etwas banale aber trotzdem nicht immer zutreffende – ist die Selbstverständlichkeit, mit der alle Angehörigen gegenüber ihrem Kranken Solidarität zeigen und sie unterstützen, mit ihm leiden, Wege aus dem Elend suchen, Hoffnung geben mit der Botschaft »Es wird wieder gut«. Das ist überaus positiv und hilft dem Kranken, seinem Leiden die Stirn zu bieten, weiter zu kämpfen, nicht nachzugeben und mit der Therapie fortzufahren, trotz aller Mühsal.

Das ist das positive Ende der Skala von den vielen Unterstützungsmöglichkeiten aus dem Umfeld. Es ist aber leider nicht immer so:

Eine kürzlich durchgeführte Befragung in den Selbsthilfegruppen ergab, dass fast 40 Prozent der teilnehmenden Depressionsbetroffenen ihre

Partner durch Trennung und Scheidung verloren haben. Es heißt dann einfach plötzlich: »Du musst da alleine durch, es ist deine Krankheit, ich kann dir nicht helfen, es zieht mich herunter und deshalb verabschiede ich mich«. Dies ist das traurige, negative Ende der Skala: Man verabschiedet sich von einer leider noch stark stigmatisierten Problematik, die man nicht versteht, nicht verstehen will. Man bringt auch keine Willenskraft auf zur Liebe, Solidarität und Hilfe für den Menschen, der einem einmal alles bedeutet hat.

Eine spezielle Problematik liegt im Verhältnis der Kinder zum Depressionsbetroffenen: Wie sag' ich's meinem Kinde? Offenheit führt zu einem möglichst guten und vertrauensvollen Verhältnis mit dem Kind. Verschleiern hilft nichts, da das Kind die Veränderung in der Situation der Familie sehr schnell spürt. Natürlich bestimmt das Alter der Kinder die Art und Weise, wie der gesunde Elternteil das Leiden des Betroffenen schildert, damit das Kind Verständnis aufbringen kann für das Benehmen, das plötzlich so befremdlich und anders ist. Wenn der Betroffene selbst die Kraft aufbringen kann, dem Kind über sein Leiden in groben Zügen zu berichten, wird das Kind versuchen, die eigenartige Krankheit zu begreifen und zu akzeptieren.

Verhältnis der Angehörigen und des Betroffenen zum Arzt

Auch hier waren Gemeinsamkeiten festzustellen. Mit einer Ausnahme war man mit der ärztlichen Betreuung recht zufrieden. Die Ausnahme zu beschreiben ist sehr einfach: Abgesehen von einem Eingangsgespräch bei Klinikeintritt war vom Arzt in der Folge nicht mehr viel zu sehen. Der Patient hat sich dann selber geholfen. Da er gut kommunizieren konnte, hat er sich die für ihn wichtigen Informationen im Umfeld der Klinik geholt.

Allgemein war die ärztliche Hilfe und Betreuung gut, und das Informationsbedürfnis wurde – wenn genügend Zeit vorhanden war – gestillt. Der Hausarzt ist vor allem bei Krankheitsbeginn als Anlaufstelle wichtig. Es zeigte sich dann aber bei den meisten Patienten bald, dass spezialärztliche Hilfe notwendig war.

Ärzte beanspruchen im Allgemeinen den Patienten für sich allein – Angehörige werden eher als Störfaktor betrachtet. Diese wurden oft kurz abgefertigt oder gar nicht angehört. Das Arztgeheimnis wird noch oft als Begründung für die Verweigerung von Auskünften an den Partner oder die Familie eingesetzt. Dieses Hindernis kann der Patient beseitigen, indem er den Arzt schriftlich zur Auskunftserteilung der Familie oder dem Partner gegenüber ermächtigt.

Erfreulicherweise setzt sich immer mehr das Dreiergespräch zwischen Arzt, Patient und Betreuer durch, was für Diagnose und Therapie sehr förderlich ist. Drei Seiten wissen mehr als zwei, und zwei von den dreien können sich zusammentun und an der dritten Überzeugungsarbeit leisten. Der Patient als schwächste Seite sollte sich aber nicht vereinnahmt fühlen, sondern die beiden anderen sollen ihn bewegen, die für ihn beste Lösung zu akzeptieren.

Die Rolle des Stigmas

Eine weitere Gemeinsamkeit im Erleben vieler Angehöriger betrifft die Stigmatisierung der Krankheit Depression. Eine solche Stigmatisierung wurde von den Angehörigen kaum bemerkt oder wahrgenommen. Man ist schließlich aufgeklärt und will sich nicht noch zusätzlich den Kopf zerbrechen, was die Nachbarn oder die Verwandten zu sagen haben. Das ist eine sehr gesunde Einstellung. Angehörige haben sich teilweise untereinander ausgetauscht, wie man sich am besten verhält, und das hat sich sehr bewährt.

Wie die Angehörigen berichteten, hat nicht jeder Betroffene diese gesunde Sicht auf das Stigma. Teilweise leiden sie noch sehr darunter und suchen Ausflüchte, wenn es z. B. im Gespräch heißt: »Haben Sie eigentlich Ferien, oder warum arbeiten Sie nicht?« Unabhängige, selbstständige Menschen haben dabei weniger Mühe sich zu »outen«.

Mitunter haben Personen im weiteren Umfeld mehr Probleme mit dem Stigma als Betroffene und Angehörige: Eine unserer Freundinnen, die Frau eines wunderbaren Freundes, der als Lehrer betroffen ist, meinte: Die Lehrerschaft im Schulhaus, der Rektor inklusive, kann nicht einmal ansatzweise über die kranke Psyche reden …

Die Wünsche der Angehörigen nach Aufklärung

Viele Angehörige wünschen sich mehr Aufklärung der Bevölkerung. Wenn die Partnerin eines Betroffenen zufällig Bekannte trifft, stellt sie fest, dass die Gesprächspartner oft nicht die geringste Ahnung haben, was die Depression überhaupt für eine Krankheit sei.

Ein interessierter Angehöriger berichtete, er hätte nie etwas von irgendwelchen Aktivitäten oder Bündnissen zur Information und Aufklärung gehört.

Man weiß eventuell noch, dass »der Betroffene nicht gut drauf ist«, aber das war es auch schon. Da bekommt man dann solche Kommentare zu hören: »Mach doch mal blau, wenn du nicht mehr magst, oder gehe in den Urlaub, wenn du den Stress nicht mehr aushältst. Warte doch, ich komme gleich mit, dann geht's dir bald wieder besser!«

Wenn solche Menschen dann plötzlich einen Fall in der eigenen Familie haben, können sie sich überhaupt kein Bild davon machen, was da geschieht.

Ist die Bevölkerung über das Phänomen »Depression« aufgeklärt, weiß jeder einigermaßen aufgeweckte Mensch etwas über die Symptome. So merkt er auch, wenn bei sich oder in seinem Umfeld eine Depression im Anzug ist. Dann kann er seinen Freund überzeugen, zum Hausarzt zu gehen, und es wird nicht zugewartet, bis der Betroffene einsieht, dass es so nicht weitergeht. Und er kann auch das Stigma bekämpfen, indem er offen über die psychischen Krankheiten spricht und jene sanft zurechtweist, die sich herablassend oder verständnislos über die unglücklichen Opfer dieser fürchterlichen Krankheit äußern.

Weitere Wünsche und Anregungen aus dem Kreis der Angehörigen

1. Wenn ein Betroffener zu Hause lebt oder in der Klinik ist, sollen seine Angehörigen möglichst weiterleben wie bisher. Sie sollen auch über Verlauf und Fortschritte der Krankheit sprechen. Das fördert nebenbei die Früherkennung.

2. »Die Firma soll um Himmelswillen etwas gegen das Stigma unternehmen. Deren Ansichten sind ja aus dem vorletzten Jahrhundert.«
3. Die ambulanten psychiatrischen Dienste – eine außerordentlich wichtige Institution – sollten während 24 Stunden zur Verfügung stehen.
4. Man leidet unter der Krankheitsbezeichnung »Depression«. »Burnout« wäre angenehmer.
5. Ausnahmslos wurden mehr Information und Aufklärung der Öffentlichkeit über die psychischen Krankheiten gefordert. Dies würde die psychischen Leiden vom Stigma befreien, und die Psychiatrie erhielte endlich den Status, der ihr gebührt.

Ausgesuchte Fallbeispiele

In diesem Kapitel schildere ich (Fritz Kamer) Einzelschicksale. Keine Depression gleicht der anderen, aber es gibt in jedem Fall Aspekte, die dem einen oder anderen betroffenen Angehörigen unter unseren Lesern bekannt sein dürften. Diese machen ihm Mut zum Durchhalten, indem sie ihm zeigen, wie andere Menschen darunter litten und damit fertig wurden.

In der ersten Hälfte meines Lebens wusste ich kaum, was eine Depression ist. Es gab einige Fälle in der weiteren Verwandtschaft, von denen aber nur vage berichtet wurde. Das änderte sich dann ziemlich schlagartig, als ich selbst mit der Krankheit Depression erst im Freundeskreis und dann in meiner Familie konfrontiert wurde. Viele von der Krankheit Depression bestimmte oder veränderte Lebensgeschichten, dramatische und weniger dramatische, traurige und hoffnungsvolle, sind mir seither begegnet. Ich greife aus einem leider reichen Fundus ein paar Fälle heraus. Die Interviews schildern naturgemäß den Blickwinkel der Angehörigen, aber ich habe den Eindruck, dass alle Gesprächspartner liebevoll-objektiv waren.

Auch ich möchte an dieser Stelle für ihre Bereitschaft danken, mir (und unseren Lesern) ihre Zeit zu widmen und ihre meist sehr schmerzlichen Erfahrungen hervorzuholen und offenzulegen.

Was nicht passieren darf

Ort: Zweibettzimmer einer psychiatrischen Klinik in einem Land im Herzen Europas. Eine Zeugin berichtet mir Folgendes: Im zweiten Bett liegt eine etwa 50-jährige Patientin, die wegen einer Depression hier ist. Um sie herum stehen Mann, Tochter (Mitte dreißig) und Schwiegersohn.

Die Patientin ist in Tränen aufgelöst. »Bitte, bitte, nehmt mich nach Hause!« – »Nein!«, sagt ihr Mann kurz angebunden, »wir können dich zu Hause nicht brauchen. Du bist im Weg, wir haben keine Zeit für Patienten.« Und die Tochter: »Du bist eine Simulantin, du bist böse, du bist verrückt, du denkst nur an dich. Du bleibst hier, bis du wieder normal bist. Oder du kommst endgültig in die Klapsmühle.«

Laute, harte Stimmen, Kälte, Hass, kein Trost, kein Mitgefühl, keine Familienbande, kein In-den-Arm-Nehmen! Die arme Frau weint leise vor sich hin.

Ich hoffe sehr, dass dies ein Einzelfall war.

Ein tragischer Fall mit ungewissem Ende
Eine tragische Geschichte, die hoffentlich eine Ausnahme bleibt, zeigt, wie eine bipolare Störung eine langjährige Beziehung zugrunde richten kann.

Vor 37 Jahren, noch am Ende des Teenageralters, lernten sich Erich und Rahel kennen. Rund 30 Jahre führten der Ingenieur und die beliebte Lehrerin eine »normale« Beziehung und Ehe mit Höhen und Tiefen. Mein Interviewpartner Erich hat sie als schöne Zeit in Erinnerung.

Der einzige Sohn Leo machte keine Probleme, bis er nach dem Abitur an der Schwierigkeit der Studienwahl zerbrach und depressiv wurde. Nach mehreren Klinikaufenthalten begriff er, dass er Hilfe brauchte, und im Lauf von mehreren Jahren gelang es, ihn mit ganz einfachen Hilfsarbeiten, Psychotherapie und Medikamenten zu stabilisieren. Er nimmt heute noch regelmäßig Lithium.

Während der Depression von Leo erkrankte seine Mutter plötzlich an einer Psychose (Teddybären winkten ihr zu, eine längst verstorbene

Tante lief vor ihr her), und seither wechseln sich Manien, Klinikaufenthalte und depressive Phasen ab. Von ihrem Mann wegen unlogischen, auch gefährlichen Verhaltens zum Klinikbesuch veranlasst, lief sie tags darauf wieder davon mit der Begründung, sie sei ein freier Mensch. Ihre Lehrtätigkeit gab sie auf, ebenso ein nachfolgendes Behördenamt, weil sie überfordert war. Den Haushalt besorgte sie noch einigermaßen, wenn sie auch in ihren manischen Phasen alles durcheinanderbrachte.

Die Gründe ihrer Störung wurden nie abgeklärt. Ein enges Verhältnis zum Vater, das nach seiner Wiederverheiratung mit über 70 Jahren durch die »Neue« gekappt wurde, könnte eine Rolle spielen.

Die Tragik der Erkrankung liegt für Erich vor allem darin, dass Rahel als Teil ihrer bipolaren Störung ein ausgeprägtes Borderlinesyndrom entwickelt hat. Sie überhäufte ihren Mann mit unberechtigten und unlogischen Vorwürfen. Ein Beispiel: Erich versucht seine Frau zu irgendeiner gemeinsamen Aktivität zu animieren, einem Ausstellungsbesuch, einem Spaziergang. Nachdem alles auf Ablehnung stieß, machte er sich zum Joggen bereit. Ihre Reaktion: »Warum musst du jetzt joggen gehen?«

Anmerkung des Autors: Dieses Beispiel wirft ein Licht auf meine Ratschläge weiter vorn im Buch, man solle den Depressionskranken sanft zu gemeinsamen Aktivitäten, Spaziergängen usw. animieren.

Erich musste sich auch noch grundsätzlichere Vorwürfe anhören, so zum Beispiel: Er nehme ihr den Sohn weg und er dominiere sie, obwohl bei nüchterner Betrachtung *sie* die hauptsächliche Entscheidungsträgerin war. Er litt auch darunter, dass sie jeglichem gesellschaftlichen Leben abgeneigt war. Sie stellte lakonisch fest: »Ich habe mein Leben gelebt.«

In ihrer grundsätzlich negativen Einstellung wehrte sie sich auch gegen jede Psychoanalyse (»Alle sind gegen mich«), verbot ihren Ärzten, sich mit dem Ehemann in Verbindung zu setzen *(von der heilsamen »Dreierbeziehung« Patient, Arzt, Betreuer also keine Spur)*. Sie war sprunghaft im Gespräch, fiel Erich ins Wort, war nicht kompromissbereit – früher hatte das Paar nie Streit … Heute betätigt sie sich in spiritueller Sterbebegleitung, dort kann sie ihre Hilfsbereitschaft ausleben.

Und Erich? Nach viereinhalb stürmischen Jahren als »Schutzschild« seiner Frau ist er müde. Er kann nicht mehr, er kann ihr nicht beistehen, sie weist ihn zurück. Er stellte sich die Frage: Wo bleibe ich?

Mittlerweile hat er, um seine positive Lebenseinstellung nicht zu verlieren, die gemeinsame Wohnung verlassen, lebt allein und hat mit einer alten Bekannten Kontakt aufgenommen für eine (noch) lockere, freundschaftliche Beziehung, die ihm Halt gibt. Er sieht die Scheidung als einzige Lösung, um nicht selber in der Mitte des Lebens einfach zu verdorren.

Gewissensbisse, dass er seine Frau allein lasse, müsse er sich nicht machen, denn *sie* hat als Erste mit einem Anwalt Kontakt aufgenommen. Sie will die Scheidung, eine Mediation komme nicht infrage.

Trotzdem steckt Erich in einer sehr schwierigen Situation. Wer kümmert sich denn um seine Frau, die er im Grunde genommen noch gern hat? Kann man sie allein lassen, nachdem sie schon zweimal suizidale Gedanken geäußert hat? Weiß sie, wann sie sich zu ihrem eigenen Schutz in die Klinik begeben muss? In letzter Zeit ging sie, die sonst Vernünftige und Sparsame, in manischen Phasen auf grenzenlose Einkaufstouren. Sie hat zwar Medikamente, die sie bei Beginn einer Manie einnehmen könnte, aber ihre Zuverlässigkeit ist zweifelhaft. Auch sucht sie nicht von sich aus Zuflucht in der Klinik, sie musste schon polizeilich eingeliefert werden. Wie wird sich ihr restliches Leben gestalten?

Hier zerstört die Krankheit das Leben eines unglücklichen Menschen, der sich nicht helfen lässt.

Ein gutes Ende nach langer Durststrecke

Georg, ein Ingenieur, und Ruth, die gern Kindergärtnerin geworden wäre, aber einen »soliden« Beruf erlernen musste, haben einen Depressionssturm nach jahrelangem Kampf heil überstanden. Ihre religiöse

Lebenseinstellung ließ sie auch nie an ihrer Lebensgemeinschaft für gute und schlechte Zeiten zweifeln.

Georg war in mäßigem Ausmaß in der Öffentlichkeit engagiert. Ruth litt darunter, dass auch sie immer wieder für irgendwelche Ämter gefragt wurde. Sie meinte, sie müsse zusagen, zog sich dann aber aus Angst vor Nichtgenügen stets wieder zurück. Sie stammt selber aus einer Familie, deren Oberhaupt sich eher fürs Vaterland als für die Familie engagierte, und das wollte sie für die eigene Familie vermeiden.

Das Paar hat wohlgeratene Kinder und Enkel. Als die Kinder nach und nach ausflogen, begann Ruth, für sich und Georg eine neue Bleibe zu suchen. Die etwas düstere Wohnlage in einer Agglomerationsgemeinde und die Einsamkeit des leer gewordenen Nests endeten in einer Depression, die sich im Bedürfnis manifestierte, den Wohnsitz zu wechseln.

Der Grund, dass diese Störung mit einiger Gewalt ausbrach, kann auch in der Familienkonstellation gesucht werden, sind doch depressive Erkrankungen in der engeren und weiteren Familie ausgesprochen häufig.

Ruth begann also eine akribische Suche nach freien Wohnungen. Daneben entwickelte sie Angstzustände, begann in ihrem Haus so laut zu stöhnen, dass die Nachbarn aufmerksam wurden. Nach langem Hin und Her suchte sie Zuflucht in einer Klinik, wo sie falsch behandelt wurde, einen Kreislaufkollaps erlitt und nach wenigen Tagen herausgeholt werden musste.

Wieder zu Hause, funktionierte Ruth eine Weile so einigermaßen, dann war der nächste Klinikaufenthalt fällig. Dort fühlte sie sich wohler, ging ein und aus, fuhr nach Hause, um Blumen zu gießen. Die Situation war nicht dramatisch, aber die verschiedensten Medikamente brachten wenig. Ruth fühlte sich nicht wohl in ihrer Haut. Die Wohnungssuche ging weiter. Sie besichtigte mit ihrem Mann Dutzende Objekte. Die Klinik war währenddessen stets der sichere Ort, wohin sie zurückkehrte; den strukturierten Tagesablauf empfand sie als positiv; sie wollte gar nicht mehr nach Hause, hat dann aber doch wieder im alten Haus gewohnt, stets »auf der Kippe«, wie sie sich ausdrückt.

Dann lernte sie in der Klinik Max kennen, einen Lehrer, der von seiner Frau verlassen worden war. Lange und tiefschürfende Gespräche mit ihm, der in einer viel stärkeren Depression steckte, halfen ihr sehr. Außerdem erschien ein neuer Psychiater auf der Bildfläche, und zu guter Letzt fand sich auch eine Wohnung, die allen Wünschen und Vorstellungen des Paares entsprach.

Es dauerte aber noch viele Monate, bis Ruth am neuen Wohnort ihr Gleichgewicht wieder gefunden hatte. Neben einer einfühlsamen Psychotherapie war daran ein lustiger kleiner Hund nicht unbeteiligt. Jetzt ist sie wohl endgültig über den Berg, und ihre Paarbeziehung hat gehalten.

Und Georg? Wenn er auch Ruth auf der seelischen Ebene nicht »abholen« konnte, wie sie sich ausdrückt, so hat doch sein ruhiges, überlegtes Wesen das schwankende Schiffchen sicher durch alle Stürme gelotst. Er war von seinem Beruf her das Planen und Organisieren gewöhnt und hat alle Termine vereinbart und überwacht. Und Ruth zeigte keine Spur von Widerspenstigkeit; es gab keinen Streit und keine Meinungsverschiedenheiten. Georg war weder müde noch wütend noch verzweifelt, für den Ingenieur war Ruths Erkrankung »ein Störfall, der repariert werden musste« (*O-Ton!*). Er bezeichnet sich selber als Kopfmenschen. Dieser Umstand führte aber offenbar kaum zu Konflikten mit der doch eher emotionalen Gattin. Jeder akzeptiert den anderen so, wie er ist.

Ein Happy End!

Ein unerwartetes Ende

Kuno fand keinen Spaß am väterlichen Geschäft, das er übernehmen musste. Dieses lief aber so gut, dass er seinen nicht ganz billigen Hobbys Segeln und Fliegen einen Großteil seiner Zeit widmen konnte. Seinen drei Söhnen war er der ideale Vater, der viel Zeit für sie hatte. Seiner Gattin Doris ließ er dieselben Freiheiten, die er für sich beanspruchte.

Dann kam die Zäsur: Anfang des sechsten Lebensjahrzehnts erlitt er zwei Schlaganfälle. Nach anfänglicher Verwirrtheit schien sich alles wieder einzurenken. Dann aber verstummte der blendende Alleinunterhalter. Im Herbst verfiel er in eine Depression mit Existenzängsten, die nach dem Jahreswechsel von einer nicht harmlosen Manie abgelöst wurde. Und dies wiederholte sich 15 Jahre lang. Zweimal nur ließ er sich in eine Klinik einweisen, lief aber wieder davon. Medikamente nahm er zeitweise, eine Psychotherapie außerhalb der Klinikaufenthalte zog er nicht in Betracht. Zusammen mit einem Freund sinnierte er darüber, was er eigentlich habe. Seine Bekannten reagierten verständnislos: »Was hast du denn, du hast ja alles?« Er hatte auch eine Pistole im Keller. Diese nahm ihm seine Frau eines Nachts ab. Danach fuhr sie mit ihm in die Klinik.

Ist es möglich, dass die Schlaganfälle Veränderungen im Hirn verursachten, die die Depressionen auslösten? Untersucht wurde das nicht. Allerdings waren in seiner Familie Depressions- und Suizidfälle bekannt.

Doris versuchte, die depressiven Phasen ihres Mannes so gut wie möglich zu »normalisieren«. Sein plötzliches Verschwinden vom Esstisch wurde mit seiner Eigenwilligkeit erklärt, seine kurzfristigen Absagen gesellschaftlicher Termine ebenso. Mit der Zeit aber litt das Familienleben unter seinem stundenlangen Dasitzen und Vor-sich-Hingrübeln. Seine sphinxmäßige Haltung beim Essen, wenn er überhaupt erschien, wurde zur Last. Als dann der älteste Sohn, der auswärts studierte, erklärte, er komme nicht mehr heim übers Wochenende, war für Doris der Moment da, tätig zu werden. Sie organisierte das Familienleben nicht mehr um den Patienten herum, sondern ließ ihn daran teilnehmen oder auch nicht.

Dann die zweite, erstaunliche Zäsur: Dem starken Raucher wurde mit 68 Jahren inoperabler Lungenkrebs mit Metastasen diagnostiziert. Weg waren die Depressionen! Statt mit dem nahenden Tod zu hadern, wurde er geradezu fröhlich: »Jetzt weiß ich, dass ich krank bin!« Er litt also wahrscheinlich weniger an der Depression als daran, eine Depression zu haben.

Wie reagierten die drei Söhne im Teenageralter? »In Ruhe lassen«, so lautete das Motto des Ältesten und des Jüngsten, wobei der Älteste sich

»auslüften« ging, wenn der Geduldsfaden seiner Rücksichtnahme riss. Der Jüngste fand ein Ventil im fast täglichen Schachspiel – mit seinem Vater. Der Mittlere, ein Künstlertyp, wurde noch stiller, als er schon war. Er litt wohl am meisten darunter, dass der aktive und bastelfreudige Vater zur Sphinx erstarrt war.

Und Doris? Sie nahm die neue Situation hin und dachte nie daran, Kuno zu verlassen. Sie betrachtete aber das Verhältnis zu ihrem Mann auch nicht als Pflegeaufgabe. Sie informierte sich nicht weiter über die Krankheit, sie verfügte über keine Ratschläge, wie sie in diesem Buch erwähnt sind, sie behandelte ihn fraulich-intuitiv richtig. Sie gewöhnte sich an seine neue Wesensart und tröstete sich mit der Aussicht auf den wiederkommenden Frühling. Ihr eigenes Verhalten entsprach den Grundsätzen dieses Buches: Die frühere Lehrerin erlernte einen der Psychologie nahestehenden Beruf, den sie zu etwa 20 Prozent ausübte. Dieser Beruf befriedigte sie und erlaubte ihr, »abzuschalten«.

Hin und wieder explodierte sie allerdings auch. Die Rücksichtnahme Kunos, z. B. auf ihre Hausarbeit, war krankheitsbedingt äußerst eingeschränkt. Auf ihre Klagen fragte er dann treuherzig: »Weißt du, wie du mit mir gesprochen hast?« Und: »Im Falle meines Todes erteile ich dir Generalabsolution!«.

Sie hatte die Unterstützung durch gute Leute, wie sie sagt. Ihre Mutter betete für sie. Und doch kam sie manchmal an ihre Grenzen, wenn sie gefragt wurde, wie es Kuno gehe, und sie an ihr eigenes Befinden erinnert wurde.

Eineinhalb Jahre nach der Diagnose erlag Kuno seinem Krebsleiden. Doris wandte sich einem neuen Leben zu.

Bessere Information und eine Psychotherapie hätten dem Leben von Kunos Frau und Kindern eine andere Richtung geben können.

Ende noch ausstehend

Regina war die ersten tausend Wochen ihres Lebens eine pflegeleichte Tochter. Während des Universitätsstudiums begannen sie körperliche Leiden zu plagen von Blasen-, Darm- bis Kopfwehproblemen. Während der Krankheiten war sie unausstehlich; sie wusste das, zog sich zurück und vernachlässigte ihren Freundeskreis. Ihre Zimmergenossin und beste Freundin hielt es schließlich nicht mehr aus und verließ sie. Sie nahm den gemeinsamen Freund aus der Jugendzeit als Geliebten und späteren Gatten mit. Die Isolation Reginas war – von den Eltern abgesehen – total.

Ein Lehrbuchfall für eine Depression. Ein Lehrbuchfall auch für die Wünschbarkeit der Früherkennung. Die behandelnden Ärzte schlossen (wie so oft!) lange nicht auf eine Depression. Nur einer äußerte einen Verdacht auf somatische Ursachen. Regina selbst wollte sie nicht wahrhaben »Wenn es mir nicht gutgeht, geht es mir nicht gut«, meinte sie. Zu einem auf Rat der Mutter aufgesuchten Psychiater fand sie keinen Zugang, sie glaubte ihm nicht. Ihr Studiengang setzte sie unter Zeitdruck, sodass sie lieber immer wieder einige Tage krank war, statt das Problem von Grund auf anzugehen. Immerhin hatte sie Zeit für politische Aktivitäten – die sie seelisch ziemlich stark belasteten. Auch ihr Exfreund wirkte dort mit …

So ging das ein paar Jahre lang. Nun hat sie die Schlussexamen bestanden – und drei Monate vorher noch ein ungeplantes Baby zur Welt gebracht. Die Ängste während der Schwangerschaft überstiegen offenbar nicht das Normalmaß, eine postnatale Depression zeigte sich nicht. Der Vater des Kindes war bereits seit einiger Zeit ihr Lebenspartner, das Verhältnis war, aufgrund ihrer dominanten Art, eher stürmisch. Er ist ein liebevoller Vater. Ob das Baby die Beziehung kittet? Ob sich die depressiven Verstimmungen verziehen? Es scheint, dass das Baby zumindest das dominante Wesen der Mutter mildert.

Und die Angehörigen? Reginas Eltern wurden geschieden, als sie zwölf war, verkehren aber noch heute miteinander. Die Tochter steckte das offenbar gut weg und blieb weiterhin das pflegeleichte Kind. Als dann die Schwierigkeiten und Launen der Studentin begannen, nahm der leibliche Vater die Verstimmungen auf die leichte Schulter und seine Tochter nicht ernst. Er riet ihr zwar, sich zusammenzunehmen (*sic!*), aber die Telefongespräche waren meist sehr gelöst und munter. Er meinte, je weniger man darüber spreche, desto rascher ginge es vorbei … Seiner Exfrau war er keine Stütze.

So lasteten die ganzen großen Ängste und Sorgen auf den Schultern bzw. im Herzen der Mutter. Ihre Hilflosigkeit bedrückte sie sehr, auch angesichts des Umstandes, dass ihre Tochter hunderte von Kilometern in einer anderen Stadt studierte und immer wieder krank war. Des Öfteren verließ sie ihre Arbeit, um zu ihr zu reisen und ihr beizustehen. Zwar hatte die Mutter inzwischen einen neuen, verständnisvollen Partner, der aber in ihren Augen wegen eigener Probleme nicht sehr belastbar war. Einen stärkeren Halt fand sie anderswo, erstaunlicherweise bei ihrer nebenamtlichen Tätigkeit in der Sterbebegleitung. Die erschütternden, aber in vielen Fällen auch sehr beglückenden Erlebnisse, wie sich Menschen angesichts des nahen Todes verhielten, lenkten sie ab, glichen die Waage zu ihren eigenen Sorgen aus und gaben ihr die Kraft, die eigenen Nöte und Ängste auszuhalten.

Ende gut, alles gut?
Ein junges Ehepaar voller beruflicher Pläne bekommt sein erstes Kind. Die Geburt ist sehr schwer. Auch nach der Geburt stellt der junge Erdenbürger Ansprüche rund um die Uhr, die Anstrengung geht weiter. Vater Rainer ist wochenlang im Ausland tätig, beschäftigt mit dem Aufbau einer unabhängigen Existenz als Berater. Wieder zu Hause, wird er in die Kinderpflege eingespannt. Die junge Mutter Sophie, vorher auch berufstätig, möchte so bald als möglich nicht mehr »nur« Mutter sein. Zwischen den Ehegatten entstehen Diskussionen, wer wie viel Zeit für sich beanspruchen darf. Die Mutter leidet darunter, dass sie trotz Wunschkind keine rundum glückliche Mutter ist, wie sie es eigentlich von sich selber erwartet hat. Der Hinweis einer Hebamme, es könnte eine seelische Krise nach der Geburt vorliegen, die man behandeln sollte, bleibt unbeachtet.

Wenige Jahre später kommt das zweite Kind auf die Welt. Die Geburt verläuft gut. Aber beim Stillen hat die Mutter das Gefühl, es werde ihr der Boden unter den Füßen weggezogen. Trauer erfüllt sie. Im Spital wird sofort »Abstillen« verordnet. Sophies Stimmung verbessert sich etwas.

Im gemeinsamen, offenen Gespräch diagnostizieren Sophie und Rainer eine Depression. Rainer erfährt auch, dass Sophie schon in früheren Jahren flüchtige Suizidgedanken hatte. Sophie ist eine sehr kommunikative Person, die am liebsten im Team arbeitet. Damals aber war sie weitgehend auf sich selbst gestellt, ihr Tagesablauf war wenig strukturiert, und das erzeugte Ängste. Aus noch früherer Zeit erinnerte sie sich an einen Jugendtherapeuten, der ihr vorausgesagt hatte, dass die »Melancholie«, an der sie damals litt, mit etwa 30 Jahren wieder auftauchen könne. *(Man kann sich fragen, was dieser mit seiner Prognose bezweckte.)*

Da die Kinder mittlerweile in Krippe und Schule betreut werden, kann Sophie wieder ihrem Beruf nachgehen. Dabei hat sie zu einem strukturierten Tagespensum gefunden, was für sie sehr wichtig ist. Sie hat sich weitgehend stabilisiert. Therapeutische Hilfe war auf wenige Monate beschränkt, medikamentöse Unterstützung nicht nötig. Heute genügen Bewegung an der frischen Luft und Johanniskraut, wenn Wolken am Horizont auftauchen. Eine kleine »Schrift an der Wand« bleibt: Sophies Hypersensibilität und ihr Hang, die Welt mit Minuszeichen zu versehen.

Und die Angehörigen? Sophies Gemütsschwankungen wurden nicht versteckt, aber auch vom Umfeld, vor allem von der weitverzweigten Familie, nicht zur Kenntnis genommen. Neben ein paar Freundinnen war und ist Rainer Sophies wichtigste Bezugsperson. Dieser war von seiner Existenzgründung sehr absorbiert. Er fühlte sich in seinem Bestreben, die eigene Firma aufzubauen und zu betreiben, eingeengt. Er musste viel Zeit zu Hause verbringen, wenn die Kinder nicht in der Krippe waren und Sophie mit ihnen allein war. Das Eheleben war sehr fordernd, seine Frau benötigte viel Unterstützung. Ihre Wesensart verlangte nach Sicherheit in dieser auch von finanziellen Engpässen und Ungewissheiten belasteten Zeit. Konflikte entstanden oft aus purer Erschöpfung, nicht zuletzt wegen der nächtlichen Aktivitäten der Kinder.

Rainer hat einen Beruf, bei dem psychologisches Wissen gefragt ist, und er ist darin erfolgreich. Seine berufliche Grundlage ist die Wirtschaftswissenschaft, ein Gebiet, das nicht unbedingt Gemütsmenschen anzieht, *(das weiß auch der Autor).* Obwohl er von seinem Beraterberuf her gewohnt und in der Lage war, sich mit den Gemütszuständen seiner Kunden auseinanderzusetzen, nahm er nach eigenem Bezeugen die Gemütsschwankungen seiner Partnerin zu lange zu wenig ernst. Seine eigenen beruflichen Herausforderungen einerseits und seine grundsätzlich positive Lebenshaltung anderseits erschwerte es ihm zunächst, das Ausmaß und die Tiefe der Verstimmung seiner Frau zu erfassen. Zwar sprach er ihr liebevoll zu, was aber kaum den von ihm angestrebten Erfolg hatte. Er musste auch feststellen, dass die Erörterung der Lage stark auf Sophies Gemüt schlug.

Rainer hat nach eigenen Angaben ein Urvertrauen, das durch die Erfahrungen noch gestärkt wurde, sodass die Aussichten des Paares, die Zukunft zu meistern, durchaus gut sind.

Ausblick auf bessere Zeiten –

Hoffnung für Kranke und Angehörige

Die Lebensgeschichte von Co-Autor John P. Kummer beweist es: Depressionen sind heilbar! Dieser Umstand ist nicht nur für die Betroffenen eine Frohbotschaft, sondern auch für uns Angehörige! Für uns Betreuerinnen und Betreuer heißt das: Unsere Aufgabe ist endlich!

Es besteht die achtzigprozentige Sicherheit, dass unser Partner, Vater, Frau, Tochter, Sohn, Freund wieder ganz gesund wird, mit dem Unterschied vielleicht, dass er oder sie das Leben anders anschaut und genießt als vor der Krankheit.

Unsere Pflegetätigkeit, unser Mittragen und unsere eigene Verzweiflung kommen ebenso zu einem Ende wie seine Krankheit. Auch wir haben sicher einiges gelernt im Umgang mit unserem eigenen Leben.

Ob es uns nun gelungen ist, während der Pflegezeit unser eigenes Leben weiterzupflegen oder ob wir es teilweise neu aufbauen müssen: Wir werden wieder frei sein und um viele Erfahrungen reicher. Keiner, der mit Depressionskranken zu tun hatte, wird behaupten können, diese Aufgabe habe sein Denken und Fühlen und seinen Umgang mit

Mitmenschen nicht verändert. Ich überlasse es jedem Leser, der in diesem Buch bis hierher vorgestoßen ist, sich selber auf diesen Umstand hin zu prüfen.

Ich wünsche keinem Menschen eine Depression und keinem Angehörigen eine Beziehung zu einem Kranken, die ihm zu Herzen geht, an seinen Kräften zehrt und sein Leben mehr oder weniger umkrempelt. Wenn wir allerdings da durch müssen, so lasst uns den Blick auf das Nachher richten, lassen wir uns durch die Hoffnung tragen, dass alle Mühsal ein Ende hat. Je näher uns das Leiden unseres Patienten ging, je mehr wir selber gelitten haben, umso tiefer werden die Veränderungen in uns sein, umso lebenswerter wird ihm und uns das neu gewonnene Leben.

Der aus einer Depression Wiederaufgetauchte ist möglicherweise ein ganz anderer Mensch mit neuen Lebensplänen und neuer Lebenslust (die er sich in der Depression überhaupt nicht vorstellen konnte). Nun gilt es für uns, diese Persönlichkeitsveränderung zu erkennen, zu akzeptieren und – wenn sinnvoll – mitzumachen. Da können sich nicht nur für den Depressionsbetroffenen, sondern auch für uns Betreuer neue Horizonte, neue Lebensumstände, eine erneuerte Paarbeziehung auftun.

Da wir – im Gegensatz zum Depressionskranken – in der Lage sind, Pläne für die Zukunft zu machen, können wir diese in gewissem Maße antizipieren, uns auf rosigere Zeiten vorbereiten und uns darauf freuen.

Freuen wir uns, weil das Lämpchen noch glüht!

»Freut Euch des Lebens,
Weil noch das Lämpchen glüht!
Pflücket die Rose, eh sie verblüht.
Gar mancher mach sich Sorg' und Müh',
Sucht Dornen auf und findet sie
Und lässt das Veilchen unbemerkt,
das ihm am Wege blüht.«

Hans Georg Nägeli, 1773-1836

Ein Aufruf:
Weg mit dem Stigma!

*»Letzthin nahm ich eine Ecke meiner Garage ins Visier,
wo sich allerhand Kleinkram und Vergessenes angesammelt hatte.
Ich zog das Zeugs hervor und machte Ordnung.
Da kam mir die stiefmütterlich behandelte Gruppe der psychisch
Kranken in den Sinn. Auch sie gehört ans Licht gezogen.
Alle Menschen müssen davon Kenntnis nehmen, sie kennenlernen
und akzeptieren, dass sie zu uns Menschen gehört.* (JPK)

Umgeben von Unwissen

Dieses Buch befasste sich bisher in erster Linie mit der kleinen Welt
des Depressionsbetroffenen und seiner nächsten Umgebung. Falls die
Depression zum ersten Mal zuschlug, mussten wir alle gehörig dazuler-
nen.

Jeder Mensch (Eremiten ausgenommen!) ist eingebettet in ein größeres soziales Ganzes. Auch wenn er alleinstehend und einsam ist, trifft
er auf Mitmenschen, die ihm mehr oder weniger wohlwollend begegnen – oder ihn ignorieren. Für den Depressionsbetroffenen ist diese Ig-
noranz besonders schlimm. Er fühlt sich ausgeschlossen, schämt sich,
kapselt sich ab. Wir Angehörige sind mitbetroffen.

Zwar ist der Mensch ein geselliges Wesen, aber mit Andersartigem, Fremdartigem und Abartigem gibt er sich lieber nicht ab. Zu groß ist der geistige und seelische Aufwand. So entsteht ein Stigma. Man weiß nichts von dem Andersartigen, man will nichts wissen, man hat Vorurteile.

Seit er von seinen Depressionen befreit ist, widmet sich John P. Kummer dem Kampf gegen das Stigma. Alle Leserinnen und Leser dieses Buches sind aufgerufen, zur Bekämpfung des Stigmas beizutragen. Darum stellen wir in diesem letzten Buchteil den Stand der Entstigmatisierung in den deutschsprachigen Ländern ausführlich dar und zeigen, wie vielfältig und dringend die Aufgaben der Öffentlichkeit auf diesem Gebiet sind.

Tabus und Stigmata – die eigentlichen Heilungshemmer

Tabus und Stigmata sind ganz generell Heilungshemmer. Wenn etwas tabuisiert ist, darf man nicht daran rühren, wenn etwas stigmatisiert ist, besteht Gefahr, dass man angesteckt wird, sobald man daran rührt. Solange die Krankheit Depression tabuisiert und stigmatisiert wird, erschweren tausend Hindernisse ihre Bekämpfung. Was man nicht kennt, dem misst man keine Bedeutung zu. Was totgeschwiegen wird, ist schwer zu bekämpfen.

Hier steht die Öffentlichkeit in der Pflicht. Eine moderne Gesellschaft, die das Humanitätsideal hochhält, sorgt für die seelisch Benachteiligten, im Wissen, dass die Wahrung der Volksgesundheit eine der vornehmsten Aufgaben der Regierenden ist. Die physische und psychische Gesundheit ist neben (oder noch vor) dem allgemeinen Wohlstand die Basis eines funktionierenden Gemeinwesens. Für eine Gemeinschaft ist es daher ein wichtiges Ziel, die Schwächeren (auch seelisch Schwächeren) in ihren Kreis einzubeziehen und deren Lage zu verbessern.

Auch auf die Individuen warten in diesem Zusammenhang noch viele Aufgaben. Gesunde können in der Aufklärung und Entstigmatisierung Unschätzbares leisten. Die Depressionsbetroffenen ihrerseits spielen eine Schlüsselrolle, wenn sie offen über ihre Erfahrungen mit psychischen Krankheiten reden.

Statistik des Unglücks, der Unwissenheit und der Scham

Vorbemerkung: Die in diesem Abschnitt genannten Zahlen dienen nur der Illustration des Problems. Sie wurden durch die verschiedensten Studien ermittelt, können von Land zu Land und je nach Erhebungszeitpunkt verschieden sein. Sie werden mit Abweichungen in Vorträgen immer wieder genannt. Darum geben wir keine Quellen an.

Ein Vergleich mit der Zahl der Todesfälle im Verkehr und infolge von AIDS ist aufschlussreich: Wie viele Millionen werden für die Verkehrssicherheit aufgewendet, wie viele für die AIDS-Bekämpfung? Zwar ist eine Erkrankung an AIDS nach wie vor stigmatisiert, aber die Erkrankten gehen eher zum Arzt, und die Forschung erhielt durch die Anti-AIDS-Kampagnen vielerlei Anstöße, nicht zuletzt natürlich finanzieller Art. Mit ziemlichem Erfolg, wenigstens in unseren Breitengraden, wurde der Gebrauch von Kondomen enttabuisiert, neuerdings sogar in der katholischen Kirche. Wenn nur der Enttabuisierung der Depression ebenso viele Mittel zur Verfügung stünden!

Unwissenheit

Die folgenden Zahlen belegen die Notwendigkeit der Aufklärung der gesamten Bevölkerung:

- 25 Prozent der westlichen Menschen sind im Laufe ihres Lebens von einer Depression betroffen, die medizinisch behandelt werden müsste.
- 7 Prozent stecken in einer akuten Depression.
- 10 Prozent der Bevölkerung wussten 1995, was eine Depression ist, d.h. sie konnten die Krankheit kurz beschreiben.
- 17 Prozent (nur!) konnten 2010, 15 Jahre später, die Krankheit kurz beschreiben, trotz der Popularität des Themas (Umfrage in der Schweiz im Auftrag der Selo-Stiftung).

Angst vor Medikamenten

80 Prozent der Antwortenden einer Umfrage glauben, dass Antidepressiva süchtig machen. 70 Prozent vermuteten, dass sie die Persönlichkeit veränderten. Kommentar: Wenn man will, kann man das so sehen: Antidepressiva verwandeln einen Depressionsbetroffenen in einen Menschen, der (vielleicht eingeschränkt) wieder Freude am Leben hat.

Scham

Von 100 Depressionsbetroffenen werden nur etwa 10 erfolgreich therapiert. Das heißt aber nicht, dass die übrigen 90 nicht heilbar wären! Lediglich etwa 20 Prozent der Erkrankten sind »therapieresistent«, ein grausamer Fachausdruck für die fürchterliche Situation, dass diese unglücklichen Mitmenschen ihr ganzes Leben lang von Depressionen »begleitet« werden. Aber auch ihnen können Therapien und Medikamente das Leben erleichtern.

Unglück

So sieht die Therapierung von 100 Erkrankten aus:

- 50 gehen zum Arzt.
- 25 werden richtig diagnostiziert.
- Nur 15 befolgen diszipliniert ihre (erfolgreiche) Therapie.
- *Nur 10 beenden eine Therapie nicht vorzeitig und werden geheilt. Dieser Prozentsatz könnte und sollte viel höher sein!*

Go, Tell It on the Mountain – vom Nutzen der Entstigmatisierung

So heißt es in einem afroamerikanischen Spiritual: Geht, ruft es von den Bergen, dass Jesus Christus geboren ist. Für uns abgewandelt heißt das: Sagt allen Menschen, dass die Depression eine Krankheit ist – und heilbar. Dies ist auch ein Anliegen dieses Buches und ein Appell von uns Autoren an die Leser: Die Heilungshemmer Tabu und Stigma müssen verschwinden! Dies kann zwar auch in unserem kleinen Umfeld, aber umfassender nur mit großangelegten, auf Nachhaltigkeit ausgerichteten Informationskampagnen geschehen. So einfach ist die Botschaft, dass wir sie hier plakativ aufführen wollen, bevor wir uns mit den einzelnen Facetten von Tabu und Stigma beschäftigen:

Der Nutzen von Informationskampagnen
- Stigmata, Tabus, Unwissen, Diskriminierung und Scheu in der Bevölkerung werden vermieden.
- Informationskampagnen veranlassen zu früheren Arztbesuchen; der Arzt ist seinerseits über Depressionen besser informiert und kann treffendere Diagnosen stellen.
- Mehr Depressionsbetroffene werden behandelt.
- Früherkennung steigert die Heilungschancen, vereinfacht und verkürzt Therapien.
- Es gibt weniger Suizidfälle, weniger Chronizität, weniger kostenintensive Versicherungsfälle,
- Weniger Arbeitsausfälle senken die Kosten für die Wirtschaft.
- Die Betroffenen erfahren mehr Lebensfreude.
- Das Leid für die Angehörigen wird reduziert.

Den wichtigsten Erfolg, die Steigerung der Lebensfreude für die Betroffenen und deren Angehörige, kann man logischerweise nicht in Zahlen ausdrücken. Die möglichen Einsparungen auf der Ebene der volkswirtschaftlichen Schäden sind beträchtlich, angesichts der geschätzten Kosten der psychischen Krankheiten für die Schweiz von 25 Milliarden Franken (Arbeitsausfälle eingeschlossen). In Deutschland kann man diese Zahlen getrost verzehnfachen, in anderen Ländern dürften die Verhältnisse ähnlich sein. Dass die Kosten einer Kampagne dagegen Peanuts sind, brauchen wir nicht zu betonen.

Leider ist die Bedeutung der Psychiatrie innerhalb der Medizin umgekehrt proportional zum Anteil der psychischen Krankheiten an der Gesamtheit der Gesundheitsstörungen. Das Einkommen des psychiatrischen Personals (inkl. Ärzte) liegt am Schluss der Skala der medizinischen Einkommen. Auch das soziale Ansehen des Psychiaters ist, zumindest außerhalb Amerikas, durch vielerlei Vorurteile getrübt, nicht zuletzt, weil sich die Behandlungen über Monate hinziehen. Auch sind die Patienten weniger kooperativ als beispielsweise bei einem Herzleiden und geben bei Misserfolgen oder Verzögerungen dem Therapeuten die Schuld.

Für die Forschung und Therapie wendet die öffentliche Hand vergleichsweise wenig Mittel auf. In der somatischen Medizin stehen immer ausgeklügeltere Apparaturen und immer spezialisiertere Fachärzte zur Verfügung. Somatische Krankheiten werden nach Ursachen und Folgen immer erklärbarer. Die Therapien sind klar vorgegeben und ihre Wirkung meist messbar. Dagegen ist das Krankheitsbild eines Depressionsbetroffenen schwammig und komplex, und die Heilung hängt sehr von Geduld, Erfahrung und Intuition der behandelnden Fachkraft und von den Betreuern ab – sowie vom Willen und Können des Depressionsbetroffenen.

Tabus und Stigmata aus der Nähe betrachtet

Nicht alle Tabus sind auf dem Rückzug

Die meisten Tabus sind heute am Verschwinden, zum Beispiel die Darstellung der Sexualität oder die Privatsphäre des Menschen. Aber auch wenn in unserer Gesellschaft jede vierte Frau und jeder fünfte Mann mindestens einmal im Leben an einer Depression erkrankt und diese eine äußerst ernstzunehmende Volkskrankheit geworden ist, scheut man dieses Thema, man wechselt zu etwas Erfreulicherem und schweigt die psychischen Leiden lieber tot. Dies ist auch als Ausdruck des Unbehagens zu verstehen, dass die psychischen Krankheiten nicht leicht erklärbar sind. Große Teile der Bevölkerung waren noch nicht mit psychischen Krankheiten konfrontiert und verstehen entsprechend wenig davon. Auch gebildete Menschen können oder wollen sich nicht an solchen Diskussionen beteiligen, eine Tatsache, die die Depressionsbetroffenen immer wieder schmerzt. Als Betroffener möchte man die Krankheit den körperlichen Leiden gleichgestellt sehen. Die Depression hat ja auch biologische Wurzeln und kann mit bildgebenden Geräten aufgezeigt werden. Sie ist real und absolut geeignet für eine vertiefte Diskussion.

Stigmata – Überbleibsel einer grausamen Vergangenheit

Auf dem Feld der psychischen Krankheiten sind Stigmata viel ernsterer Natur als Tabus. Ein Tabu wertet nicht, ein Stigma sehr wohl.

Die Stigmata als Wundmale Christi (erstmals aufgetreten bei Franz von Assisi, also über tausend Jahre nach der Kreuzigung) sind angesichts der Heiligenverehrung in der katholischen Kirche wohl die einzigen, die positiver Natur sind. Hingegen war das Brandmal, mit dem man »Verbrecher« schon im Römerreich auf Lebenszeit kennzeichnete, ein klarer und für jedermann sichtbarer Hinweis auf die Unwürdigkeit des im wahrsten Sinne »Betroffenen«.

Geisteskrankheiten werden auch heute noch, oft unbewusst, als Zeichen einer begangenen Sünde oder zumindest eines wie auch immer gearteten Defekts des Kranken empfunden. Dieser wird in die Isolation getrieben. Folglich werden psychische Probleme eines Menschen totgeschwiegen, verheimlicht oder beschönigt. Der Betroffene wird gegenüber der Gesellschaft isoliert, zu Hause versteckt oder in einer möglichst fernen Anstalt »versorgt«. Er lebe jetzt in einer anderen Gegend, heißt es dann etwa. Man spricht von »Nervenzusammenbruch« statt von Schizophrenie oder Depressionserkrankung. Man berichtet, Frau X habe sich wegen einer unglücklichen Liebschaft umgebracht und verschweigt, dass sie unter schlimmen Wahnvorstellungen litt und nicht weiterleben wollte.

Das wahre Gesicht des Stigmas kann so erschreckend sein, dass die Betroffenen und ihr Umfeld sehr weit gehen im Erfinden von Ausflüchten und Notlügen. Der Kranke wird tief in die Isolation getrieben, obwohl er eigentlich der Umwelt seinen Zustand erklären möchte und es dennoch nicht kann; obschon er gerne erzählen würde, wie es dazu kam, wie unglücklich er ist, wie er eigentlich die Menschen liebt und es nicht zeigen kann. Durch die Stigmatisierung erwächst dem Schmerz der Depression eine starke moralische Komponente, der Patient kommt sich unheimlich schlecht vor.

Interessant in diesem Zusammenhang ist, dass mit »Stigma« auch der Teil des Blütenstempels (Pistillum) bezeichnet wird, der den Pollen aufnimmt und so befruchtet wird. Anfang eines neuen Lebens!

Langsamer Abschied von Tabu und Stigma

Zumindest können wir heute feststellen, dass immer mehr Menschen bereit sind, über psychische Krankheiten zu reden, und man trifft auch immer mehr Personen, die davon eine Ahnung haben oder gar damit vertraut sind. Bei Gesprächen entdeckt man wachsendes Verständnis, und man hat das Gefühl, dass diese Leute der Stigmatisierung entgegentreten, wenn sie irgendwo auftauchen sollte. Tritt man via Medien an die Öffentlichkeit, schlagen einem praktisch nur Wellen von Verständnis und Sympathie entgegen. Es gibt unzählige Schriften zum Thema »Depression«, und neuerdings ist die berufliche Erschöpfungsdepression als »Burnout« salonfähig geworden, indem der Betroffene als ein »Opfer« der grausamen Wirtschaft erscheint.

Versteckspiel am Arbeitsplatz

Trotz dieser positiven Entwicklung fühlen viele Betroffene und deren Familien auch heute noch die Notwendigkeit, die Krankheit zu verheimlichen. Groß ist die Scham. Groß ist auch die Angst, dass der Arbeitgeber davon erfährt und dass damit der Arbeitsplatz verlorengehen könnte. Der Chef verlangt totale Leistung, aber in einer Depression kann ein Mensch nicht voll arbeiten. Er kann vielleicht den Leistungsabfall eine gewisse Zeit verschleiern, aber mit fortschreitender Krankheit fällt ihm dies immer schwerer, bis eines Morgens der Gang zur Arbeit einfach unmöglich wird. Manchmal kann man sich mit »Grippe« einige Zeit entschuldigen, aber bei einer länger dauernden Depression kommt der Zeitpunkt, wo die Firma aufgeklärt werden muss.

Auch bei kürzeren Erkrankungen wird die Lage in dem Moment kritisch, wenn sich der Betroffene als geheilt zurückmeldet. Wie reagiert der Arbeitgeber? Hier ist ein breites Feld von Verhaltensweisen zu beobachten: Es reicht von »Wir wollen sehen, ob Sie bei der gleichen Tätigkeit wie vor der Krankheit bleiben können« bis zu »Durch Ihre Krankheit sind Sie für uns zu einem Risikofaktor geworden. Sie suchen sich am besten einen neuen Job.« Leider überwiegt die letztgenannte Reaktion.

Bei Menschen mit schlechter, aber stabiler Befindlichkeit, also bei chronischen mittelschweren Depressionen oder auch bei chronischen depressiven Verstimmungen kommt es vor, dass die Arbeit fast das Einzige ist, zu dem man sich noch aufraffen kann, auch wenn die Tätigkeit oft mit wenig Energie und Begeisterung ausgeführt wird. Aber man funktioniert und fällt nicht auf, wenn man sich gescheit einrichtet. Ein verständnisvoller Chef oder Personalfachmann kann durch geeignete Arbeitszuteilung nützliche Dienste leisten.

Stigma im trauten Heim

Nicht im Berufsleben stehende Menschen, die in einer Depression stecken, werden vom Stigma ebenfalls betroffen. Die Nachbarn merken lange nicht, dass die Frau von nebenan sich zurückgezogen hat. Wenn sie es realisieren, gehen sie nicht auf die Erkrankte zu, sondern wenden sich von ihr ab. Dabei wäre diese oft froh, sie könnte sich ungezwungen mitteilen und so für Entspannung im sozialen Umfeld sorgen. Für Unbeteiligte oder Unwissende sind Menschen, die den sozialen Kontakt nicht mehr »normal« schaffen, »reif für die Klapsmühle« – eine schlimme Stigmatisierung. In den »Genuss« einer Stigmatisierung kommen auch die Psychiatriekliniken und sogar die Gemeinden, in denen die Kliniken stehen.

Vor allem ältere Eltern von Betroffenen reagieren oft auch sehr eigenartig. Obschon sie in den meisten Fällen dem Sohn oder der Tochter beistehen und helfen wollen, bringen sie es nicht fertig, intensiver über die Krankheit zu reden und geben einfach der Hoffnung Ausdruck, alles werde wieder gut. Solche Eltern sollten sich unbedingt über die Depressionskrankheiten ins Bild setzen. Je sachlicher, verständiger und vernünftiger sie mit dem Kranken reden und umgehen können, umso mehr Zugang finden sie zu der ihnen unvertrauten Welt.

Wieder anders liegen die Dinge, wenn es um die Außenwelt geht und die Eltern gefragt werden, was der Sohn oder die Tochter so mache. Da wird von angeblichen Aktivitäten des Betroffenen berichtet, oder es wird irgendeine Krankheit vorgeschoben, nur um nicht eingestehen zu müssen, dass das eigene Kind an einer Depression leide. Dabei wäre dieses vielleicht sogar damit einverstanden, dass man seinen Zustand guten Bekannten und Freunden mitteilt, denn so könnte die Isolation vermindert werden oder gar unerwartete Hilfe kommen. Ähnlich schwierig ist die Lage nach innen und außen, wenn ein Teil eines Paares in eine Depression abtaucht. Insgesamt wird auch die Lage der Angehörigen von Betroffenen durch die Stigmatisierung in vielfältiger Weise erschwert.

Die Gewissensfrage

Heute kann bei einem kleinen Teil der etwa 30 bis 40 Jahre alten Betroffenen eine Aufbruchstimmung festgestellt werden, das Tabu zu brechen und das Stigma zu bewältigen. Ihre Risikobereitschaft ist größer als die der älteren Generation. Bei der Stellensuche geben sie sich offen und weichen der Frage nach dem Grund des Stellenwechsels nicht aus. Sie sind sich im Klaren, dass dies das Ende eines Anstellungsgesprächs bedeuten kann. Sie mögen länger brauchen, einen neuen Job zu finden. Im Wissen, nichts verheimlicht zu haben, können sie dann aber unbelastet an die neue Aufgabe herangehen. Sie sind freier im Umgang mit dem Vorgesetzten, wenn sie mit ihm über Stressabbau reden müssen, um eventuell eine kritische Situation zu vermeiden. Allerdings ist für den Betroffenen die Lage nie ganz klar. Es bleibt die Unsicherheit, ob wirklich nur die Vorgesetzten über seine Vulnerabilität im Bild sind oder ob sich der »Fall« herumgesprochen hat.

Bei Menschen über 50 Jahren ist die Sachlage eindeutiger und zugleich schwieriger. Die Ansicht herrscht vor, dass bei einem »Outing« vor allem in beruflicher Hinsicht zu viel auf dem Spiel steht. Wenn der Lebensunterhalt einer Familie mit Kindern im Studium gefährdet ist, ist diese Besorgnis verständlich. In der überwiegenden Zahl der Fälle ist die ökonomische Abhängigkeit bestimmend, und das Opfer versucht sich durchzuwursteln. Das Dilemma ist sehr real, meistens wird die psychische Schwäche verheimlicht, sogar beim Vertrauensarzt. Dies kann Schuldgefühle auslösen und ist der Psyche des Betroffenen gar nicht zuträglich.

In bestimmten Fällen gelingt es allerdings, das Tabu zu brechen und offen über die Krankheit zu sprechen. Zwar ist zu beachten, dass Chefs kleinerer Firmen im Allgemeinen weniger Übung im Umgang mit diesen Problemen haben als psychologisch geschulte Personalverantwortliche in größeren Unternehmen. Dafür ist in kleineren Betrieben die Beziehung zum Arbeitgeber so eng, dass das Bekanntwerden einer überstandenen Depressionskrankheit keine abrupte negative Reaktion auslöst und dass durch ein gutes Einvernehmen bei einem Wiederauftreten der Krankheit Lösungen gefunden werden können, die beide Seiten befriedigen.

Mehr Verständnis ist ferner in öffentlichen Verwaltungen anzutreffen, teilweise auch in Schulen, Lehranstalten und generell in Organisationen, bei denen vielleicht das Profitdenken und der »Shareholder-Value« nicht unbedingt an erster Stelle der Firmenphilosophie stehen.

Überwindung des Stigmas: Praktische Beispiele

Ein Fall, der Schule und gerade den Politikern Eindruck machen sollte, ist der folgende: Der damalige norwegische Premierminister, also ein Staatsmann der höchsten Stufe, Kjell Magne Bondevik, erlitt im Sommer 1998 eine Depression, die auf großen persönlichen Stress und Sorgen wegen der schwierigen finanziellen Situation des Staatshaushaltes zurückzuführen war. In einer Pressemitteilung hieß es, Bondevik habe die Regierungsgeschäfte vorübergehend delegiert und müsse sich in Behandlung begeben. Einen Monat später kam er zurück, berief eine Pressekonferenz ein und gab den ganzen Sachverhalt seiner »krankheitsbedingten Abwesenheit« bekannt, nannte die Depression beim Namen, beantwortete Fragen und nahm anschließend seine Tätigkeit wieder auf. Mr. Bondevik ist für seine Offenheit zu gratulieren und es ist zu wünschen, dass die Diskussion solcher Fälle in der Öffentlichkeit zur Entstigmatisierung der Depressionskrankheiten beiträgt. Die Bevölkerung sollte mittels einer professionell geführten Kampagne aufgeklärt und die psychischen Krankheiten müssen offen diskutiert werden. Durch die befreiende Wirkung des Bruchs von Tabu und Stigma ist die Krankheit durch Betroffene und vor allem auch durch deren Umfeld viel besser zu bewältigen. »Outings« bekannter Persönlichkeiten könnten eine Lawine auslösen, indem andere sich sagen: »Das kann ich auch.«

Ein Bankfachmann, nennen wir ihn Alexander, arbeitet nach einem hypomaniebedingten Stellenverlust seit mehreren Jahren mit bestem Erfolg in einer internationalen Finanzfirma. Seine neue Aufgabe ist besser auf ihn abgestimmt als dies je zuvor der Fall war. Das Schöne an diesem Fall ist die Tatsache, dass der Mann beim ersten Gespräch mit dem zukünftigen Chef seine Vulnerabilität und damit einen der Gründe, die ihn zur Stellensuche veranlassten, offenlegte. Der Chef nahm dies ebenso zur Kenntnis wie der Personaldirektor. Beim abschließenden Gespräch zur Festlegung der Anstellungsbedingungen bemerkte der zukünftige Chef, der Kandidat brauche sich wegen der Depression keine Sorgen zu machen. Man würde jetzt einmal schauen, wie sich die ganze Sache anlasse. Seither wurde er befördert und ohne Vorbehalt in die Pensionskasse aufgenommen.

Auf der anderen Seite wurde er für eine weitere Beförderung nicht berücksichtigt und fragte sich, ob diese Negativentscheidung mit seiner Vulnerabilität zu tun habe. Hier besteht eine graue Zone, die fast jeden Depressionsbetroffenen immer wieder beschäftigt. Man ist unsicher, ob man dann, wenn es wirklich drauf ankommt, vielleicht aus Sicherheitsgründen übergangen würde, obschon man sonst bestens qualifiziert wäre.

Für Alexander ist die Sache abgeschlossen, und seine etwas dicker gewordene Haut bewahrt ihn vor zusätzlichem Schaden. Er muss umgehen können mit weiteren Negativereignissen, wie zum Beispiel mit Kündigungen in seiner Abteilung. Er kann seine Mitarbeiter nicht halten, da er für deren Entlohnung (noch) nicht zuständig ist. So hat er noch immer seinen Anteil Stress, den er aber vor allem durch Abstandhalten gut verarbeitet. Dreimal pro Jahr geht er zum Arzt zur Kontrolle und zu einem Gespräch. Er nimmt ständig eine kleine Dosis Lithium und fühlt sich damit sicherer als ganz ohne Medikamente.

Im privaten Bereich geht es gut. Seine Frau hat sich von Anfang an über die Krankheit informiert. Eines der drei Kinder war etwas befangen und fiel in der Schule durch Konzentrationsschwächen auf. Das hat sich aber längst gelegt. In einem Gespräch mit dem Lehrer erkannte die Mutter, dass dieser über die Krankheit des Vaters gerüchteweise Kenntnis erhalten hatte. Die Familie hat sich auch schon überlegt, aus dem Dorf wegzuziehen, weil man doch den Eindruck hatte, dass die Nachbarn von der Krankheit wissen und sich etwas anders verhalten als vorher. Aber zur direkten Konfrontation scheint doch niemand den Mut zu haben. Also bleibt auch bei Offenheit doch immer etwas »kleben«, selbst wenn es nur vage Gefühle sind.

Leben mit dem Stigma

Die von einer Depression Betroffenen werden noch lange mit dem Stigma leben müssen. Für diejenigen, die ihrem Umkreis eröffnet haben, dass sie eine oder mehrere Depressionen durchgemacht hätten, ist dies weniger problematisch als für die, die aus beruflichen oder privaten Gründen ihre Krankheit zu verheimlichen suchen. Sich öffnen ist immer positiv und befreiend. Meistens kommen die Mitmenschen einem entgegen und sind ebenso froh wie der Betroffene, dass sie darüber reden können. Oft folgen Geständnisse, dass man sich auch schon klinisch behandeln lassen musste oder dass Verwandte oder Bekannte psychische Probleme haben bzw. hatten. So begibt man sich auf die Ebene der Krankheit, zeigt Solidarität, und das Gefühl von Befremden und Diskriminierung zwischen den zwei Gesprächspartnern wird abgeschwächt oder verschwindet. Einerseits wird der Betroffene ermutigt, sich weiter zu öffnen und darüber zu reden, was die Selbstsicherheit hebt und die Abwehrkräfte stärkt. Andererseits schafft man damit Zellen in der menschlichen Gesellschaft, die in aufgeklärter Weise über das Thema Depression zu reden wissen und ihrerseits das Stigma bewältigen helfen.

Es gibt leider viele andere »normale« Menschen, die ein Gespräch über die psychischen Krankheiten gar nicht erst aufkommen lassen wollen, es abblocken oder sofort das Thema wechseln. Sie reagieren aus verschiedenen Gründen so. Sei es, weil sie sich mit diesem Thema überhaupt nicht beschäftigen wollen, da sie Angst vor solchen Krankheiten haben, sei es, dass sie in ihrem Umfeld selbst betroffen sind. Für ihr Empfinden besteht das Stigma vielfach zu Recht und ist notwendig, damit man »gesund« von »krank« unterscheiden kann. Diese Menschen sind oft sogar der Ansicht, dass psychische Krankheiten gerechte Strafen für die Familie sind und dass man sich ihrer zu schämen hat.

Ein wichtiger Grund für das Verschweigen ist, dass der Betroffene und sein Umfeld die Entstehungsgründe der Krankheit schlecht oder gar nicht kennen und sich daher anhand der Symptome stigmatisiert fühlen. Unlust, Energiemangel und Müdigkeit haben negative Vorzeichen, man kann damit nicht prahlen. Wenn dann noch Konzentrations- und Gedächtnisprobleme, Grübeln und schlechter Schlaf dazukommen und Ängste auslösen, so sind das Symptome, die man nicht durch Aufmunterung und eigene Willenskraft wegbringt. Ein gewisser Prozentsatz dieser Patienten geht zum Arzt, wird behandelt, und die Depression kann so verscheucht werden. Falls der Arzt oder der Patient diese Störung nicht hinterfragen und wenn der Patient nicht neugierig wird und sich nicht über die Krankheit »Depression« informiert, so bleibt bei ihm ein Stigma zurück, denn er fühlt sich schuldig und schämt sich seiner Krankheit, obwohl sie mit Vererbung und Biologie zu tun hat und somit seinem Zugriff entrückt ist. Nur die Kenntnis der Auslöser kann den Patienten zur Verhaltensänderung, zum Beispiel zu besserem Stressmanagement veranlassen. Dazu braucht es aber eine gewisse Vertrautheit mit der Krankheit und viele praktische Beispiele.

Die Loslösung vom Stigma ist möglich

Wenn die Betroffenen über ihre Vulnerabilität ohne Hemmungen reden können, fühlen sie eine große Erleichterung, eine Befreiung vom Stigma. Das neue Lebensgefühl kann durchaus demjenigen entsprechen, das bei der Heilung eines körperlichen Leidens auftritt. Die Tabuisierung ist auch weg, jedenfalls das Tabu, das man sich selbst auferlegt hat. Menschen, Betroffene oder auch Angehörige, denen es nicht möglich ist, über ihre Krankheit zu reden, sind unfrei und leiden darunter.

Wenn der Patient das »Loch« verlassen hat, fühlt er sich meist pudelwohl und will an dem Punkt, wo er abgestürzt ist, weitermachen – oft viel zu schnell, denn er will die verlorene Zeit wieder aufholen. Dabei täte er gut daran, darüber nachzudenken, was ihn in die Depression gestürzt hat und was er daraus lernen sollte. Wenn er dies tut, bekommt seine Krankheit einen Sinn. Verschiedene Punkte in seiner Lebensführung müssen angeschaut und verändert, ein »Outing« müsste geprüft werden. Dadurch, dass die Krankheit einen Sinn bekommt, wird der Patient von seinen Schuldgefühlen befreit, das Stigma verschwindet.

Darum müssen dringend Mittel und Wege gefunden werden, die Entstigmatisierung von psychischen Krankheiten in großem Maßstab voranzutreiben. Der Öffentlichkeit muss die Gleichgültigkeit oder gar die Angst diesen Krankheiten gegenüber genommen und die Tatsache vor Augen geführt werden, dass diese keine Schande sind und größtenteils geheilt werden können. Solche Informationskampagnen sind jedoch recht kostspielig. Das notwendige Engagement der Behörden ist nicht leicht zu wecken und die erforderlichen Mittel sind schwierig zu beschaffen. Gelingt es jedoch, mit nachhaltiger Anti-Stigma-Öffentlichkeitsarbeit die psychischen Krankheiten »salonfähig« zu machen, so werden die Ersparnisse durch sinkende Krankheitskosten und Invaliditätszahlungen die Kosten der Kampagnen bei weitem übertreffen.

Ignoranz in den Betrieben - Eine Umfrage in der Schweiz

Die schweizerische Selbsthilfeorganisation der Depressionsbetroffenen EQUILIBRIUM richtete 1998 eine Anfrage an 40 mittlere und große Unternehmen (Banken, Industrie und Handel) in einem Teil der Zentralschweiz, ihre Vertreter zu einem unverbindlichen Gespräch zu empfangen. Dabei hätte man Möglichkeiten erörtert, die mittlere und obere Führungsebene in einem zweistündigen Symposium über manisch-depressive Krankheiten aufzuklären, die einem Unternehmen

Probleme mannigfacher Art bereiten können. Es kamen vier Arten von Antworten:

1. Wir haben keine freie Minute, so etwas bei uns anzuhören, weil wir praktisch Tag und Nacht unsere Energie für den Vertrieb unserer Produkte einsetzen müssen.
2. Wir haben die Probleme der psychischen Krankheiten bestens im Griff!
3. Wenn so etwas bei uns vorkommt, ist es unsere Personalabteilung, die das Problem zu unserer Zufriedenheit erledigt.
4. Wir haben keine Probleme mit psychischen Krankheiten.

90 Prozent der Firmen ignorierten den Aufruf, und die restlichen 10 Prozent hatten wenig Interesse daran, von einer Krankheit Kenntnis zu nehmen, die zur Volkskrankheit wird und bei schweren Depressionen in 15 Prozent der Fälle tödlich verläuft.

Die Abwehrhaltung diesem Thema gegenüber ist angesichts seiner Bedeutung unverständlich, aber andererseits muss man sich damit abfinden und annehmen, dass der Leidensdruck noch nicht groß genug ist. Die in letzter Zeit oft festzustellende Verhärtung des Betriebsklimas dürfte einer Öffnung auch nicht gerade förderlich sein.

Ausblick

Es wäre schön, wenn das Stigma der psychischen Krankheiten einfach immer mehr abnähme und eines schönen Tages ganz verschwände. Vielleicht tritt das auch nach langer Zeit irgendwann einmal ein, so wie auch eine unbehandelte Depression in den meisten Fällen einmal verschwindet. Aber erstens geht wertvolle Zeit verloren und zweitens ist Abwarten gefährlich. Immer mehr Leute werden von Depressionen betroffen. Und: In vielen anderen Bereichen ist der Mensch heute so aufgeklärt, dass das Stigma der Depression beim Betroffenen nur umso tiefer einsinken und sich festsetzen würde.

Also muss gehandelt werden. Die Informationskampagne in den irischen Lehranstalten verdient als eine wertvolle Methode der Volksaufklärung Schule zu machen. Wichtig ist natürlich, dass die Lehrkräfte sich entsprechend ausbilden und mitmachen. Auch bei den Angehörigen medizinischer Berufe, egal ob Hausarzt oder Psychiater, hat die Aufklärung noch ein großes Feld zu bestellen. Die Mehrheit der Rat suchenden Patienten wird nicht richtig versorgt.

Durch Abkürzung der Aufenthalte wird heute von den psychiatrischen Kliniken bereits sehr viel getan, um den Patienten zur Selbsthilfe zu ermuntern. Nur müsste die *Nachsorge* besser funktionieren. Die Krankenversicherung müsste beispielsweise einen Nachsorgenachweis einfordern und ihre Fortzahlungen von entsprechender Therapiedisziplin (Compliance) abhängig machen. Gute Compliance würde den Gesundheitszustand verbessern und die Versorgung mittelfristig kostengünstiger machen.

Schließlich sollten sich die Behörden zu einer guten psychiatrischen Versorgung der Bevölkerung verpflichtet fühlen und mindestens so viele Mittel zur Aufklärung und Therapieinformation bereitstellen, wie dies für AIDS geschieht. Wenn bedacht wird, wie viele Milliarden der Volkswirtschaft wegen psychischen Erkrankungen der Arbeitnehmer verlorengehen, sollten auch die Wirtschaft, die einzelnen Unternehmen ebenso wie etwa die Arbeitgeberorganisationen (und eigentlich auch die Gewerkschaften) ein ökonomisches Interesse an der Entstigmatisierung der Depressionskrankheiten haben.

Entstigmatisierung in der Öffentlichkeit

»Bündnisse gegen Depression«: »Urknall« in Deutschland

Einen wichtigen Beitrag zur Entstigmatisierung leisten Aktionen mit dem eingänglichen Titel »Bündnis gegen Depression«. Von ihrer Ausgestaltung her sind sie leider nur punktuell und nicht landesweit einsetzbar, können aber lokal effektive Aufklärungsarbeit leisten.

1997 schrieb das Bundesministerium für Bildung und Forschung in Berlin einen Wettbewerb aus, um die medizinische Forschung zu beleben. Einen Förderungspreis für Depressionsforschung bekam die Universität München, worauf sie das *Kompetenznetz-Depression.de* ins Leben rief, das aus über 40 Universitäten bestand. Eine Aktivität war das Pilotprojekt »Nürnberger Bündnis gegen Depression«, dem bis heute in Deutschland über 80 Bündnisse gefolgt sind.

In Nürnberg wurde dank einer aufwendigen Öffentlichkeitsarbeit ein Wandel in der Einstellung zur Depression erzielt. Ferner wurde mittels einer systematischen Begleitevaluation nachgewiesen, dass die Suizidrate um 25 Prozent gesenkt werden konnte. Andernorts, so auch in der Schweiz, fehlen die Mittel für eine genaue Erfolgskontrolle.

Frühe Nachfolger in der Schweiz

Das wohl erste Bündnis außerhalb Deutschlands, das zweite überhaupt, wurde in der Schweiz auf Initiative des Vereins EQUILIBRIUM (Dachorganisation für Selbsthilfegruppen von Depressionsbetroffenen) im Kanton Zug gegründet. Das »Zuger Bündnis gegen Depression« der Jahre 2004 und 2005 stand unter dem Patronat und wurde finanziell unterstützt durch die Zuger Kantonale Gesundheitsdirektion (Ministerium für Gesundheit). Mehr als die Hälfte der benötigten Mittel wurden jedoch von privater Seite (Stiftungen usw.) gespendet. Vergleichbare »Bündnisse« entstanden in weiteren Kantonen oder sind in Planung.

Großprojekt in Schottland

2008 fand in Edinburgh – mit Schweizer Beteiligung – bereits die zweite »European Stigma Conference« zur Entstigmatisierung der psychischen Krankheiten statt, auf der die verschiedensten europäischen Projekte vorgestellt wurden.

Die schottische »Kampagne für bessere psychische Gesundheit«, die bereits seit 2002 läuft, ist wegweisend, auch was die finanzielle Ausstattung betrifft. Nach entsprechenden gesetzlichen Vorarbeiten und einem Anschubkapital von 500 000 Pfund wurden von der schottischen Regierung für die Jahre 2003 bis 2006 12 Mio. Pfund bereitgestellt. Die Kampagne ist bis 2011 gesichert, soll aber danach weitergehen. Bis zu 90 Prozent der Erwachsenen wurden über die Medien erreicht. Näheres findet sich im Internet.

Die »See Me«-Campaign (»Schau mich an, ich bin eine Person wie du«) hat *vier Schwerpunkte:*

1. *Bekanntmachen und Fördern von geistiger Gesundheit und Wohlfühlen:* Es geht in vielfältigen Aktionen darum, das Wissen um psychische Gesundheit wie auch psychische Krankheit in der Bevölkerung zu mehren, damit die Menschen selbstverantwortlich auf ihre psychische Gesundheit achten, anderen helfen und beistehen können und die Anlaufstellen für professionelle Hilfe kennen.
2. *Stigma und Diskriminierung eliminieren:* Fördern und Sichern der Gleichstellung und des Einbezugs in die Gesellschaft (social inclusion) von Menschen mit psychischen Problemen.
3. *Suizid verhüten:* Großer Wert wird auf Netzwerkkommunikation gelegt. Ein nationales Programm mit dem positiven Namen »Choose life« wurde auf die Beine gestellt und eine »Breathing Space«-Telefon-Helpline eingerichtet.
4. *Förderung und Unterstützung der Wiedereingliederung:* Von psychischen Krankheiten Betroffene sollen in das Normalleben zurückgeführt werden, ein Netzwerk sozialer und persönlicher Unterstützung beanspruchen können und Zugang zu Arbeit erhalten. Das »Scottish Recovery Network« nahm seine Arbeit im Jahr 2004 auf. Das Ende der Kampagne ist noch offen, man spricht von einer Laufzeit von 20 Jahren! Die Zusammenarbeit mit Nichtregierungsorganisationen ist selbstverständlich.

Erschöpfend Auskunft über die Arbeit der Entstigmatisierung der kranken Psyche in Schottland erteilt die Website www.see-me. campaign.uk.net

Interessant ist auch die Website www.selofoundation.ch, die einen deutschsprachigen Auszug aus einer der Evaluationen der schottischen Kampagne publiziert.

Die Lage in Deutschland

(PD Dr. Christine Rummel-Kluge, Geschäftsführerin der Deutschen Stiftung Depressionshilfe)

Wohin kann ich mich in Deutschland wenden?

Für Angehörige ist es wichtig, umfassende Informationen über die Erkrankung Depression und deren Behandlungsmöglichkeiten sowie emotionale Entlastung zu bekommen. Hierfür bieten sich gemeinsame Gespräche mit dem Betroffenen und dem behandelnden Arzt, sowohl bei einer stationären als auch einer ambulanten Behandlung an. Auch bei den sozialpsychiatrischen Diensten (SpDi), die es in vielen Städten gibt, ist es möglich, Unterstützung zu erhalten. Die »Stiftung Deutsche Depressionshilfe« und das »Deutsche Bündnis gegen Depression« mit 70 regionalen Bündnissen gegen Depression bieten Informationen auf der Homepage (u.a. ein Online-Diskussionsforum) sowie durch zahlreiche Hilfsmöglichkeiten und Veranstaltungen für Betroffene und Angehörige vor Ort vielfältige Unterstützung. Über den Bundesverband der Angehörigen psychisch Kranker und dessen Landesverbände können sich Angehörige untereinander austauschen, regionale Selbsthilfegruppen besuchen und Unterstützung finden.

Bündnisse gegen Depression

Das »Deutsche Bündnis gegen Depression e.V.« setzt sich als gemeinnütziger Verein für eine bessere Versorgung depressiv erkrankter Menschen ein. Knapp 70 Städte und Regionen sind dazu in einem bundesweiten Netzwerk aktiv. Mit Plakataktionen, öffentlichen Veranstaltungen, Fortbildungen für Hausärzte und Multiplikatoren (z.B. Lehrer, Altenpflegekräfte, Polizisten, Apotheker) und Angeboten für Betroffene und Angehörige soll das Wissen über die Krankheit und deren Behandelbarkeit in der Bevölkerung erweitert und Suiziden vorgebeugt werden. Auch über die nationalen Grenzen hinaus konnten Aufklärungskampagnen und Aktivitäten mithilfe des Deutschen Bündnisses gegen Depression gestartet und Netzwerke etabliert werden – so auch in der

Schweiz. Regionale Veranstaltungen, Ansprechpartner und Hilfsmöglichkeiten finden sich im Anhang.

Stiftung Deutsche Depressionshilfe

Die »Stiftung Deutsche Depressionshilfe« wurde gegründet, um die Forschungs- und Aufklärungsaktivitäten des »Kompetenznetzes Depression, Suizidalität« nach Auslaufen der BMBF-Förderung weiterzuführen. Schirmherr der Stiftung ist der Entertainer und Schauspieler Harald Schmidt. Die Stiftung ist eine unabhängige, gemeinnützige Stiftung bürgerlichen Rechts und versteht sich als Dach des Forschungsverbundes »Kompetenznetz Depression, Suizidalität« und des »Deutschen Bündnisses gegen Depression e.V.«

Zentrales Ziel der »Stiftung Deutsche Depressionshilfe« ist die Verbesserung der Situation depressiv erkrankter Menschen. *Ihr Motto lautet: Depression erforschen – Betroffenen helfen – Wissen weitergeben.*

Forschungsförderung und Aufklärungsaktivitäten zum Thema Depression sollen dazu beitragen, Betroffenen zu einer optimalen Behandlung sowie mehr Akzeptanz in der Gesellschaft zu verhelfen. Darüber hinaus strebt die »Stiftung Deutsche Depressionshilfe« nationale und internationale Partnerschaften an, die zur Erfüllung des Stiftungszieles beitragen.

Die Lage in Österreich
(Ein Beitrag von Sonja Kiss, Wien)

In letzter Zeit häufen sich Medienberichte mit alarmierenden Zahlen über psychisches Leiden in Österreich. Aktuell nehmen rund 900 000 Menschen wegen psychischer Probleme Leistungen der Krankenversicherungen in Anspruch. Das heißt, dass momentan jeder neunte Österreicher betroffen ist, abgesehen von der Dunkelziffer, die aufgrund des immer noch herrschenden Stigmas bezüglich der psychischen Krankheiten hoch ist.

In Österreich ist das Stigma trotz vermehrter Bemühungen diverser Vereine und Organisationen immer noch stärker als in der Schweiz.

Dies dürfte zum einen eine Nachwirkung der NS-Vergangenheit sein. Zum anderen liegt es wahrscheinlich daran, dass die Mentalität, vor allem in Wien, es den Menschen schwermacht, mit dem »Anderssein« umzugehen, beziehungsweise sich damit auseinanderzusetzen. Es liegt in der Natur des Menschen, vor dem, was er nicht versteht, Angst zu haben und es als Bedrohung zu sehen.

Bisher gab es in Österreich keine eigene Anti-Stigma-Kampagne. Allerdings wurde 2004 europaweit eine Bewegung mit dem Namen *Zerostigma* gegründet. Diese ging von der *EUFAMI* (European Federation of Associations of Families of People with Mental Illness) aus, einer europäischen Angehörigenorganisation. Ein Verein, der die Zerostigma-Bewegung in Österreich hauptsächlich unterstützt hat, ist die *HPE* (Hilfe für Angehörige Psychisch Erkrankter). Der Fokus dieser Selbsthilfeorganisation, die 1977 ursprünglich für Betroffene gegründet wurde, richtet sich heute hauptsächlich an Angehörige und Freunde psychisch erkrankter Menschen. Der Dachverband befindet sich in Wien. Hier gibt es auch das größte Angebot, zum Beispiel Treffen speziell für Betroffene von schizophrenen Störungen bzw. Psychosen, bipolaren Störungen, Depressionen usw. Das Angebot wird durch Seminare und Informations- und Beratungsstellen erweitert. In den anderen Bundesländern gibt es Unterorganisationen mit einem variierenden Angebot an Angehörigengruppen zu verschiedenen Bereichen. Außerdem wird seit 1979 sechsmal jährlich die Zeitschrift »Kontakt« herausgegeben, die wichtige Informationen für Angehörige psychisch Erkrankter enthält. Das Ziel ist, den Kontakt zwischen Patienten und Angehörigen mit ihrer Umwelt zu fördern und sie damit erfolgreich aus der Isolation herauszuholen.

Nicht so großflächig wie *HPE*, dafür mit lokaler Verankerung, sind in den letzten Jahren verschiedene kleine Vereine zur Unterstützung von Angehörigen und Betroffenen entstanden. Ein Beispiel dafür ist *Pro Homine*, ein steirischer Verein, der neben Betroffenen auch deren Angehörige anspricht.

Die Anzahl von Organisationen, die sich in erster Linie an die Betroffenen wendet und nur am Rande Hilfe für das Umfeld von psychisch erkrankten Personen anbietet, ist vergleichsweise größer. Der Vollständigkeit halber sollen hier einige dieser vom österreichischen Staat unterstützten Selbsthilfegruppen aufgelistet werden. *Pro Menta* ist die bekannteste und größte unter diesen. *Caritas* und *Volkshilfe* bieten zusätzlich speziell auf psychisch Erkrankte zugeschnittene Angebote an. Die Stadt Wien versucht durch das *Soziale Wien* und den *Psychosozialen Dienst Wien* Hilfe anzubieten. Unterstützt werden diese durch verschiedene kleinere Vereine, wie zum Beispiel durch das *Psychosoziale Tageszentrum Regenbogenhaus*, ein Verein zur gegenseitigen Hilfe. Außerdem gibt es die Interessensvertretung/Selbsthilfegruppe mit dem Namen *Club D&A (Selbsthilfe bei Depression und Angststörungen)*, welcher seine Hilfe für Betroffene und Angehörige in Wien anbietet. Als zwei weitere Selbsthilfe- und Kommunikationszentren, welche in den letzten Jahren in Wien entstanden sind, verstehen sich *SPADE* sowie *Gemeinsam*. Dieses breite Angebot an Selbsthilfegruppen im Ballungsraum Wien ist vor allem in den letzten 20 Jahren entstanden und spiegelt zumindest einen ersten Schritt in Richtung besserer Kommunikation zwischen Betroffenen und deren Umgebung wider.

Auch wenn in erster Linie die Unterstützung, sei es von Betroffenen und/oder Angehörigen, bei all diesen Vereinen im Vordergrund steht, so haben sie doch alle ein gemeinsames Ziel: Das Stigma, das psychisch erkrankten Personen immer noch anhaftet, zu verringern bzw. eines Tages ganz zu eliminieren. Viele Selbstmorde gehen noch heute auf das Konto des bestehenden Stigmas in unserer Gesellschaft und könnten durch Aufklärung verhindert werden. Darüber hinaus könnte die Reintegration von betroffenen Personen in den Arbeitsprozess nach einer psychischen Erkrankung verbessert werden.

In unserer heutigen Wohlstandsgesellschaft ist das seelische Elend eine häufige Todesursache, resultierend aus Isolation und Vereinsamung. Das immer noch allgegenwärtige Stigma und die Gleichgültigkeit jedes Einzelnen den Andersartigen gegenüber machen es der immer größer werdenden Anzahl von Betroffenen schwer, ihr Leben in normalen Bahnen weiterzuleben. Dabei sollten jedoch für den Staat und die Krankenkassen die beiden obersten Ziele Senkung der durchschnittlichen

Krankheitsdauer sowie Reduktion der explodierenden Kosten für Medikamente und Therapie sein. Eine effiziente Kampagne gegen das Stigma und die daraus resultierenden Probleme lässt noch auf sich warten.

Nationale Informationskampagne in der Schweiz?

Bisher hat die Stigmatisierung die Aufklärung im großen Stil verhindert. Als nachahmenswertes Beispiel kann die höchst wirkungsvolle AIDS-Kampagne in der Schweiz dienen. Allerdings ist die Arbeit mit der kranken Psyche viel komplexer, aber die guten Ergebnisse der schottischen Kampagne – z.B. abnehmendes Suizidgeschehen, bessere Medienarbeit, Verständnis in der Bevölkerung – zeigen, dass ein Erfolg auch bei diesen stigmatisierten Krankheiten möglich ist.

Auf Bundesebene wurde ein parlamentarischer Vorstoß für eine nationale Aufklärungskampagne eingereicht (Motion Tschümperlin). Wird die Motion 2012 durch das Parlament erheblich erklärt, muss der Bundesrat (Exekutive) einen entsprechenden Vorschlag ausarbeiten, der dann von den beiden Kammern des Parlaments genehmigt werden muss. Dieser Vorschlag kann unter anderem durch das in Arbeit stehende Präventionsgesetz beeinflusst werden.

Die Motion erhält dadurch eine zusätzliche aktuelle Dringlichkeit, dass der für das Sozialversicherungswesen zuständige Bundesrat (Minister) plant, einen nicht unbeträchtlichen Teil der Empfänger von Invalidenrenten (darunter etwa 5 000 Depressionsbetroffene) wieder ins Berufsleben einzugliedern, um erstens diesen ein menschenwürdiges Leben zu ermöglichen und zweitens die Rentenkosten zu reduzieren.

Wenn nach zwei oder drei Jahren Kampagne 1 Prozent oder 1 000 Rentner wieder eingegliedert werden könnten, würden netto etwa 40 Mio. Franken jährlich eingespart.

Für verschiedene parlamentarische Vorstöße gilt das Motto »Steter Tropfen höhlt den Stein«. Seit 2007 gibt es eine eigentliche Lobby-Vereinigung, das »Aktionsbündnis Psychische Gesundheit Schweiz«, dem mittlerweile über 50 (nicht amtliche) Organisationen angehören.

Stoßrichtungen einer Kampagne - Hinweise für Behörden

Bei der Themenwahl für eine öffentliche Kampagne ist nach dem Epidemiologen Vladeta Ajdacic (Universität Zürich) die Tatsache zu berücksichtigen, dass wir uns in Bezug auf psychische Krankheiten mentalitätsmäßig immer noch im Mittelalter befinden (O-Ton Vajdacic). Eine offene, realitätsnahe Ansprache (»Psychische Krankheiten sind Krankheiten wie andere auch«) bewährte sich »nicht besonders gut«. Hingegen habe sich ein psychologisierender Ansatz als günstig erwiesen, der der zunehmenden Psychologisierung des Denkens Rechnung trägt (Stress, Burnout usw. sind in aller Munde, immer mehr Menschen suchen bei psychischen Problemen Hilfe).

Eine Kampagne würde deshalb auf zwei Schienen fahren und bewusst die beiden widersprüchlichen Verhaltensweisen gegenüber dem Phänomen »Depression« einsetzen, um möglichst viele Menschen zu erreichen. Einerseits würde sie »kurz- und mittelfristig die Menschen dort abholen, wo sie stehen: Bei ihrer Verklärung von Gesundheit und Autonomie, [bei der] Hoffnung auf nur vorübergehende Probleme, bei den (…) Metaphern wie Stress, Burnout, Krise, Verlustschmerz.« Andererseits würde sie dennoch reinen Wein einschenken mit z.B. folgenden Thematisierungen:

- Alle Menschen haben früher oder später mehr oder weniger starke psychische Beschwerden.
- Bei steigendem Leidensdruck soll man unbedingt professionelle Hilfe suchen.
- Vergleiche mit somatischen Krankheiten: Was tun Sie bei einem Beinbruch?
- Therapien bei psychischen Problemen sind ebenso wirksam wie bei somatischen Krankheiten

(Quelle: E-Mail von Vladeta Ajdacic an John P. Kummer, 28.1.2010)

Die hauptsächlichen Stoßrichtungen der Bündnisse sind:
1. Aufklärung der Bevölkerung über folgende Themenkreise:
   - Die Depression kann jeden treffen.
   - Die Depression hat viele Gesichter.

- Die Depression ist behandelbar.
2. Weiterbildung medizinischer Fachpersonen (v.a. Hausärzte und Therapeuten)
3. Bildung und Aktivierung eines Netzwerkes zwecks Koordination mit möglichst allen im Thema »Depression« involvierten Organisationen.

Der Internet-Auftritt des deutschen Vereins »Bündnis gegen Depression e.V.« (www.buendnis-depression.de) gibt erschöpfend Auskunft über das Konzept der Bündnis-Idee anhand des »Nürnberger Bündnisses gegen Depression«.

Private Bestrebungen

Die USA sind auch hierin weiter als Europa. Die Amerikanerin Marylou Selo hat beim Aufbau der Selbsthilforganisation NDMDA (National Depressive and Manic-Depressive Association) mit Sitz in Chicago, Il., mitgeholfen und ist Gründungsmitglied der Mood Disorders Support Group of New York (www.mdsg.org). In Amerika hat übrigens jeder, der in Selbsthilfegruppen als Depressionsbetroffener mitmacht, einen Buddy, einen Vertrauten, einen Kameraden. Das müsste eigentlich bei uns auch so sein.

Da Marylou Verbindungen in die Schweiz hatte, suchte sie per Zeitungsinserat Depressionsbetroffene zwecks Gründung einer Selbsthilfegruppe in Zug. John P. Kummer wurde darauf aufmerksam, wie in seinem Lebensbericht nachzulesen ist.

Nach der Verwirklichung der Zuger Selbsthilfegruppe 1993 wurde ein Jahr später mit Hilfe der W.A. Selo-Stiftung (gegründet zum Gedenken an Marylous verstorbenen Vater) der Verein EQUILIBRIUM geschaffen mit dem Ziel, in der ganzen Schweiz Selbsthilfegruppen für Depressionsbetroffene zu gründen und gegen die Stigmatisierung der Krankheit zu kämpfen. Die Bemühungen von John P. Kummer in dieser Richtung als Präsident (heute Ehrenpräsident) von EQUILIBRIUM wurden im Jahre 2000 mit dem bekannten Doron-Preis geehrt.

Wichtige Rolle der Arbeitgeber

Dass die Arbeitgeber im ganzen Problemkreis Depression/Burnout/ Stigma eine überaus wichtige Rolle spielen, braucht hier nicht betont zu werden. Die Erkenntnis, dass das Wohlbefinden der Betriebsange- hörigen und damit ihre Produktivität weitgehend vom Betriebsklima abhängen, sollte sich allmählich durchgesetzt haben. Dass aber Stress, Mobbing usw. als Ursachen von Burnout und Depression besondere Beachtung verdienen, ist noch nicht überall bemerkt worden – um es höflich auszudrücken. Hier wartet noch ein beachtliches Stück Arbeit, das zur Chefsache erklärt und durch Personalabteilungen und direkte Vorgesetzte geleistet werden muss.

Dabei entstehen viele der Depressionserkrankungen am Arbeits- platz. Fällt ein Mitarbeiter vollständig aus, so trifft das den Arbeitgeber empfindlich. Er ist sich dessen oft kaum bewusst, hat er doch häufig den Mitarbeiter einfach »wegrationalisiert« und sich erheblicher Kos- ten entledigt. Was er nicht in Rechnung stellt, ist der Verlust der Person des Mitarbeiters, dessen oft in Jahren erworbenen Fachkenntnisse und Erfahrungen auf einen Schlag verlorengehen und erst wieder »einge- kauft« oder aufgebaut werden müssen.

Dabei gibt es Mittel und Wege, um solche Verluste zu vermeiden und gleichzeitig das Los der Depressionsbetroffenen zu erleichtern. Wenn es möglich ist, den Arbeitnehmer im Unternehmen zu behalten oder wieder einzugliedern, ist dies ein wichtiger Beitrag zur Entstigma- tisierung.

Glücklicherweise gibt es fortschrittliche Unternehmen, die das Prob- lem erkannt und entsprechende Maßnahmen getroffen haben. Wie ge- sagt, ist die Pflege des Betriebsklimas Chefsache. Die Leitung größerer Unternehmen kann aber unterstützt werden durch einen betriebspsy- chologischen Dienst. Nebst der Pflege des Betriebsklimas kann dieser eingesetzt werden zur Beobachtung und Betreuung von Problemfällen und auch der betroffenen Angehörigen. Hier ist nicht der Ort, auf die einzelnen Maßnahmen einzugehen. Ist die Anzahl der Mitarbeiter zu klein, um einen internen psychologischen Dienst zu rechtfertigen, kann diese Aufgabe Externen übertragen werden. Besonders nutzbringend ist jedoch die Ausbildung der Vorgesetzten, denn schließlich ist es der Vorgesetzte, der als Erster von den Schwierigkeiten seines Untergebenen Kenntnis erhält – oder erhalten sollte.

Nochmals: Indem Unternehmen Fälle von Burnout und Depressionen professionell lösen, erbringen sie einen bedeutenden Beitrag zur Entstigmatisierung der Depressionserkrankungen – und verbessern gleichzeitig ihr Image. Es ist nicht verboten, dies der Öffentlichkeit zu kommunizieren. Einzelne Firmen und Organisationen tun dies bereits und helfen so, dass die guten Ergebnisse der Bestrebungen Schule machen.

Dies dürfte auch auf die politischen Auseinandersetzungen abfärben: Dann wird nicht mehr von »Scheininvaliden« und Drückebergern die Rede sein, die nur Kosten verursachen und dem Steuerzahler zur Last fallen. Natürlich haben hier die Invalidenversicherungen bzw. ihre Vertrauensärzte die Aufgabe, vermehrt Sein und Schein zu unterscheiden.

Checklisten

Checklisten mit praktischem Nutzen

Dieses Buch soll einen möglichst großen praktischen Wert haben. Darum habe ich (Fritz Kamer) eine Reihe von Checklisten zusammengestellt. Diese richten sich in erster Linie an die Depressionsbetroffenen, sind aber auch für die mitbetroffenen Angehörigen von Nutzen. Eine zweite Kategorie von Checklisten ist hauptsächlich für die Angehörigen bestimmt, es kann aber nichts schaden, wenn der Depressionskranke davon Kenntnis hat.

Im zeitlichen Ablauf einer Depressionserkrankung können Checklisten zunächst bei der Diagnose der Krankheit zum Einsatz kommen. Dann folgen die Listen zur Vorbereitung und Auswertung der Besuche bei den Fachpersonen. Schließlich werden Checklisten Wege aufzeigen, wie der Kranke die Mühsal seines täglichen Lebens lindern könnte. Mehrere Listen erleichtern das Agieren (vor allem der Betreuer) in Krisensituationen. Schließlich kommen auch wir Angehörige zum Zug: Checklisten geben uns Hinweise, wie wir die begrenzte, aber außerordentliche Zeit unserer Pflegeaufgabe meistern können.

Einige Bücher über Depressionen enthalten solche Listen. Oft sind sie aber über die einzelnen Kapitel verstreut und nicht leicht auffindbar. Ich habe sie deshalb hier im Anhang konzentriert. Die Checklisten bei Niklewski/Riecke-Niklewski »Depressionen überwinden« (2005) und bei Pitschel-Walz »Lebensfreude zurückgewinnen« (2003) sind dabei zum Teil Pate gestanden.

Checklisten für Betroffene

Obwohl dieses Buch ja in erster Linie für die Angehörigen geschrieben ist, füge ich diesem Buch eine Reihe von Checklisten an, die sich vorab an die Depressionsbetroffenen richten. Es kann aber sein, dass der Betroffene nicht in der Lage oder nicht willens ist, sich mit den Umständen seiner (eventuellen) Krankheit zu beschäftigen. Dann können wir ihn behutsam (!) auf diese Listen aufmerksam und ihm hoffentlich begreiflich machen, dass ihm die Auseinandersetzung mit den verschiedenen Fragestellungen sehr nützlich sein kann.

Auch uns Angehörigen können die an den Patienten gerichteten Checklisten wertvolle Anregungen geben. Allerdings können wir uns ja nur beschränkt in seine Person hineinversetzen. Der Betroffene sollte in erster Linie selber aktiv sein. Checklisten helfen ihm, seine Gedanken zu ordnen. Damit verschaffen sie ihm auch Erleichterung. Wir als Angehörige können ihm in mehrfacher Hinsicht behilflich sein – wenn er uns vertraut und sein Innerstes öffnet: Wir können ihm beim Beurteilen und Ausfüllen helfen, wir können ihm aber auch darlegen, wie wir als »Außenstehende« einen bestimmten Punkt der Liste einschätzen. Wenn Kinder, Jugendliche oder alte Leute betroffen sind, wird das Zurate-Ziehen der Checklisten sowieso in erster Linie unsere Aufgabe sein – und uns helfen.

Checklisten zur Diagnose

Stimmungstief oder Depression?

Kein Mensch ist immer gut drauf. Geistige, seelische oder auch körperliche Ursachen können die allgemeine Lebenslust dämpfen. Dann wieder erscheint alles im rosigsten Licht. Stimmungsschwankungen gehören zum menschlichen Leben wie die Launen des Wetters. Wann aber handelt es sich »nur« um ein vorübergehendes Stimmungstief oder aber um den Beginn einer eventuell länger dauernden Depression?

Die Früherkennung einer Depression ist für den Heilungsprozess entscheidend! Darum ist es wichtig, anhand von Checklisten festzustellen, ob eine *seelische Verstimmung* vorliegt, die vorübergeht, die man möglicherweise durch geeignete Strategien (»Tricks«) verscheuchen kann, oder eine *Depression,* die behandelt werden muss. Abwarten (»Es wird schon wieder werden«) ist schädlich, wenn es auch in dieser Stimmungslage oft bequem wäre. Übrigens: Den Verdacht auf einen Beinbruch lässt man auch sofort überprüfen!

Checkliste: Innere Symptome der Depression

➤ Ich bin langsam geworden in meinen täglichen Verrichtungen.
➤ Ich habe große Mühe, einfache Dinge zu erledigen.
➤ Ich fühle mich energielos, müde oder gar erschöpft.
➤ Ich kann mich schlecht konzentrieren (z.B. beim Lesen).
➤ Ich habe keine Initiative, ich kann nur schwer Entscheidungen treffen.
➤ Ich habe Schlafstörungen (schlafe zu wenig, zu viel, unruhig).
➤ Ich habe Schmerzen, für die weder ich noch der Arzt eine Erklärung haben.
➤ Ich bin traurig und fühle mich unglücklich, missgelaunt.
➤ Ich habe keinen Appetit.
➤ Ich habe jegliches Interesse an schönen und angenehmen Dingen verloren.
➤ Ich fühle mich eingesperrt und kann mich nicht befreien.
➤ Ich fühle mich innerlich leer und abgestorben.
➤ Ich bin unruhig, von unerklärlichen Ängsten verfolgt, habe Schweißausbrüche, Herzklopfen.
➤ Ich will weder Verwandte noch Freunde sehen, noch unter die Leute gehen.
➤ Ich habe Angst vor der Zukunft, oder sie interessiert mich nicht mehr.
➤ Ich mache Fehler, alles misslingt mir.
➤ Ich bin ein Versager, ich bin nichts wert, niemand liebt mich.
➤ Ich bin schuldig an meinem Versagen, Strafen sind verdient.
➤ Ich falle allen zur Last, ich bin es nicht wert, zu leben.

> ➤ Ich bin gereizt, mir ist zum Weinen zumute, ich halte meinen Zustand nicht mehr aus.
> ➤ Ich wäre lieber tot.

Diese Checkliste ist in der Ichform geschrieben, weil der Betroffene selbst in erster Linie gefordert ist. Er weiß am besten, »wie's da drin aussieht«. Wenn er uns um Mithilfe bittet, können wir unsere Eindrücke »von außen« einbringen. Dabei lernen wir unseren Freund gleichzeitig besser kennen. Will der Kranke seine Krankheit nicht wahrhaben, können wir selber die Liste ausfüllen und vielleicht mit ihm durchgehen.

Man könnte die einzelnen Punkte der Liste mit Dringlichkeitsstufen versehen. Ich verzichte absichtlich darauf, denn diese Liste kann eine fachmännische Abklärung nicht ersetzen. Sie soll vielmehr dazu führen, dass sich der Depressionsbetroffene über seinen Zustand klar wird, ihn annimmt, sich einer Vertrauensperson öffnet und eine Fachkraft aufsucht.

Drei Hinweise: In den seltensten Fällen tritt nur ein einziges dieser Symptome auf, *meist sind es mehrere,* und es müssen nicht gerade die am Ende der Liste aufgeführten schwersten sein. Und: Dauert die seelische Verstimmung *mehr als zwei Wochen,* so ist Handlungsbedarf gegeben, aber nicht etwa »Selbstmedikation« in Form von Schlafmitteln, Drogen oder Alkohol! Schließlich: Wenn einzelne zutreffende Punkte der Liste eigentlich grundlose *Selbstvorwürfe* sind, die der Wirklichkeit nicht entsprechen, so ist gerade das ein Indiz für eine Depression.

Diagnose bei Kindern, Jugendlichen und älteren Menschen

Bekanntlich treten Depressionen auch bei Kindern und Jugendlichen auf. Insbesondere Kleinkinder können sich schlecht ausdrücken, und Jugendliche verschweigen oft aus Scham, Rebellion oder Stolz ihren Zustand, sodass Eltern, Erzieher und weitere nahestehende Personen, also wir Angehörige, die Diagnose stellen müssen. Dazu mögen die folgenden Checklisten hilfreich sein:

Checkliste: Depressionssymptome bei Kindern

- Plötzlicher oder schleichender Interesseverlust: Das Kind tut nicht mehr das, was ihm vor Kurzem noch Spaß gemacht hat. Freilich muss dem Umstand Beachtung geschenkt werden, dass sich die Interessen altersbedingt ändern.
- Energiemangel, auch für Tätigkeiten, die ihm Spaß machten; herumhängen
- Ungewohnte Unruhe: Hektik, Fahrigkeit, Schule schwänzen
- Riskantes oder selbstzerstörerisches Verhalten
- Auffällige Aggressivität
- Unübliche Minderwertigkeitsgefühle: »Ich bin dumm, hässlich, nicht beliebt!«
- Isolation von der Familie, den Spielgefährten usw.
- Abfall der Konzentrationsfähigkeit, plötzliche Vergesslichkeit
- Veränderte Schlafgewohnheiten (schläft schlecht oder mehr als sonst)
- Veränderte Essgewohnheiten: Hat nie oder immer Hunger, nimmt ab oder zu (»Kummerspeck«)
- Unerklärliche Schmerzen, bei denen keine organische Ursache festgestellt werden kann
- Düsternis und Tod als Gegenstand von Gesprächen, Zeichnungen, Phantasien. Interesse an Unglücksfällen, tragischen Schicksalen usw.
- Selbstmord als Thema

Bei Jugendlichen ist die Unterscheidung zwischen entwicklungsbedingten »Ausschlägen« in seelischer, körperlicher oder verhaltensmäßiger Hinsicht und echten Depressionssymptomen, wie wir gesehen haben, oft schwierig. Die Symptome sind ähnlich wie bei Kindern. Zusätzliche Alarmzeichen bei Jugendlichen sind in der folgenden Checkliste aufgeführt.

Checkliste: Depression bei Jugendlichen (Zusätzliche Symptome)
➤ Auffällige Veränderungen im Auftreten: Kleidung, Hygiene, Verhalten
➤ Schulprobleme
➤ Aufgabe von Hobbys, gesellschaftlichen Aktivitäten oder bestimmten Sportarten; Wechsel zu gefährlichen Tätigkeiten
➤ Abhauen von zu Hause
➤ Alkohol- und Drogenexzesse
➤ Suizidgedanken oder gar -versuche

Auch ältere Menschen haben ein Anrecht auf ein Leben außerhalb der – in diesem Alter besonders häufigen – Depression. Bei älteren Leuten ist eine genaue Diagnose – neben den im Kapitel »Der Duft der Gruft« (S. 69 ff.) erwähnten psychologischen Hindernissen – aus mehreren Gründen besonders schwierig.

Checkliste Depression bei älteren Menschen (Ergänzungen)
➤ Viele somatische »Altersbeschwerden« sind in ihrer Symptomatik von denjenigen einer Depression kaum zu unterscheiden.
➤ Somatische Leiden können ihren Ursprung in einer Depression haben.
➤ Umgekehrt führen Altersbeschwerden häufig zu Depressionen.
➤ Medikamente gegen somatische Leiden (oft in größerer Vielfalt genommen) können depressive Nebenwirkungen haben. Die erschwerte Medikamentenaufnahme des älteren Körpers kann zu Überdosen führen.
➤ Altersresignation führt zur Nichtbeachtung der Symptome.

Alle diese Faktoren zeigen, dass die Konsultation eines Arztes auch in dieser Lebensphase wichtig ist. Für das Verhalten der Angehörigen sind Zuwendung und Geduld wichtig.

Nonverbale Hinweise

Bei Kindern und älteren Leuten sind wir oft auf Beobachtungen ihres Verhaltens angewiesen. Dies kann natürlich auch bei Erwachsenen der Fall sein, wenn sie uns ihren Zustand verheimlichen wollen oder ihm keine Bedeutung zumessen. Ist er »nicht mehr der Alte«, ist er apathisch, verdrossen, traurig, weinerlich, unnatürlich lustig? Im Kapitel »Ein anderer Mensch« (S. 91 ff.) habe ich das Erscheinungsbild eines Depressionsbetroffenen ausführlich geschildert – wenn es auch nicht in jedem Fall so »schlimm« ist und damit eine Diagnose nicht so einfach sein wird.

Zwar richtet sich dieses Buch an die Angehörigen im Familien- und Freundeskreis, wenn es aber am Arbeitsplatz in die Hände eines Chefs kommt, der bei einem Mitarbeiter den Verdacht auf Depression hegt, könnten diese und die folgenden Hinweise ebenfalls von Nutzen sein.

Diagnose aufgrund äußerer Faktoren

Es kann sein, dass der mutmaßlich von einer Depression Betroffene uns Angehörigen seinen Zustand verheimlicht oder beschönigt. Vielleicht lässt sich auch aus seinem Verhalten nichts Stringentes ablesen. In diesem Fall kann uns die Kenntnis äußerer Faktoren weiterhelfen, seien sie uns bekannt oder auch nur dem Betroffenen oder können wir sie durch diskrete (!) Recherche ermitteln.

Ich möchte nochmals darauf hinweisen, dass unsere laienhafte Diagnose keine vorgefassten Meinungen von Ursache und Wirkung enthalten darf und dass die endgültige Beurteilung den Fachleuten überlassen werden muss.

Checkliste: Mögliche Ursachen und Auslöser von Depressionen

➤ Biologische Faktoren: Erlitt der Patient einmal ein Schleudertrauma oder eine Kopfverletzung? Existieren Süchte, die belasten und versteckt werden?

➤ Familiengeschichte: Liegen Hinweise auf Häufungen von Depressionen in der Verwandtschaft vor? Gab es Suizide oder Suizidversuche? Sind andere Kurzschlusshandlungen bekannt, die mit einer eventuellen Depression (oder Manie) erklärbar sind?

- Familiensituation: Durchlebte der Betroffene eine schwere Jugend mit Verantwortung? Wie ist das Verhältnis zum Partner, zu den Kindern? Kürzliche Verluste durch Todesfälle oder Weggänge? Auszug der Kinder? Starker Einfluss von Religion oder Sekten?
- Lebensalter: Könnte die Depression z. B. durch die Menopause ausgelöst sein?
- Soziale Probleme: (Angst vor) Stellenverlust, Probleme mit dem eigenen Geschäft, Mobbing, gesellschaftliche Ausgrenzung, seelische Verletzungen durch aggressive Mitmenschen, allgemeine finanzielle Sorgen?

Depression bei uns Angehörigen?

Die Betreuung von Depressionsbetroffenen ist eine Herkulesarbeit und verlangt starke Seelen. Darum sollten wir uns schon vor der Übernahme einer solchen Aufgabe prüfen, ob wir ihr gewachsen sind, oder ob wir etwa selbst einen Hang zur Schwermut haben. Dazu kann als erste Maßnahme die Beschäftigung mit der Checkliste *Neige ich zur Depressivität?* dienen. Müssen wir mehrere Fragen positiv beantworten, ist ein Gang unsererseits zur Fachkraft unerlässlich. Ob wir dann unsere Aufgabe übernehmen können bzw. müssen, muss im Einzelfall entschieden werden. Gerade unter Partnern wird dies eine sehr schwierige Entscheidung.

Checkliste: Neige ich zur Depressivität?
- Ich glaube, ich liebe das Leben weniger als die anderen.
- Manchmal wünsche ich mir, nie geboren zu sein.
- Man unterstellt mir oft Schwarzseherei.
- Es kommt vor, dass ich in erfreulichen Situationen keine Freude empfinde.
- Manchmal habe ich das Gefühl, meinen Freunden zur Last zu fallen.
- Ich entwickle leicht Schuldgefühle.
- Ich neige dazu, Misserfolge nachzugrübeln.

> ➤ Ich fühle mich oft unterlegen.
> ➤ Ich bin oft müde und energielos.
> ➤ Ich verschiebe Freizeitaktivitäten auf später, obwohl ich jetzt Zeit und Mittel dazu hätte.

Während der Betreuung geht die Gefährdung weiter. Wir Angehörige sind von der Krankheit in so vielen Bereichen bis weit in die eigene Seele hinein im wahrsten Sinne betroffen. Ich habe von Frustration, Wut, Trauer und Rückzug gesprochen und von dem »Wie« unseres Umgangs mit dem Kranken (Stichwort Geduld!). Und auch von der Ansteckungsgefahr. Wir müssen uns deshalb immer wieder fragen, ob wir auch an uns selbst Symptome einer Depression feststellen müssen. Und solche sind ernst zu nehmen! Ich wiederhole mich: Nur seelisch gefestigte Betreuer sind den Depressionskranken von wirklichem Nutzen.

Ob der Depressionskranke Erwachsener, Kind, Jugendlicher oder Senior, Ehepartner, Adoptivkind oder Schwiegermutter ist, die Probleme des Umgangs mit Depressionsbetroffenen sind im Grundsatz die gleichen. Wenn ich hier die Checkliste *am Beispiel des Kindes* (sie gilt aber für alle anderen Patienten ebenso) entwickle, so hat das seinen Grund darin, dass hier neben den Eltern auch andere Erzieher, insbesondere Lehrer, gefordert sind. Diese Personen stehen in unserem Beziehungssystem im zweitinnersten Kreis, sie kennen das Kind flüchtiger als die Eltern, die seine ganze Entwicklung verfolgt haben. Ferner sind sie oft nicht spezifisch ausgebildet im Umgang mit Depressionsgefährdeten oder -kranken. Übrigens sind die Umstände für den Chef im Betrieb gut vergleichbar – deren psychologische Ausbildung dürfte ebenso rudimentär sein.

> *Checkliste: Depressionssymptome bei Betreuern*
> ➤ Fühle ich mich vom Kind abgelehnt? Geht es auf Distanz (nicht nur im normalen Emanzipationsprozess)? Fühle ich mich selbst einsam?

- ➤ Bin ich selber auf Distanz gegangen, habe ich weniger Interesse an dem Kind, fürchte ich mich vor seinen seelischen Problemen?
- ➤ Bin ich frustriert, wenn meine besten Bemühungen nichts fruchten?
- ➤ Bin ich in Auseinandersetzungen harsch, tut es mir später leid? Habe ich überreagiert?
- ➤ Habe ich das Gefühl, von den Bedürfnissen des Kindes aufgefressen zu werden, »nicht mehr zu können«?
- ➤ Fühle ich mich durch die Probleme des Kindes, auch mit seiner Umwelt (Freunde, Schule usw.), überfordert?
- ➤ Mache ich mir mehr Sorgen um das Kind als üblich?
- ➤ Stelle ich an mir selber depressive Symptome fest? Beispielsweise Griff zu Zigarette oder Flasche, Mangel an Energie, Niedergeschlagenheit, Krankheiten (siehe auch: Checkliste *Innere Symptome der Depression*).

Gerade weil die Gefahr groß ist, dass die Depression auf die Angehörigen überspringt, müssen diese auch für sich selber Hilfe suchen.

Checklisten zum Gespräch mit der Fachkraft

Hat sich der mutmaßliche Depressionsbetroffene dazu durchgerungen, eine Fachkraft aufzusuchen, sei es, um eine fachmännische Diagnose zu erhalten oder sich in Behandlung zu begeben, ist eine gute Gesprächsvorbereitung und -auswertung von großem Nutzen. Damit die Fachkraft helfen kann, muss sie bis ins Detail wissen, wo der Schuh drückt. Scham und Stolz des Depressionsbetroffenen sind fehl am Platz. Vertrauen ist Voraussetzung. Nun fällt es einem Kranken meist schwer, sich zu konzentrieren, vor allem, wenn er zum ersten Mal mit der Situation konfrontiert ist und sich mit fremden Leuten in fremder Umgebung befindet. Umso wichtiger ist es, dass er eine Liste vorbereitet, die all die seelischen, geistigen und körperlichen Symptome umfasst, die er (in ruhiger Umgebung) momentan empfindet. Zu dieser Arbeit können wir Angehörige unsere Hilfe anbieten. Wenn wir unseren Freund zur Sitzung begleiten, sollten wir Kenntnis von dieser Liste haben – und uns selber auf das Gespräch vorbereiten.

Checkliste: Gesprächsvorbereitung

Ein einfaches Vorgehen ist, in der oben aufgeführten Checkliste *Innere Symptome der Depression* die festgestellten Symptome anzustreichen. Man kann sie auf der Liste auch mit »Noten« von 1 bis 6 versehen (1 = sehr schwach empfunden, 6 = übermächtiges Gefühl). Entscheidend ist, dass auch die schwachen, als unbedeutend empfundenen Symptome aufgeführt und erwähnt werden; sie können der Fachperson wichtige Hinweise geben.

Der Patient kann den Bogen auch im voraus dem Gesprächspartner (und ggf. uns als Begleitperson) aushändigen, der sich damit rasch ein erstes detailliertes Bild von der Art und Tiefe der Depression machen kann. Wird unser Freund an eine weitere Fachkraft »weitergereicht«, muss nicht alles wiederholt werden.

Ebenso bedeutend für den Heilungserfolg ist, dass der Betroffene nach dem Gespräch in aller Ruhe für sich (evtl. mit unserer Hilfe) einige Fragen beantwortet:

Checkliste: Gesprächsauswertung

Zur Person des Gesprächspartners (Arzt, Psychotherapeut usw.):
Ist er an mir interessiert? Hört er mir zu? Versteht er mich oder hat er vorgefasste Meinungen? Beantwortet er meine Fragen? Leuchten mir seine Bemerkungen ein? Machen sie mir Mut oder verletzen sie mich? Kurz: Stimmt die Chemie, habe ich Vertrauen? (Es kann ja evtl. zu einer länger dauernden, recht intimen Beziehung kommen.)

Zur vorgeschlagenen Behandlung:
Habe ich Vertrauen in die vorgeschlagene Therapie? Entsprechen ihre Ziele meinen Vorstellungen? Sind mir eventuelle Nebenwirkungen von Medikamenten bewusst? Habe ich Vertrauen in die Medikation?

Und last but not least:
Wie fühle ich mich nach dem Gespräch? Habe ich, wenigstens für den Augenblick, etwas Mut gefasst?

Taucht irgendwo ein Nein oder eine Unsicherheit auf, muss man sich im Interesse des Heilungserfolgs die Frage stellen, ob man nicht andere Helfer suchen sollte.

Checklisten für den Umgang mit dem Kranken

Waren die bisher aufgeführten Checklisten vor allem auf den Depressionsbetroffenen ausgerichtet, so folgt jetzt eine Reihe von Listen, die uns Angehörigen bei der Bewältigung unserer Aufgabe als Betreuer helfen sollen. Wie soll ich mich als »Gesunder« gegenüber meinem in einer Depression gefangenen Partner, Verwandten, Freund, Mitarbeiter verhalten? Wie kann ich sicherstellen, dass ich keine Fehler mache, dass ich mich nicht im Ton vergreife, dass meine Bemühungen nicht kontraproduktiv sind?

Besonders beim »Erstfall« können hier Checklisten große Dienste leisten, da wir die vielen Facetten der Krankheit Depression noch nicht oder erst aus Büchern oder von entfernteren Fällen kennen. Und die neue Gemütslage sowie das besondere Verhalten unseres Patienten müssen wir auch erst kennenlernen. Bei »meinem« ersten nahen Depressionsfall wäre ich froh gewesen, ich hätte über Checklisten verfügt, wie ich sie nun vorstelle.

Checkliste: Wie kann ich dem Kranken nützlich sein?

➤ Mich informieren über die Krankheit Depression: Symptome, Diagnosemöglichkeiten, Verläufe, Dauer, Behandlungsmöglichkeiten, Verhaltensratschläge für Angehörige, Liste der ersten Schritte, Maßnahmen bei Notfällen.

➤ Mir Rechenschaft geben darüber, dass der Kranke geheilt werden kann, aber nur durch professionelle Hilfe, die viel Zeit braucht.

➤ Den Patienten nicht heilen wollen, aber seine Heilung unterstützen, indem man für ihn da ist, ihm Zuneigung und Verständnis zeigt – was oft viel Geduld erfordert.

➤ Dem Kranken adäquat gegenübertreten, ihn »mit List und Liebe« behandeln. Einzelheiten siehe im Text unter dieser Checkliste.

➤ In Fällen, wo der Kranke apathisch ist und keine Initiative mehr entwickelt: Eventuell ganz behutsam für ihn tätig werden (beim Arzt anmelden, ihn begleiten, mit ihm spazieren gehen, allgemein sein Leben erleichtern).

➤ Während seiner Behandlung (und sechs Monate nach der Heilung) auf regelmäßiger Medikamenteneinnahme bestehen und auf Nebenwirkungen achten.

➤ Suizidpläne ernst nehmen, evtl. geeignete Maßnahmen treffen, möglichst ohne dem Kranken seine Autonomie zu nehmen.

Es ist erfreulich, wenn Verwandte und Bekannte keinen Bogen um den Kranken machen, sondern ihm durch Besuche, gemeinsame Spaziergänge, Kinobesuche usw. zeigen, dass er von seinem Umfeld nicht abgekoppelt ist. Voraussetzung ist natürlich, der Patient ist willens und in der Lage, Kontakte mit »fremden« Personen zu pflegen.

Allerdings sollten auch diese eine Ahnung davon haben, wie dem Depressionskranken zu begegnen ist. Im Idealfall können wir Betreuer dem Besuch die folgende Checkliste zur Vorbereitung aushändigen (auch die Checkliste *Lebensfreude* kann wichtige Hinweise geben). Am wichtigsten ist, »gute Ratschläge« oder gar Vorwürfe zu vermeiden!!!

Checkliste: Verhalten gegenüber dem Kranken

➤ Gute Ratschläge oder gar Vorwürfe vermeiden. Sie sind ebenso kontraproduktiv wie Beschönigungen der Art »Es ist doch nicht so schlimm ...«!

➤ Mir selber ebenfalls keine Vorwürfe machen, den Zustand des Angehörigen hinnehmen.

➤ Den Kranken an meinen Gefühlen teilhaben lassen, ihm gegenüber offen sein, ihm auch negative Regungen zur Kenntnis bringen: Aggressionen, Niedergeschlagenheit, Gefühl des Zurückgewiesenwerdens usw. (behutsam, ohne Vorwürfe!).

➤ Vorschläge für gemeinsame Aktivitäten »diplomatisch« vorbringen: (»Ich mache jetzt einen Spaziergang, kommst Du mit?«).

Im Umgang mit Kindern und Jugendlichen neigen wir (und andere Erzieher) dazu, aufgrund unserer längeren Erfahrung und unseres größeren Wissens diese zu bemuttern und – vor allem aufmüpfige Junge – nicht ernst zu nehmen. Darum füge ich hier, zum Nachdenken, eine ergänzende Checkliste an:

Checkliste: Verhalten gegenüber depressiven Kindern und Jugendlichen (Zusatztipps)

➤ Zuhören, ernst nehmen, da sein: Das Kind ist ein Mensch mit seinen Gefühlen und Ängsten, ein Subjekt, nicht ein Dressier-Objekt.

➤ Situationen, die ein Kind bloßstellen, sind zu vermeiden.

➤ Warum-Fragen können kontraproduktiv sein (Verhör), »gute« Ratschläge ebenso, von Vorwürfen nicht zu reden.

➤ Erfolgserlebnisse helfen dem Kind.

➤ Soweit möglich soll es seinen Entscheidungsfreiraum behalten können.

➤ Lob soll sein, aber realistisch, geheucheltes Lob ist kontraproduktiv.

Checklisten für den Heilungsverlauf

Nach dem Wie kommt das Was. Was kann ich tun, um meinem Freund sein Leben zu erleichtern? Die hier aufgeführten Checklisten richten sich in erster Linie an den Depressionskranken, aber wir sollten auch die Möglichkeiten des Vorbeugens, Heilens, Rückfälle-Vermeidens und der Erleichterung des Lebens während der Krankheit kennen. Dann können wir unseren Patienten und den Heilungsprozess effizienter unterstützen.

Wer in einer Depression steckt, ist seinem Schicksal nicht einfach ausgeliefert. Positive Gedanken und angenehme Tätigkeiten spielen im Wechselbad der Gefühle eine große, heilende Rolle. Negative Einflüsse (Stressfaktoren) können in vielen Fällen zurückgebunden werden. Wir haben oben von »Tricks« (geeigneten Strategien) gesprochen, wie man schneller aus einem Stimmungstief herauskommt. Hier sind sie! Die folgende Checkliste bringt eine Auswahl von Ratschlägen, die je nach Tiefe der Depression in wechselndem Maße anwendbar sind. Sie können aber auch Menschen, die aus der Depression herausgefunden haben helfen, das seelische Gleichgewicht wieder vollständig herzustellen und Rückfälle zu vermeiden, insbesondere bei genereller Gefährdung oder wenn sie einen neuen »Absturz« herannahen fühlen. Vorbeugen ist auch hier besser als Heilen …

Hier verwende ich wiederum die Ichform; In erster Linie ist der Depressionsbetroffene angesprochen. Eigeninitiative (im Rahmen der momentanen Verfassung!) ist heilungsfördernd, besonders wenn der Kranke auf erreichte (Etappen-)Ziele zurückschauen kann.

Wir können ihm in vieler Hinsicht helfen. Einmal bei der Aufstellung seiner eigenen Pläne, dann aber auch bei der Einhaltung seiner Prinzipien. Wenn er etwas »nur uns zuliebe« tut, übernimmt er zwar keine Verantwortung für sein Tun, ist innerlich nicht voll dabei, aber Hauptsache ist, er tut es.

Checkliste: Vorbeugung und Erleichterung

➤ Ich achte auf gesunde Ernährung.

➤ Ich tue mir etwas Gutes.

➤ Ich plane regelmäßige angenehme Aktivitäten.

➤ Ich bewege mich viel, treibe (mäßig!) Sport.

➤ Ich sorge für ausreichenden Schlaf und Erholung und achte auf meine innere Uhr.

➤ Ich strukturiere meinen Tagesablauf: zu fixen Zeiten Aufstehen, regelmäßige Tätigkeiten und Termine, Erholungs- und Nachdenkpausen (statt ständigem Grübeln), zeitig ins Bett gehen.

➤ Ich erstelle ein Tages- und Wochenprogramm, packe aber nicht zu viel hinein. Auf unangenehme Pflichten lasse ich Angenehmes folgen (als Belohnung), Beispiel: 19 Uhr klärendes Telefon mit X, 20 Uhr Serie Y im Fernsehen, 22 Uhr Bettruhe.

➤ Ich fordere mich, aber ich überfordere mich nicht.

➤ Ich eigne mir Verfahren an, die mich entspannen und übe sie (Autogenes Training, Yoga, Meditation usw.).

➤ Ich versuche, die Kraft des positiven Denkens einzusetzen und eine positive Einstellung zum Leben zu gewinnen.

➤ Ich achte auf meine Gefühle.

➤ Ich kann auch mal Nein sagen.

➤ Ich pflege die Familie und meine Freunde, Haustiere und Pflanzen.

➤ Ich löse auftauchende Probleme, bevor sie mich überwältigen.

➤ Ich verbiete mir das Grübeln, stelle es sofort ab.

➤ Ich achte auf Warnzeichen und suche sofort Hilfe.

➤ Ich nehme meine Medikamente regelmäßig ein. Nur in Absprache mit dem Arzt ändere ich Dosis oder Medikament oder setze es gar ab.

➤ Ich ändere stresserzeugende Lebensumstände, löse anstehende zwischenmenschliche Probleme in Familie oder Firma.

➤ Ich gebe die Hoffnung nicht auf.

Ganz oben auf dieser Checkliste steht: »Ich tue mir etwas Gutes« und »Ich plane regelmäßige, angenehme Aktivitäten«. Ersteres kann spontan geschehen, Letzteres im Rahmen eines Tages-, Wochen- oder Jahresplanes. Was heißt das konkret? Phantasie ist gefragt. Hinweise aus der folgenden Checkliste mögen weiterhelfen.

Die folgende Liste ist, so hoffe ich, auch für uns Angehörige von großem Wert. Wer erinnert sich nicht an verzweifelte Versuche, den Kranken dazu zu animieren, seine »Höhle« zu verlassen.

Wir Angehörigen neigen dazu, unser Leben der Krankenpflege mehr oder weniger total unterzuordnen. Die folgenden Listen können uns Tipps geben, wie wir unser »Leben neben der Krankheit« lebenswert gestalten können. Dass ein »Eigenleben« – wenn auch den Umständen angepasst – für uns Angehörige von größter Wichtigkeit ist, kommt im Text wiederholt zur Sprache.

Checkliste: Lebensfreude

➤ Gut essen, evtl. selber etwas kochen, Freunde dazu einladen, mit ihnen auswärts essen gehen.

➤ Telefonieren (mit lieben oder interessanten Menschen).

➤ Spontane Briefe schreiben (oder Briefschulden abtragen, was sehr befreiend sein kann), mailen.

➤ Bei einem Spaziergang angenehme, anregende Streitgespräche führen.

➤ Ein spannendes Buch lesen – in einem bequemen Sessel, Patiencen legen, Rätsel lösen, Schach oder Karten spielen. (Fernsehen schauen ist meist nicht beruhigend.)

➤ Geschichten oder Verse schreiben, malen, (Geschenke) basteln, einfache Handarbeiten machen, musizieren.

➤ In einem Chor singen, einer Theatergruppe oder einem anderen Verein beitreten bzw. wieder aktiv werden.

➤ Fotos von der letzten Reise oder von den Kindern und Enkeln bearbeiten, einkleben bzw. anschauen.

- ➤ Gärtnern, notfalls auf dem Balkon.
- ➤ Nachbars Hund Gassi führen, Katzen betreuen, Vögel füttern.
- ➤ Einen Stadtspaziergang machen, im Café Leute beobachten.
- ➤ (Window-)Shopping betreiben.
- ➤ Ein Wannenbad genießen oder ins Schwimmbad gehen.
- ➤ Zur Kosmetikerin und Masseurin gehen, ein Wellness-Studio besuchen.
- ➤ Sprach-, Tanz- oder Computerkurse belegen, die Volkshochschule besuchen.
- ➤ Sich selber weiterbilden, frühere Aktivitäten wieder aufnehmen.
- ➤ Kinder einladen oder die Kleinen im Park beim Spiel beobachten.
- ➤ In den Zoo, ins Kino gehen, Ausstellungen, Sehenswürdigkeiten besuchen (gibt's am eigenen Wohnort!).
- ➤ Alte Bekanntschaften wieder aktivieren, flüchtige Begegnungen vertiefen.
- ➤ Sportliche Aktivitäten (wieder) aufnehmen, Fitness-Studio besuchen.
- ➤ Spaziergänge, Ausflüge, Bergtouren planen und unternehmen.
- ➤ Den nächsten Urlaub planen, Reisebücher und Landkarten studieren.
- ➤ Für jemanden da sein, jemandem helfen.
- ➤ Soziale Aufgaben übernehmen.

Eine Konkretisierung der Lebensfreude-Checkliste ist das sogenannte Lustbarometer.

Die hier gezeigte Tabelle ist nur ein Beispiel, wie ein Betroffener sich organisieren kann, um seine Lebensfreude zurückzugewinnen. Er kann, vor allem bei einer leichten Depression, für sich oder mithilfe einer Drittperson (Freund, Therapeut) eine Tabelle nach diesem Muster erstellen.

Inspiriert wurde sie durch die folgende Anregung von Frau Prof. Dr. Edith Holsboer-Trachsler, Leiterin der Abteilung für Depressionsfor-

Lustbarometer

Aktivität	Luststufe	Aktion
Lesen	8	Heute Abend in die Bibliothek
Freunde zum Essen einladen	5	Nächsten Montag prüfen, ob Lust, Hans und Vreni einzuladen
Englisch-Sprachkurs	1	Vorderhand nicht usw.

schung der Universitären Psychiatrischen Kliniken, Basel: »[Zur Lebensfreude-Checkliste] könnte ich mir vorstellen, dass Sie eine Skala von 1 bis 10 einfügen (1 keine Lust, 5 neutral, 10 große Lust). Ich habe die Erfahrung gemacht, dass es mit diesem Lustbarometer manchen Patienten leichter fällt, sich gegenüber zu vielen Anforderungen, v. a. auch in der Freizeit, zu schützen. Gerade auch sehr engagierte Menschen nehmen häufig zu vieles freiwillig auf sich und verschaffen sich damit wieder negativen Stress. Wenn das Lustbarometer auf neutral steht, lohnt es sich, abzuwarten, in welcher Richtung es sich bewegt. Wandert es in Richtung 1, sollte man eine neue Verpflichtung absagen. Dies ist kein validiertes Instrument, sondern von mir erfunden und x-fach mit Erfolg eingesetzt worden.«

Es gibt noch andere Methoden, mit einer aufziehenden Depression fertig zu werden. Eine sei hier noch aufgeführt. Sie gleicht etwas einer Stärken- und Schwächenanalyse, wie wir sie von Machbarkeitsstudien oder auch von (eigenen) Persönlichkeitsprofilen her kennen. Ein Blatt Papier wird in zwei Spalten eingeteilt, in eine rote und eine grüne:

Checkliste: Rot-Grün

Rot: Gefühle Gedanken Aktivitäten Ereignisse, **die mir schaden**[1]	**Grün:** Gefühle Gedanken Aktivitäten Ereignisse, **die mir nützen**[2]

➤ habe ich in der Vergangenheit erlebt

➤ habe ich heute erlebt

➤ will ich morgen vermeiden	➤ will ich morgen realisieren

➤ will ich in Zukunft vermeiden	➤ will ich in Zukunft pflegen

1) die mir unangenehm sind, die mich bedrücken, stressen, depressiv machen

2) die mir gegen trübe Gedanken helfen, die mir Spaß machen, mich anregen oder auch beruhigen

Mit fortschreitender Besserung des Zustands wird die rote Liste immer kürzer und die grüne Liste immer länger werden: Ein sichtbares Zeichen des Fortschritts – selbst herbeigeführt!

Checklisten für Notsituationen

Eine wichtige Aufgabe für uns Angehörige ist es, dann Hilfe zu leisten, wenn Krisensituationen eintreten. Meine erste, wenig dramatische Checkliste betrifft die Maßnahmen für den Fall, dass ein Geheilter erneut in eine Depression zu versinken droht. Auch wenn ein Depressionsbetroffener erfolgreich aus der Krise herausgefunden hat, kommt oft die »Schwarze Dame« wieder zurück. Dies ist ein statistisches Faktum, dem es ins Auge zu schauen gilt. Eine *Checkliste für das nächste Mal* kann nicht nur die Situation im Ernstfall erleichtern, sie kann auch eine gewisse Sicherheit geben, gewappnet zu sein. Auch wenn der »Auferstandene« sich nicht vorstellen kann, wieder einmal in eine Depression zu verfallen und die ganze Sache möglichst bald vergessen will, ist es unter allen Umständen empfehlenswert, eine solche Liste »Für alle Fälle« zu erstellen und greifbar zu halten. Auch hier können wir Angehörige behilflich sein, und wir oder eine andere Vertrauensperson sollten eine Kopie erhalten.

Checkliste: Für das nächste Mal
- ➤ Welche Gedanken in meinem Kopf weisen auf eine kommende Depression hin, was habe ich das letzte Mal empfunden? (Beispiel: »Wieder habe ich etwas falsch gemacht!«)
- ➤ Welche Gefühle? (Beispiel: »Ich bin wieder so niedergeschlagen!«)
- ➤ Welche Handlungsweisen? (Beispiel: »Ich schiebe die einfachsten Tätigkeiten vor mir her!«)
- ➤ Welche Stresssituationen muss ich vermeiden/aus der Welt schaffen?

> ➤ Mit welchen Gedanken konnte ich mir damals Zuversicht einflößen?
> ➤ Welche Aktivitäten hoben meine Stimmung?
> ➤ Welche Menschen konnte ich um Unterstützung bitten? (Freunde, Fachpersonal usw., Telefonnummern anfügen!)
> ➤ Welche Medikamente halfen mir? (Evtl. beim Arzt »Notration« besorgen.)
> ➤ Wohin will ich mich notfalls zurückziehen? (Freund, Klinik)
> ➤ Wer hat eine Kopie dieser Liste?

Es versteht sich von selbst, dass weitere Aufzeichnungen, Tagebuchnotizen usw. vom Betroffenen und von Betreuern von großem Wert sind.

Wenn eine Krisensituation eintritt, wenn unser Freund schon weit auf dem Weg in die Depression ist, sodass ihm eigenständiges Handeln schwerfällt oder unmöglich ist, sind wieder vor allem wir Angehörige gefordert. Damit unsere Hilfe rasch und effizient erfolgen kann, sollten wir die folgende Checkliste erstellen (wenn möglich zusammen mit unserem Freund) und gegebenenfalls konsultieren:

Checkliste: Krisensituationen
> ➤ Welche Symptome, Warnzeichen, Verhaltensänderungen gibt es, die beim Betroffenen das letzte Mal festzustellen waren?
> ➤ Welche gemeinsamen Aktivitäten erleichterten die Lage des Betroffenen? (Das Aufschreiben erleichtert die sofortige Umsetzung, man muss nicht erst fragen – und bekommt möglicherweise keine Antwort.)
> ➤ Welche Gedanken oder Leitsprüche halfen dem Betroffenen? (So kann ich ihn wieder daran erinnern und ihm gut zureden.)
> ➤ Was kann ich tun, wenn der Betroffene nicht mehr in der Lage ist, selbst zu handeln?

Sehr nützlich kann ein »*Vertrag für den Notfall*« mit dem Depressionsgefährdeten sein, für den Fall, dass ihm selbstständiges Handeln sehr schwerfällt oder nicht mehr möglich ist.

Checkliste: Vertrag für den Notfall
➤ In welchem Moment und inwiefern dürfen wir Angehörige oder die Vertrauensperson aktiv werden? (Arzt, Vorgesetzten und weitere Personen informieren; Transport in eine Klinik usw.)
➤ Welche praktischen Regelungen sind für den Fall einer Handlungsunfähigkeit oder gar eines Klinikaufenthaltes zu treffen? (Betreuung von Kindern, Haustieren, Pflanzen, Wohnung, Wäsche; Brief- und Zahlungsverkehr, Vereinbarung bzw. Absage von Terminen usw. Information von Vorgesetzten und von Angehörigen? Wie soll dies geschehen?)

Ein solcher Vertrag entlastet uns ganz beträchtlich: Wir müssen dann keine Bedenken haben, in die Privatsphäre des in der Depression Gefangenen einzudringen. Und rasches Handeln tut oftmals not.

Zum Schluss seien zwei sehr wichtige Punkte wiederholt: Wir Angehörige müssen uns bewusst sein,
● dass sich eine Depression möglicherweise nicht an die Planung hält und
● dass wir keine Verantwortung für den Kranken tragen.

Was tun bei höchster Gefahr? Die Gefühle und Aussagen von Menschen in einer Depression sind in jedem Moment ernst zu nehmen. *Suizide sind unumkehrbar.* Oft sind Sofortaktionen notwendig, besonders natürlich, wenn ein Verzweifelter »in flagranti« gefunden wird. Im Normalfall ist aber überlegtes Handeln besser als Unruhe und Hektik.

Wenn aber der Betroffene keinen Ausweg mehr sieht, von »Schluss machen« spricht oder dies auf irgendeine Weise zu erkennen gibt –

möglicherweise verfügt er noch über die Energie, seine Pläne auszuführen –, dann muss rasch gehandelt werden. Psychiatrische Kliniken verfügen in solchen Fällen eine sofortige Ausgangssperre.

Es kann sein, dass der Kranke seine Absichten verschweigt, aber es gibt meistens Hinweise auf seine Ziele. Wir müssen sie nur erkennen und deuten. Die folgende Checkliste kann uns auf die Sprünge helfen, aber auch Verzögerungen und Irrtümer vermeiden.

Checkliste: Alarmsignale bei Suizidgefährdung

➤ Zuerst und am wichtigsten: »Wer droht, sich umzubringen, der tut es nicht.«: Diese »Volksweisheit« ist lebensgefährlicher Unsinn! Die kleinsten Alarmsignale sind sehr ernst zu nehmen:

➤ Abschiedsbriefe schreiben (werden oft Stunden oder Tage zuvor verfasst und so »versteckt«, dass sie rasch gefunden werden). Ist dies der Fall: Sofort reagieren, notfalls die Person suchen gehen! (Polizei *sofort* einschalten)

➤ Pläneschmieden, wie eine Selbsttötung vorzunehmen sei, Vorbereitungen treffen (Medikamentenkauf, Waffengebrauch üben usw.).

➤ Äußerungen machen wie: »Ich kann und will nicht mehr!«, »Alles ist sinnlos!«, »Ich bin überflüssig, falle nur zur Last!«, »Bald wird alles besser!« usw.

➤ Sich mit berühmten Suizidenten oder solchen in der Verwandtschaft beschäftigen, sich mit ihnen identifizieren (Werther-Syndrom).

➤ Sich vermehrt in Gefahr begeben: riskantes Autofahren, Ski- und Bergtouren, Alkohol- und Drogenmissbrauch zur Selbstzerstörung (Hemmschwelle sinkt).

➤ Gegenstände verschenken, an denen man hing, Erbschaftsregelungen treffen, Vermögen verschleudern.

➤ Zunehmend apathisch werden oder aber steigende Unrast zeigen (die die Energie liefert, »tätig« zu werden).

> Sein Verhalten abrupt ändern: Bei plötzlicher seelischer Ausgeglichenheit darf der Betreuer nicht freudig aufatmen (rasche Heilungen sind selten), sie kann dem gefasstem Entschluss zum endgültigen Abschied aus dieser Welt entspringen (Ruhe nach der Entscheidung).
> Frühere Suizidversuche.

Glauben wir, solche Anzeichen zu erkennen, müssen wir tätig werden, aber wie? In diesen Situationen der Hektik und Hoffnungslosigkeit ist für uns Angehörige die Konsultation der folgenden Checkliste nützlich.

Checkliste: Verhalten und Maßnahmen bei Suizidgefahr
> Nicht in Panik geraten, auch beim liebsten, nächsten Menschen nicht, aber die Sache bzw. den Menschen ernst nehmen.
> Zum Ernstnehmen gehört auch: Die Sache (Selbsttötung) beim Namen nennen, nicht schönreden. In vielen Fällen ist der Betroffene dankbar, wenn er sich nicht verstellen muss.
> Keine Vorwürfe! Die macht er sich schon selber. (»Wie kannst du nur ...«)
> Falls noch keine Therapie im Gange ist: Sofort Behandlung vermitteln, Vorschläge machen, sanfte Gewalt ausüben, selber aktiv werden, wenn der Betroffene mutlos oder apathisch ist.
> Wenn keine enge Betreuung möglich ist: Notfalls Einweisung in eine Klinik organisieren.

Checklisten für uns Angehörige

Immer wieder habe ich betont: Wir Angehörige haben das Recht und die Pflicht zum eigenen Überleben. Nur so können wir für den Kranken nützlich sein. Darum kann es nicht schaden, wenn wir uns die nachfolgende Checkliste ansehen (und sie befolgen ...).

Checkliste: Umgang mit der Krankheit

➤ Mich informieren über die Krankheit.

➤ Mir bewusst sein, dass eventuelle Angriffe des Patienten krankheitsbedingt sind.

➤ Mir klarmachen, dass Selbstvorwürfe kontraproduktiv sind.

➤ Eventuelle frühere Fehler nicht beklagen, sondern mich daran orientieren.

➤ Mir meiner *Pflicht* bewusst sein, mich selber gesund zu erhalten, um dem Kranken Hilfe und Stütze sein zu können.

➤ Mir Rechenschaft geben, dass ich nicht der Hüter meines Kranken sein kann.

Ich habe auch im Text viel über die Probleme und Möglichkeiten geschrieben, denen wir begegnen, wenn wir unser eigenes Leben erträglich, ja schön und lebenswert gestalten und erhalten wollen. Die folgende Checkliste ist kurz, Details finden sich im Kapitel »Unser Leben leben« (S. 164 ff.).

Checkliste: Mein eigenes Überleben

➤ Mein eigenes Leben in Familie, Beruf und Freizeit soweit möglich weiterführen.

➤ Die schönen Seiten des Lebens genießen. Mir selber zur Ablenkung Gutes tun, in Bewegung bleiben, kreativ sein. Dazu die Checkliste *Lebensfreude* konsultieren und gegebenenfalls ein *Lustbarometer* bzw. die Checkliste *Rot-Grün* erstellen.

➤ Ein Tagebuch der Erfolge und guten Momente führen.

➤ Mich nicht aufopfern, mir Entspannungspausen gönnen.

➤ Das eigene Beziehungsnetz weiterpflegen. Es gibt auch Selbsthilfeorganisationen und Kontaktgruppen für Angehörige.

➤ Meine eigene Not und Wut akzeptieren und rauslassen.

➤ Hilfe suchen im eigenen sozialen Umfeld, bei Fachleuten, Beratungsstellen. Evtl. mich selber therapieren lassen. Mit dem Fachbetreuer des Betroffenen sprechen.

Literatur

Bischkopf, Jeannette: *So nah und doch so fern, Mit depressiven Menschen leben*, Bonn 2009

Bojack, Barbara: *Depressionen im Alter. Ein Ratgeber für Angehörige*, Bonn 2003

Dahlke, Rüdiger: *Depression. Wege aus der dunklen Nacht der Seele*, München 2006

Daninos, Pierre: *Die Schwarze Couch*, Zürich 1968

Dilling, Horst et al (Hrsg.): *Internationale Klassifikation psychischer Störungen*. Bern 2010

Fink, Candida; Kraynak, Joe: *Manisch-depressiv für Dummies*, Weinheim 2010

Friedan, Betty: *Mythos Alter*, Reinbek 1995

Giger-Bütler, Josef: *Sie haben es doch gut gemeint. Depression und Familie*, Weinheim und Basel 2003

Gmür, Pascale; Kessler, Helga: *Wege aus der Depression. So finden Betroffene und Angehörige Hilfe*, Zürich 2002

Hell, Daniel: *Welchen Sinn macht Depression? Ein integrativer Ansatz*, Reinbek bei Hamburg 2006

Hoehne, Verena: *Das Lachen am Ende des Gangs. Therapie im Gespräch* (Gespräche mit Annina Hess-Cabalzar, Andreas Bückert, Christa Gubler Gabban, Markus Fischer, Brigitte Woggon), Bern 2002

Holsboer-Trachsler, Edith; Vanoni, Christian: *Depression und Schlafstörung in der Allgemeinpraxis* (wendet sich v.a. an Ärzte), Binningen 1999

Josuran, Ruedi; Hoehne, Verena; Hell, Daniel: *Mitten drin und nicht dabei. Mit Depressionen leben lernen* (Briefwechsel), Berlin 2003

Kummer, John, P.; Kamer, Fritz, *Depression! Was tun? Ein Mutmacher und Wegweiser für Betroffene und ihr Umfeld*, Zug 2009

Lelord, François; André, Christophe: *Der ganz normale Wahnsinn. Vom Umgang mit schwierigen Menschen*, Leipzig 2005

Lyssy, Rolf: *Swiss Paradise. Ein autobiographischer Bericht*, Zürich 2001

Lütz, Manfred: *Irre! Wir behandeln die Falschen. Unser Problem sind die Normalen. Eine heitere Seelenkunde*, Gütersloh 2011

Niklewski, Günter; Rieke-Niklewski, Rose: *Depressionen überwinden*, Berlin 2005

Pitschel-Walz, Gabriele: *Lebensfreude zurückgewinnen, Ratgeber für Menschen mit Depressionen und deren Angehörige*, München, Jena 2003

Reiners, Holger: *Die gezähmte Depression*, München 2007

Röhr, Heinz-Peter: *Vom Glück, sich selbst zu lieben. Wege aus Angst und Depression*, Düsseldorf und Zürich 2005

Simmen, Maria: *Ich bin ganz gerne alt. Aus der Fülle später Jahre*, München 2004

Solomon, Andrew: *Saturns Schatten, die dunklen Welten der Depression*, Frankfurt a. M. 2002

Wagner-Neuhaus, Doris: *Depressionen. Ein Ratgeber für Angehörige*, Bonn 2003

Adressen

**Selbsthilfe- und Fachorga-
nisationen in Deutschland,
Österreich und der Schweiz**

Deutschland

**Deutsche Stiftung
Deutsche Depressionshilfe**
Semmelweisstraße 10
04103 Leipzig
Tel.: +49 / 341 97 2 44 93
Fax: +49 / 341 97 2 45 99
info@deutsche-
depressionshilfe.de
www.deutsche-
depressionshilfe.de

**Verband der Angehörigen
psychisch Kranker**

**Bundesverband der Angehö-
rigen psychisch Kranker e.V.**
Geschäftsstelle Bonn
Oppelner Straße 130
53119 Bonn
Tel: +49 / 228 – 71 00 24 00
Fax: +49 / 228 – 71 00 24 29
bapk@psychiatrie.de
www.bapk.de

**Landesverband Baden-
Württemberg der Angehörigen
psychisch Kranker e.V.**
Hebelstr. 7
76448 Durmersheim
Tel: +49 / 7245 – 91 66 15
Fax: +49 / 7245 – 91 66 47
lvbwapk@t-online.de
www.lvbwapk.de

**Landesverband Bayern
der Angehörigen psychisch
Kranker e.V.**
Pappenheimstr. 7
80335 München
Tel: +49 / 89 – 51 08 63 25
Fax: +49 / 89 – 51 08 63 28
lvbayern_apk@t-online.de
www.lvbayern-apk.de

**Landesverband Berlin
der Angehörigen psychisch
Kranker e.V.**
Mannheimer Str. 32
10713 Berlin
Tel: +49 / 30 – 86 39 57 01
Fax: +49 / 30 – 86 39 57 02
info@apk-berlin.de
www.apk-berlin.de

**Landesverband Brandenburg
der Angehörigen psychisch
Kranker e.V.**
c/o SEKIZ e.V.
Hermann-Elflein-Str. 11
14467 Potsdam
Tel: +49 / 331 – 7 02 31 63
Fax: +49 / 331 – 620 02 83
Mobil: +49 / 176 – 62 09 08 31
lapk-brandenburg@gmx.de
www.lapk-brandenburg.de

**Landesverband Hamburg
der Angehörigen psychisch
Kranker e.V.**
Wichmannstr. 4, Haus 2
22607 Hamburg
Tel: +49 / 40 – 65 05 54 93
Fax: +49 / 40 – 68 87 87 94
kontakt@lapk-hamburg.de
www.lapk-hamburg.de

**Landesverband Hessen
der Angehörigen psychisch
Kranker e.V.**
c/o Edith Mayer
Am Grenzgraben 4
63067 Offenbach
Tel: +49 / 69 – 88 30 04
Fax: +49 / 69 – 88 30 04
info@angehoerige-hessen.de
www.angehoerige-hessen.de

**Landesverband Mecklenburg-
Vorpommern der Angehörigen
und Freunde psychisch
Kranker e.V.**
Henrik-Ibsen-Straße 20
18106 Rostock (Evershagen)
Tel: +49 / 381 – 72 20 25
Fax: +49 / 381 – 72 20 25
vorstand@lapkmv.de
www.lapkmv.de

Arbeitsgemeinschaft der Angehörigen psychisch Kranker in Niedersachsen und Bremen e.V. (AANB)
Wedekindplatz 3
30161 Hannover
Tel: +49 / 5 11 – 62 26 76
Fax: +49 / 5 11 – 62 26 77
aanb@aanb.de
www.aanb.de

Landesverband Nordrhein-Westfalen der Angehörigen psychisch Kranker e.V.
Gesundheitshaus Raum 301
Gasselstiege 13
48159 Münster
Tel: +49 / 251 – 5 20 95 22
Fax: +49 / 251 – 5 20 95 23
angehoerige-lv-nrw@t-online.de
www.lv-nrw-apk.de

Landesverband der Angehörigen psychisch Kranker in Rheinland-Pfalz e.V.
c/o Monika Zindorf
Obere Zahlbacher Str. 8
55131 Mainz
Tel: +49 / 6131 – 5 39 72
Fax: +49 / 6131 – 55 71 28
info@lapk-rlp.de
www.lapk-rlp.de

Landesverband der Angehörigen psychisch Kranker e.V. Saarland
Futterstr. 27
66111 Saarbrücken
Tel: +49 / 681 – 83 16 82
Fax: +49 / 681 – 83 16 82
lvapk_saar@yahoo.de
www.lvapk-saarland.info

Landesverband der Angehörigen psychisch Kranker in Sachsen e.V.
Lützner Str. 75
04177 Leipzig
Tel: +49 / 341 – 9 12 83 17
Fax: +49 / 341 – 4 78 58 98
info@lvapk-sachsen.de
www.lvapk-sachsen.de

Landesverband Sachsen-Anhalt e.V. »Angehörige psychisch Kranker«
Schopenhauer Str. 4
06114 Halle (Saale)
Tel: +49 / 345 – 6 86 73 60
Fax: +49 / 345 – 6 86 73 60
info@lsa-apk.de
www.lsa-apk.de

Landesverband Schleswig-Holstein der Angehörigen und Freunde psychisch Kranker e.V.
Pottbergkrug 8
24146 Kiel
Tel: +49 / 431 – 26 09 56 90
kontakt@lvsh-afpk.de
www.lvsh-afpk.de

Landesverband Thüringen der Angehörigen psychisch Kranker e.V.
Bahnhofstraße 1a
07646 Stadtroda
Tel: +49 / 36428 – 1 24 56
Fax: +49 / 36428 – 1 24 56
geschst@lvthueringen-apk.de
www.lvthueringen-apk.de

Nationale Kontakt- und Informationsstelle zur Anregung und Unterstützung von Selbsthilfegruppen (NAKOS)
Wilmersdorfer Str. 39
10627 Berlin
Tel: +49 / 30 – 31 01 89 60
Fax: +49 / 30 – 31 01 89 70
selbsthilfe@nakos.de
www.nakos.de

Österreich

Landesweit:
Gesellschaft für Psychische Gesundheit – pro mente tirol
Karl-Schönherr-Str. 3
6020 Innsbruck
Tel. +43 / 512 / 58 51 29
direktion@gpg-tirol.at
www.gpg-tirol.at

www.buendnis-depression.at
www.shg-depression.at
www.promenteaustria.at
Österreich-weite Telefonseelsorge, (gratis, 24 Std.): 142
(www.telefonseelsorge.at)
HPE Österreich: Hilfe für Angehörige psychisch Erkrankter: www.hpe.at

In Wien:
Psychiatrische Soforthilfe:
+431 313 30 0
Psychiatrische Uni-Klinik:
+431 40 400 3568
Krisenintervention:
+431 406 95 95

Kriseninterventionszentren:
Steiermark: 0800 / 221440
Kärnten: +43 4762 / 374 40
Tirol: +43 5577 / 263 68

Schweiz

Equilibrium – Schweizerischer Verein zur Bewältigung von Depressionen
CH-6340 Baar
Auskünfte und Beratung:
Tel: +41 848 / 143 144
Information und Adressen
der Selbsthilfegruppen und regionalen Kontaktpersonen unter:
www.depressionen.ch
Kontakt: info@depressionen.ch

Schweizerische Werner Alfred Selo-Stiftung
Therapieforschungsförderung
Kopfschmerzen und Depression
www.selofoundation.ch
Kontakt: mselo@aol.com

Pro Mente Sana
Hardturmstrasse 261
8031 Zürich
Tel: +41 44 / 563 8600
Fax: +41 44 / 563 8617
www.promentesana.ch
Kontakt@promentesana.ch
Beratungstelefon: 0848 / 800 858
Montag und Dienstag:
9–12 Uhr
Donnerstag: 9–12 Uhr,
14–17 Uhr

Selbsthilfe Schweiz
(ehemals Stiftung KOSCH)
Laufenstrasse 12
4053 Basel
Tel: +41 61 / 333 86 01
Fax: +41 61 / 333 86 02
info@selbsthilfeschweiz.ch
www.selbsthilfeschweiz.ch

Dargebotene Hand –
Sorgentelefon 143
Beratung per Telefon 143
www.143.ch (mit Informationen
zur E-Mail-Beratung)

Schweizerische Gesellschaft für Psychiatrie und Psychotherapie SGGP
Altenbergstr. 29
Postfach 686
3000 Bern 8
Tel: +41 31 / 313 88 33
Fax: +41 31 / 313 88 99
www.psychiatrie.ch
sgpp@psychiatrie.ch

Assoziation Schweizer PsychotherapeutInnen ASP
Riedtlistrasse 8
8006 Zürich
Tel: +41 43 / 268 93 00
Fax: +41 43 / 268 93 76
www.psychotherapie.ch
asp@psychotherapie.ch

Föderation der Schweizer Psychologinnen und Psychologen FSP
Choisystrasse 11
Postfach 510
3000 Bern 14
Tel: +41 31 / 388 88 00
Fax: +41 31 / 388 88 01
www.psychologie.ch
fsp@psychologie.ch

Aktionsbündnis Psychische Gesundheit Schweiz
Postfach 1062
Drahtzugstr. 72-76
8032 Zürich
Tel: +41 43 / 336 76 90
info@aktionsbuendnis.ch
www.aktionsbuendnis.ch

Schweizerische Gesellschaft für Kinder- und Jugendpsychiatrie SGKJPP
Museumsstrasse 10
Postfach 106
3000 Bern 6
Tel: +41 31 / 351 82 42
Fax: +41 31 / 351 82 43
www.sgkjpp.ch
sgkjpp-ssppea@hofer-advokatur.ch

Schweizerische Gesellschaft für Bipolare Störungen
c/o Universitätsklinik
für Psychiatrie
Murtenstrasse 21
3010 Bern
Tel: +41 41 / 31 632 88 11
Fax: +41 41 / 31 632 89 50
info@swiss-bipolar.ch
www.swiss-bipolar.ch

Verein Postnatale Depression Schweiz
3000 Bern
info@postnatale-depression.ch
www.postnatale-depression.ch

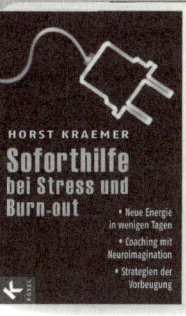
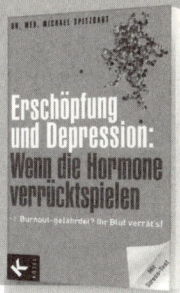
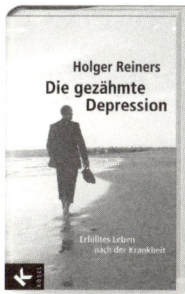
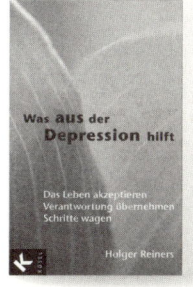
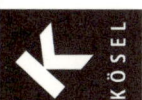

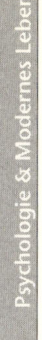
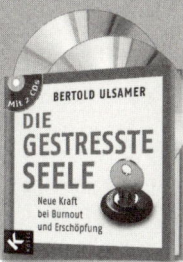
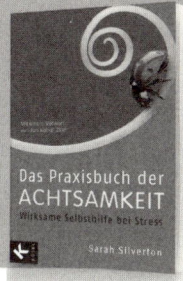
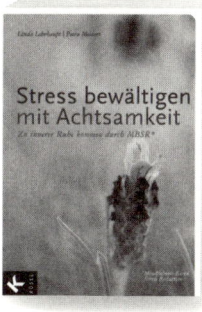
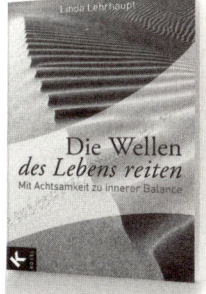
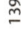
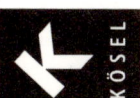